脊柱外科手术视频荟萃
Video Atlas of Spine Surgery

主 编　（美）霍华德·S. 安
Howard S. An, MD
The Morton International Professor of Orthopaedic Surgery
Department of Orthopaedic Surgery
Rush University Medical Center
Chicago, Illinois, USA

（美）菲利普·K. 路易
Philip K. Louie, MD
Spine Surgery Fellow
Department of Orthopaedic Surgery
Hospital for Special Surgery
New York, New York, USA

（美）布莱斯·A. 巴斯克
Bryce A. Basques, MD, MHS
Spine Surgery Fellow
Rothman Orthopaedic Institute
Thomas Jefferson University
Philadelphia, Pennsylvania, USA

（美）格雷戈里·D. 洛佩兹
Gregory D. Lopez, MD
Orthopaedic Surgeon
Department of Orthopaedic Surgery
Rush University Medical Center
Chicago, Illinois, USA

主 审　郝定均
主 译　闫　亮　宁广智　周非非　李亚伟

辽宁科学技术出版社
·沈阳·

©2022 辽宁科学技术出版社
著作权合同登记号：第06-2021-21号。

版权所有·翻印必究

图书在版编目（CIP）数据

脊柱外科手术视频荟萃 /（美）霍华德·S. 安（Howard S. An）等
主编；闫亮等主译. —沈阳：辽宁科学技术出版社，2022.6
ISBN 978-7-5591-2416-6

Ⅰ. ①脊… Ⅱ. ①霍… ②闫… Ⅲ. ①脊柱病—外科手术 Ⅳ.
①R681.5

中国版本图书馆CIP数据核字（2022）第021827号

出版发行：辽宁科学技术出版社
　　　　　（地址：沈阳市和平区十一纬路25号　邮编：110003）
印 刷 者：辽宁新华印务有限公司
经 销 者：各地新华书店
幅面尺寸：210mm×285mm
印　　张：12.5
插　　页：4
字　　数：400千字
出版时间：2022年6月第1版
印刷时间：2022年6月第1次印刷
责任编辑：吴兰兰
封面设计：顾　娜
版式设计：袁　舒
责任校对：栗　勇

书　　号：ISBN 978-7-5591-2416-6
定　　价：189.00元

编辑电话：024-23284363
邮购热线：024-23284502
邮箱：2145249267@qq.com

译者名单

主　　审　　郝定均

主　　译　　闫　亮　宁广智　周非非　李亚伟

副 主 译　　祝　勇　王洪立　赵泉来　王孝宾

主 译 助 理　都金鹏

翻译委员会（按姓氏笔画顺序排名）

王孝宾（中南大学湘雅二医院）	周非非（北京大学第三医院）
王洪立（复旦大学附属华山医院）	孟祥龙（首都医科大学附属北京朝阳医院）
王　彪（西安市红会医院）	赵泉来（皖南医学院弋矶山医院）
孔令擘（西安市红会医院）	胡学昱（空军军医大学西京医院）
宁广智（天津医科大学总医院）	祝　勇（内蒙古医科大学附属肿瘤医院）
闫　亮（西安市红会医院）	贾帅军（西安市红会医院）
李亚伟（中南大学湘雅二医院）	都金鹏（西安市红会医院）
杨小彬（西安市红会医院）	黄　博（重庆陆军军医大学附属新桥医院）
杨　明（西安市红会医院）	常建军（山西白求恩医院）
张正平（西安市红会医院）	崔　维（首都医科大学附属北京天坛医院）
张海平（西安市红会医院）	韩　骁（北京积水潭医院）

参 译 人 员（按姓氏笔画顺序排名）

弓伊宁（西安市红会医院）	周　帅（北京大学第三医院）
王　栋（西安市红会医院）	郑禹豪（中南大学湘雅二医院）
刘嘉源（西安市红会医院）	高翔成（西安市红会医院）
张　波（西安市红会医院）	黄王利（西安市红会医院）
屈泽超（西安市红会医院）	谢　林（华中科技大学同济医学院附属协和医院）

前言

这本《脊柱外科手术视频荟萃》的出版，Howard S. An 医生付出了无比辛苦的努力，本书为脊柱外科医生处理每日遇到的大多数脊柱病例提供了全面、前沿的信息。作为一名脊柱外科专家和学科带头人，An 医生一直孜孜不倦地工作，致力于脊柱外科领域的发展，同时作为一名敬业的教授，他始终专注于他所热爱的脊柱外科领域。本书是供那些对脊柱外科有着相同追求和奉献精神、致力于推进脊柱外科发展的住院医师、同仁和年轻主治医师学习的又一"贡献"。

在这本综合性的指导书中，An 医生和他的同事分享了许多关于颈椎、胸椎和腰椎手术方法的专家见解。本书内容全面，共由 19 章组成，描述了最常见的脊柱疾病的完整检查以及非手术治疗和手术治疗。An 医生和他的团队提出了一种条理清晰的方法，方便读者学习和掌握外科手术的细节。本书首先简单讨论了用于准确诊断特定脊柱疾病的物理检查，然后介绍了一系列可用于直接治疗退行性颈椎和腰椎病变的外科技术。本书以人们在该领域可能遇到的一系列复杂的临床情况（如胸腰椎损伤、脊柱肿瘤等）结尾。每一章都包含一种脊柱疾病的介绍、检查、管理，以及在护理脊柱疾病患者时可能遇到的并发症。在每章的结尾，都有一组要点概述、病例分析和模拟执业考题，以加深读者对所学章节的理解。这本书的特别之处在于，它还包含大量附加资源，以最大限度地提高学习效率——包括详细的表格和插图、脊柱影像学资料，以及描述每个病例的高质量视频。

在过去的几十年中，脊柱外科领域经历了一系列范式转变，以惊人的速度出现了极其复杂的技术。在这个创新性脊柱外科新时代新一代脊住外科医生为了保持生机并苗壮成长，必须接触各种不同的学习工具——包括基于视频的学习。An 医生是一位有远见卓识的人，他认识到这一特殊学习途径的重要性，因此，在脊柱训练的进步中完成了一项令人难以置信的壮举。我很高兴有机会祝贺 An 医生和他的同事在这方面取得的成绩——这将对教育下一代脊柱外科医生起到积极的作用。

Alexander R. Vaccaro, MD, PhD, MBA
Richard H. Rothman Professor and Chairman
Department of Orthopaedic Surgery
Professor of Neurosurgery
Co-director, Delaware Valley Spinal Cord
Injury Center
Co-chief of Spine Surgery
Sidney Kimmel Medical Center
Thomas Jefferson University
President, Rothman Institute
Philadelphia, Pennsylvania, USA

编者名单

Junyoung Ahn
Resident Physician
Department of Orthopaedic Surgery
Rush University Medical Center
Chicago, Illinois, USA

R. Todd Allen, MD, PhD
Associate Professor of Orthopaedic Surgery
Spine Fellowship Director
Department of Orthopaedic Surgery
UC San Diego Health
San Diego, California, USA

Howard S. An, MD
The Morton International Professor of
    Orthopaedic Surgery
Department of Orthopaedic Surgery
Rush University Medical Center
Chicago, Illinois, USA

Jacob R. Ball, MS
MD Candidate
Department of Orthopaedics
Rutgers–New Jersey Medical School
Newark, New Jersey, USA

Bryce A. Basques, MD, MHS
Clinical Spine Fellow
Rothman Orthopaedic Institute
Thomas Jefferson University
Philadelphia, Pennsylvania, USA

Mark Berkowitz, BS
Spine Research Fellow
MD Candidate Class of 2023
New York Medical College
Valhalla, New York, USA

Alexander Beschloss, BS
MD Candidate
Perelman School of Medicine
University of Pennsylvania
Philadelphia, Pennsylvania, USA

Barrett Boody, MD
Orthopedic Spine Surgeon
Indiana Spine Group;
Assistant Professor of Clinical Orthopedic Surgery
Indiana University School of Medicine
Indianapolis, Indiana, USA

Patrick J. Cahill, MD
Robert M. Campbell Jr. Endowed Chair
Director of Wyss/Campbell center for
    Thoracic Insufficiency Syndrome
Perleman School of Medicine
University of Pennsylvania
Children's Hospital of Philadelphia
Philadelphia, Pennsylvania, USA

Thomas D. Cha, MD, MBA
Assistant Chief of Orthopaedic Spine Center
Assistant Professor
Department of Orthopaedic Surgery
Massachusetts General Hospital
Harvard Medical School
Boston, Massachusetts, USA

Matthew W. Colman, MD
Assistant Professor
Department of Orthopaedic Surgery
Rush University Medical Center
Chicago, Illinois, USA

Patrick K. Cronin, MD
Chief Resident
Harvard Orthopaedic Residency Program
Brigham and Women's Hospital
Boston, Massachusetts, USA

Peter B. Derman, MD, MBA
Spine Surgeon
Texas Back Institute
Plano, Texas, USA

Christopher J. DeWald, MD
Assistant Professor
Department of Orthopaedic Surgery;
Director
Section of Spinal Deformity
Rush University Medical Center
Chicago, Illinois, USA

Hicham Drissi, PhD
Professor and Vice Chair of Research
Department of orthopaedics
Emory University School of Medicine
Atlanta, Georgia, USA

David F. Fardon, MD
Assistant Professor, Emeritus
Spine Section
Department of Orthopedics
Rush University Medical Center
Chicago, Illinois, USA

Craig Forsthoefel, MD
Orthopedic Surgery Resident
Department of Orthopedic Surgery
University of Illinois College of Medicine
Chicago, Illinois, USA

Dhruv K.C. Goyal, BA
Spine Research Fellow
Rothman Orthopaedic Institute
Philadelphia, Pennsylvania, USA

Garrett K. Harada, MD
Orthopaedic Spine Surgery Research Fellow
Department of Orthopaedic Surgery
Midwest Orthopaedics at Rush
Chicago, Illinois, USA

Colin B. Harris, MD
Assistant Professor
Department of Orthopaedics
Spine Division
Rutgers–New Jersey Medical School
Newark, New Jersey, USA

Hamid Hassanzadeh, MD
Associate Professor
Department of Orthopaedic Surgery;
Director, Spine Fellowship
Co-director, Spine Center
University of Virginia Health System
Charlottesville, Virginia, USA

Steven T. Heidt, BS
Medical Student
Rush Medical College
Chicago, Illinois, USA

Nikhil Jain, MD
Spine Research Fellow
Department of Orthopaedics
The Ohio State University Wexner Medical Center
Columbus, Ohio, USA

Khaled Kebaish, MBBCh, MD, MS
Professor of Orthopaedic Surgery
Department of Orthopaedic Surgery;
Division Chief, Orthopaedic Spine Surgery;
Director, Spine Fellowship Program;
Professor of Neurosurgery
Department of Neurosurgery
Johns Hopkins University
Baltimore, Maryland, USA

Harish Kempegowda, MD
Attending Physician
Department of Orthopaedics and Spine Surgery
Heartland Regional Medical Center/Crossroads
Community Hospital
Marion, Illinois, USA

Jannat M. Khan, MD
Resident Physician
Department of Orthopaedic Surgery
William Beaumont Hospital
Royal Oak, Michigan, USA

Safdar N. Khan, MD
The Benjamin R. and Helen Slack Wiltberger
Endowed Chair in Orthopaedic Spine Surgery
Associate Professor and Chief
Division of Spine Surgery
Department of Orthopaedic Surgery;
Associate Professor
Department of Integrated Systems Engineering;
Clinical Co-director
Spine Research Institute
The Ohio State University Wexner Medical Center
Columbus, Ohio, USA

Jeffery Kim, MD
Assistant Professor
Division of Spine Surgery
Department of Orthopaedics
The Ohio State University Wexner Medical Center
Columbus, Ohio, USA

Mark Kurd, MD
Associate Professor
Department of Orthopaedic Surgery
Thomas Jefferson University
Rothman Orthopaedic Institute
Philadelphia, Pennsylvania, USA

Lawal A. Labaran, MD
Spine Research Fellow
Department of Orthopaedic Surgery
University of Virginia
Charlottesville, Virginia, USA

Michael J. Lee, MD
Professor Orthopaedic Spine Surgery
Department of Orthopaedic Surgery and
    Rehabilitation
University of Chicago Medical Center
Chicago, Illinois, USA

Mayan Lendner, BS
Research Fellow
Department of Spine Surgery
Rothman Orthopaedics
Philadelphia, Pennsylvania, USA

William T. Li, BS
Clinical Research Fellow
Rothman Orthopaedics,
Philadelphia, Pennsylvania, USA

Gregory D. Lopez, MD
Orthopaedic Surgeon
Department of Orthopaedic Surgery
Rush University Medical Center
Chicago, Illinois, USA

Philip K. Louie, MD
Spine Surgery Fellow
Department of Orthopaedic Surgery
Hospital for Special Surgery
New York, New York, USA

Azeem Tariq Malik, MBBS
Spine Research Fellow
Department of Orthopaedics
The Ohio State University Wexner Medical Center
Columbus, Ohio, USA

Michael H. McCarthy, MD, MPH
Spine Surgery Fellow
Department of Orthopaedic Surgery
Hospital for Special Surgery
New York, New York, USA

Matthew Meade, BA
Medical Student
Philadelphia College of Osteopathic Medicine
Philadelphia, Pennsylvania, USA

Nabil Mehta, MD
Orthopaedic Surgery Resident
Department of Orthopaedic Surgery
Rush University Medical Center
Chicago, Illinois, USA

Daniel J. Miller, MD
Attending Orthopaedic Surgeon
Division of Orthopaedic Surgery
Gillette Children's Specialty Healthcare
St. Paul, Minnesota, USA

Isaac L. Moss, MDCM, MASc, FRCSC
Chairman and Associate Professor
Department of Orthopedic Surgery
UConn Health Musculoskeletal Institute;
Co-director
UConn Comprehensive Spine Center;
Director
UConn Spine Surgery Fellowship
University of Connecticut Health Center
Farmington, Connecticut, USA

Ryan O'Leary, MD
Orthopaedic Surgery Resident
Department of Orthopaedics
UC San Diego Health
San Diego, California, USA

Steven M. Presciutti, MD
Assistant Professor of Orthopaedic Surgery
Director
Whitesides Orthopaedic Research Laboratory
Emory University
Atlanta, Georgia, USA

Alim F. Ramji, MD
Orthopaedic Surgery Resident
University of Connecticut Health Center
Farmington, Connecticut, USA

Comron Saifi, MD
Assistant Professor of Orthopaedic Surgery
Division of Spine Surgery
Director of Clinical Orthopaedic Spine Research
Senior Fellow–Leonard Davis Institute
Perelman School of Medicine
University of Pennsylvania
Philadelphia, Pennsylvania, USA

Francis Shen, MD
Warren G. Stamp Endowed Professor
Department of Orthopaedic Surgery
University of Virginia
Charlottesville, Virginia, USA

Kris Siemionow, MD, PhD
Chief of Spine Surgery
Assistant Professor of Orthopaedics and
  Neurosurgery
University of Illinois
Chicago, Illinois, USA

Jakub Sikora-Klak, MD
Orthopaedic Surgery Resident
Department of Orthopaedics
UC San Diego Health
San Diego, California, USA

Andrew Sinensky, BS
Clinical Research Fellow
Rothman Orthopaedic Institute
Philadelphia, Pennsylvania, USA

Chadi Tannoury, MD, FAOA
Medical Director of Orthopaedic
  Ambulatory Clinic
Director of Spine Research
Associate Professor of Orthopaedic
  Surgery
Boston University Medical Center
Boston, Massachusetts, USA

Carol Wang, BS, BSE
MD Candidate
Perelman School of Medicine
University of Pennsylvania
Philadelphia, Pennsylvania, USA

视频

 视频 1：SI 关节 / 骶髂关节炎

 视频 9：颈椎后路

 视频 2：反射

 视频 10：胸腰椎后路

 视频 3：张力征

 视频 11：颈椎前路椎间盘摘除融合术

 视频 4：UMN 体征 / 长管体征

 视频 12：颈椎椎板切除术

 视频 5：颈部检查（Spurling 征和 Lhermitte 征）

 视频 13：L5~S1 通道下显微椎间盘切除术

 视频 6：腰椎前路

 视频 14：开放显微椎间盘切除术

 视频 7：颈椎前路

 视频 15：开放腰椎椎板切除术

 视频 8：胸腰椎侧方入路

 视频 16：开放修补硬脑脊撕裂的脂肪补片

视频 17：腰椎微创单侧入路双侧减压术

视频 22：后路脊柱内固定融合术和后柱截骨术（Ponte 截骨术）

视频 18：双侧 Wiltse 入路微创腰椎后路减压后外侧融合术

视频 23：后柱切除术和后路内固定融合术

视频 19：经皮骨水泥强化内固定术

视频 24：椎板切除术治疗 L5~S1 峡部裂性滑脱

视频 20：胸腰椎创伤

视频 25：颈椎间盘摘除硬膜外脓肿清除术

视频 21：DDC 技术

视频 26：磁控生长棒植入术

目录

第 1 章　体格检查

Jannat M. Khan, Nabil Mehta, Philip K. Louie, Howard S. An

摘要

逐步收集病史的方法可以使患者的治疗过程经济有效。临床医生必须确定疼痛是机械性还是非机械性，是轴性还是根性。随皮节分布并伴有紧张症状的感觉异常、麻木或无力，提示可能是神经根性疼痛。如果患者难以描述疼痛的特征，则应考虑脊髓病。为避免遗漏重要病情信息，请遵循经典的体格检查顺序：视诊、触诊、运动、神经系统检查和其他特殊检查。进行体格检查之前，在评估冠状面或矢状面不平衡时，寻找便于患者活动的助行器。通过屈曲、伸展、侧屈和旋转来检查颈椎和胸腰椎运动是否正常。感觉测试将区分神经根病理变化（皮节分布的感觉功能障碍）与神经病变（手套/长袜感的分布）。肌肉力量的等级分为 0~5，从无收缩到正常。根据临床怀疑，可以进行一系列其他特殊测试：如胸廓出口综合征（Adson 试验）、骶髂关节试验［Patrick 试验、Gaenslen 试验、大腿信任试验、髂前上棘（ASIS）分离试验、骶骨挤压试验］、张力体征［直腿抬高（SLR）、对侧 SLR、反向 SLR、坐姿 SLR 试验］、上运动神经元征（Hoffman 征、阵挛、Babinski 征、尺指逃逸征、紧握–释放试验、肱桡逆转反射、旋前偏移、Romberg 征）、强直性脊柱炎和 Waddell 征。

关键字： 脊柱体格检查，皮节分布形式，神经系统检查，上运动神经元征

1.1　引言

脊柱外科手术后的背痛发生率以及伴随的术后并发症的发生率正在上升。在 2008 年，脊柱相关疾病位列就医原因的前六位，但到 2010 年，这一数字攀升至前三名。大约 80% 的人有过下腰痛的经历，患者分布于各个年龄段。考虑到患者承担的费用和风险，在病史收集及体格检查时必须仔细而谨慎，以确定最适合患者的治疗方案。

1.2　病史

全面的病史收集是必要的，其有利于鉴别诊断，也可指引患者做适当的体格检查和诊断性检查。逐步收集病史的方法可使患者的治疗过程经济有效。

1.2.1　退行性脊柱疾病

对于可能有退行性脊柱疾病的患者，疼痛是其病史的重要组成部分。临床医生必须确定疼痛是机械性还是非机械性，是轴性还是根性（表 1.1）。

疼痛和症状严重程度在一天中的变化情况可用于区分机械性性疼痛和非机械性疼痛。疼痛在一天中逐渐加重，休息后缓解，说明是机械性疼痛。如果休息后不缓解，且夜间疼痛加重，与活动无关，那么是非机械性疼痛的可能性更大。

定位和放射可区分轴性疼痛与根性疼痛（表 1.1）。与表 1.2 中这些触诊点相关的弥漫性疼痛提示是轴性疼痛。与图 1.1 中皮节分布区相对应的感觉异常、麻木或无力并伴有紧绷感，则说明是神经根性疼痛。

如果患者难以描述疼痛的特征，则必须考虑脊髓病。当颈部、手臂或腿部疼痛时，继发于脊髓病的疼痛可以是颈椎疾病引起的，也可以是非颈椎疾病引起的。其他运动障碍症状包括步态缓慢和步态宽广，上肢运动功能障碍及脊髓束的病理征。上肢运动功能障碍的早期表现是患者不能扣纽扣，在病程的后期，可

表 1.1　退行性脊柱疾病相关性疼痛

机械性与非机械性	机械性	非机械性
	休息后缓解	休息/制动后不缓解
	全天中疼痛逐渐加剧	与活动无关，夜间疼痛加剧
轴性与根性	轴性	根性
	疼痛弥漫	皮节分布区疼痛
	疼痛分布区域参考	皮节相关性感觉异常、麻木或无力
	—颈椎疾病：肩胛骨或肩	伴有紧绷感的疼痛
	—腰椎疾病：臀部或大腿后	

能会出现肠道和膀胱功能障碍。

1.2.2 脊柱畸形

对于伴有疼痛的脊柱畸形小儿患者，应尤为重视体格检查。脊髓或骨肿瘤，脊柱软骨病和脊柱滑脱等可能是疼痛的原因。获取病史，相关家族史，初潮年龄，青少年脊柱侧凸患者的发病时间、曲度及进展时间（图1.2）。

前屈检查，请患者直立，双脚并拢，膝盖伸直，双臂置于身体两侧。确保头部处于中立位。评估肩部或腰部是否对称，肩胛骨或肋骨是否有明显的凸起。

表1.2 触诊点

骨	软组织
棘突	斜方肌
髂后上棘	菱形肌/肩胛提肌
肩胛骨和肋骨	臀肌
髂脊	梨状肌
骶骨和尾骨	坐骨神经
转子	
坐骨结节	

记下不对称的位置和面。然后指示患者将手掌放在一起，低头同时身体向前弯曲（做一个潜水体位）。检查者视线从后面与脊柱水平，观察患者的肩胛骨、肋骨及棘突旁肌肉的每一项差异。如果使用弯度计，则阳性筛查的最小角度为5°~7°。

1.3 体格检查

为避免遗漏重要信息，请遵循经典的查体顺序：视诊、触诊、运动、神经系统检查和其他特殊检查。

1.3.1 视诊

- 在开始查体之前，先找好便于患者移动的助行器
- 查找皮肤损伤（例如瘢痕、咖啡色斑点）、异常生长的毛发（例如隐匿性脊柱裂等异常）、肌肉萎缩（例如移动缓慢、神经功能缺失）
- 检查患者是否在冠状面和矢状面上可见畸形（表1.3）

1.3.2 触诊（请参阅表1.1）

1.3.3 运动

- 通过屈曲、伸展、侧屈和旋转来检查颈椎和胸腰椎运动是否正常（表1.4）

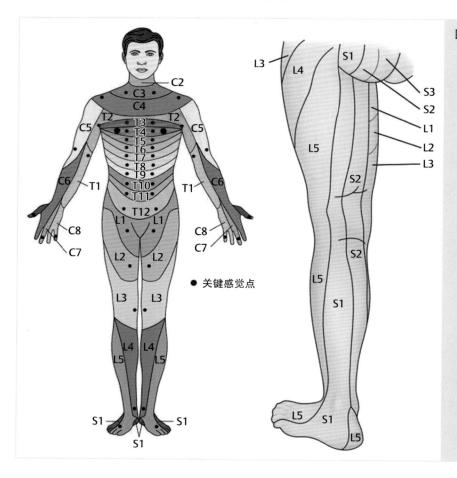

● 关键感觉点

图1.1 皮节分布

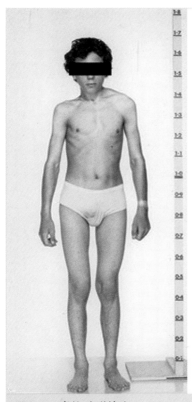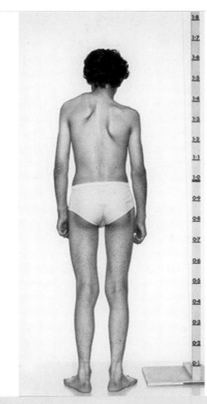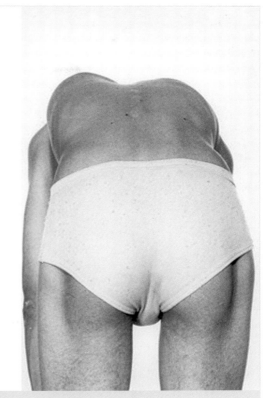

图1.2 脊柱畸形检查

表1.3 冠状面和矢状面特征检查

冠状面检查	矢状面检查
脊柱侧弯	正常的脊柱曲度
骨盆倾斜	—颈椎前凸：20°~40°
肩部不平衡	—胸椎后凸：20°~45°
肩胛骨隆起	—腰椎前凸：40°~60°
肋骨凸起	

表1.4 正常的运动范围

颈椎	胸腰椎
屈曲：45°（下颏至胸部）	屈曲：80°
伸展：75°	伸展：40°
侧屈：40°	侧屈：40°
旋转：75°	旋转：45°

1.3.4 神经系统检查

- 感觉检查可区分脊髓神经根病理变化（皮节分布的感觉功能障碍）和神经病变（手套／长袜感的分布）
  - —疼痛感：检查区分脊髓定义的解剖通路。
  - —轻触觉：用棉签测试。
  - —温度觉：可以使用两个装有热或冷溶液的试管。
  - —本体感觉：从远端（指骨、蹈趾）向近端延伸至各个较大的关节。
- 运动检查
  - —肌肉力量的等级为0~5，范围从无收缩到正常。
    - ○5级：正常。
    - ○4级：较正常对抗力弱。
    - ○3级：能对抗重力运动。
    - ○2级：不能对抗重力运动。
    - ○1级：仅有肌肉收缩力。
    - ○0级：无肌肉收缩迹象。
  - —神经根运动反射。
    - ○肩胛骨-肱骨反射（上索）：通过敲击肩胛骨尾侧的脊柱棘突来检查。
    - ○肱二头肌肌腱反射（C5）：将拇指放在肱二头肌肌腱上，然后用反射锤敲打拇指。
    - ○肱桡肌反射（C6）：直接在腕部上方8~10cm处敲击肱桡肌肌腱进行检查。
    - ○肱三头肌肌腱反射（C7）：一只手握住患者肘部略屈曲的手臂，敲击肱三头肌肌腱起始部检查。
    - ○膝腱反射（L4）：在患者小腿自由悬在床边的情况下直接敲击股四头肌肌腱进行检查。
    - ○跟腱反射（L5）：用一只手握住放松的脚，敲击跟腱。

1.3.5 其他特殊检查

- Adson 试验
  - 胸廓出口综合征的检查。
  - 身后顶住患者使其手臂伸展并外旋，仰头转向患侧，检查者抵住患者下颏并给予阻力，感受患侧桡动脉径向脉冲。
  - 阳性：动脉搏动消失并伴有症状再现。
- Sacroiliac 试验
  - Patrick 试验。
    - 屈曲、外展和外旋髋关节。
    - 阳性：骶髂关节疼痛。
  - Gaenslen 试验。
    - 让患者伸展臀部（将腿放到检查台上）。
    - 阳性：同侧骶髂关节疼痛。
  - 大腿推力 / 股骨剪力。
    - 屈髋 90° 同时稍内收（但避免过度内收），同时将一只手放在患者的骶骨上。随着压力的增加，在股骨上施加 3~6 次高速轴向推力。
    - 阳性：再次出现骶髂关节疼痛 / 下背部疼痛。
  - 髂前上棘分离试验（仰卧）。
    - 向两侧髂前上棘施加垂直向后的力。
    - 阳性：腰椎痛 / 骶髂关节疼痛可能提示骶髂关节前方韧带扭伤或骶髂关节功能障碍。
  - 骶骨挤压试验（外侧）。
    - 站在有症状的一侧，将手指指向头侧放在 S2 水平向内施加 3~6 次高速推力。
    - 阳性：骶髂关节处再次出现疼痛。
- 张力试验
  - 直腿抬高（SLR）试验。
    - 去枕仰卧，臀部内旋内收，膝关节伸直。
    - 被动抬起患肢脚踝，同时保持膝关节伸直。
    - 阳性：腿部抬高后会引起根性腿痛（不是背部疼痛），并且疼痛通常在抬高小于 60° 时出现。
  - 交叉直腿抬高（对侧腿）试验。
    - 在患者仍然仰卧的情况下，从踝关节后方被动抬高症状腿，同时保持膝关节伸直。
    - 阳性：患者出现对侧的背痛或腿痛，表明椎间盘突出较大。
  - 反向直腿抬高试验。
    - 俯卧，抬起臀部，同时保持膝关节伸直或弯曲，使 L1~L4 神经根处于张力下。
    - 阳性：大腿前部疼痛表明较高位腰椎间盘突出，通常在 L4~L5 以上。患有髂腰肌炎或阑尾炎时该试验也呈阳性
  - 坐姿直腿抬高试验。
    - 通过询问患者膝盖是否有问题来分散患者的注意力，然后抬起脚并伸展膝关节，以评估坐骨神经张力。
    - 阳性：将膝关节伸直至两侧完全伸展时会导致患者向后倾斜，然后出现明显的坐骨神经张力。
- 上运动神经元（UMN）征和长束征
  - Hoffman 征。
    - 保持中指伸出，然后突然伸直该手指的远端指间（DIP）关节。
    - 替代方法：轻弹远端指间关节。
    - 阳性：手指和拇指弯曲表明存在脊髓病（图 1.3）。
  - 阵挛。
    - 快速背屈踝关节，以引起腓肠肌即刻伸展。
    - 阳性：脚踝节律性、非自主屈伸运动超过 3 次，被定义为持续性阵挛（图 1.4）。
  - Babinski 征。
    - 从足跟开始向第 5 脚趾外侧柔和地刺激脚底外侧，通常会导致脚趾弯曲。
    - 阳性：姆趾背屈和其他脚趾扇形展开（图 1.5）。
  - 尺侧手指逃逸征或 Wartenberg 征。
    - 请患者伸出手指并保持手指完全伸展。
    - 阳性：小拇指逐渐弯曲和外展，不能内收，表明内在肌群无力。
  - 握放试验。
    - 患者握拳并在 10s 内释放 20 次。
    - 阳性：无法在 10s 内完成此任务表示患有脊髓病。
  - 肱桡肌逆转反射。
    - 敲击远端肱桡肌肌腱会产生同侧手指弯曲痉挛，

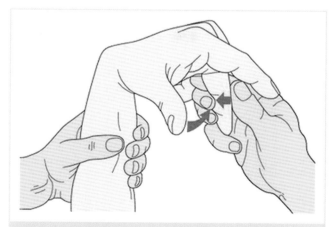

图 1.3 Hoffman 征检查。握住患者的中指，然后突然伸出该手指的远端指间（DIP）关节。另一种方法是轻弹 DIP 关节。如果观察到手指和拇指弯曲，则试验结果为阳性

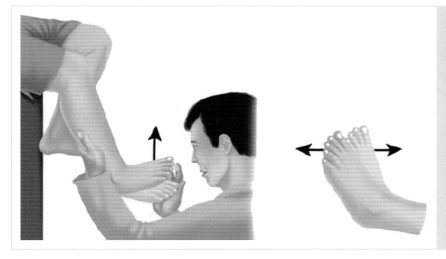

图 1.4 踝阵挛。快速背屈踝关节，以引起腓肠肌即刻伸展。如果观察到脚踝节律性、非自主屈伸运动超过 3 次，则提示阳性（持续阵挛）

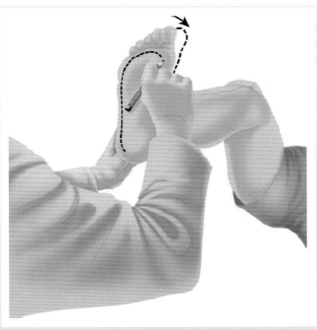

图 1.5 Babinski 征。从足跟开始向第 5 脚趾外侧滑动刺激脚底外侧，通常会导致脚趾弯曲。踇趾背屈和其他脚趾扇形展开，则该试验结果为阳性

而不出现腕部的正常伸展。
　○阳性：阳性反射提示脊髓压迫在 C6 区域。
　—旋前肌偏移（上肢平伸试验）。
　○患者握住手指，张开手指，闭上眼睛。

　　○阳性：一只手臂在 10s 内下垂并旋前，这表明上运动神经元轻度受损。
　—Romberg 征（闭目难立）。
　　○患者站立，双臂向前伸，双眼紧闭。
　　○阳性：平衡丧失与共济失调。
- Shober 试验
　—强直性脊柱炎检查。
　—患者直立时在髂后上棘水平连线中点和向上 10cm 处做标记，最大前屈时测量两点间的距离。
　—阳性：测得距离小于 15cm（正常腰椎偏移大于 5cm）。
- Waddell 征
　—非器质性体征测试。
　—阳性：以下 3 个或更多征象。
　　○广泛的浅表压痛或无解剖定位。
　　○过分反应。
　　○不符合解剖定位的肌力减弱和感觉减退。
　　○模拟试验：注意力分散试验；坐姿时直腿抬高的高度高于卧位或分散注意力后的测试结果有明显改善；使患者双脚并拢站立，旋转骨盆或从头顶施压时患者出现疼痛。

要点

　　在患有膝关节病变的患者中，Gaenslen 试验可能很难进行。如果存在这种情况，将手从膝盖以下而不

- 膝部病理疾病患者床边试验可能难以进行。如果存在这种情况，请将手放置于膝关节下方而不是膝关节顶部，然后屈曲臀部。
- 在仰卧位进行髂前上棘分离试验时，一些学者主张施加 30s 的持续力量，然后重复推力，但其他学者未做时间限制。试验技术水平的可变性会导致试验的可靠性降低。
- 如果膝反射难以引出，请让患者握住手，以尝试放松一点。
- 当握住中指难以使远端指间关节伸直导致 Hoffman 试验难以进行时，可尝试另一种轻弹远端指间关节的方法。

是上方重新定位到屈曲髋部。当在仰卧位进行髂前上棘分离试验时，一些作者主张连续用力 30s，然后重复用力。然而，其他人没有具体说明时间限制。技术上的高度可变性导致测试的可靠性较低。如果你在诱发膝反射方面有困难，请患者握住自己的手，试着放松一点。如果伸展中指的指间关节进行 Hoffman 试验有困难，可以尝试另一种方法，即轻弹指间关节。

参考文献

[1] An HS, Singh K. Synopsis of spine surgery. New York, NY: Thieme; 2016.

[2] Miller MD, Thompson SR. Miller's review of orthopaedics. New York, NY: Elsevier; 2016.

第2章 患者体位摆放——脊柱手术

Peter B. Derman

摘要

为了提高手术效率，优化预后，以及最大限度地减少并发症，对患者进行正确的体位摆放至关重要。本章将详细介绍如何在各种脊柱手术中对患者进行正确的体位摆放，并讨论了颈椎前路、腰椎前路、胸椎和腰椎侧路、颈椎后路，以及胸椎和腰椎后路的体位摆放。掌握这些知识是成功进行脊柱外科手术的前提。

关键字：患者体位摆放，脊柱手术，颈椎，胸椎，腰椎

2.1 引言

通常认为患者的体位摆放是各种手术中最重要的内容。为了确保手术效率、手术区域视野充足以及患者安全，在手术前对患者进行正确的体位摆放至关重要。

2.2 颈椎前路体位摆放

对于颈椎前路手术，采用标准的平板手术台。在摆放患者体位之前，将一张折叠的长单放在手术台上，这将用于帮助固定上肢。将大腿高压力袜和连续加压装置放置在患者身上，以防止静脉瘀滞。将患者以仰卧位转移到手术台上，用棉垫覆盖骨盆部，然后用安全带固定骨盆。将滚枕放在患者的膝关节下方，支撑膝关节，使其保持适度的屈曲；头部放置一个枕圈。脚后跟用凝胶垫或任何可压缩的材料保护。术前检查患者的颈椎活动范围并避免在诱导麻醉和患者体位摆放过程中患者移位很重要。对于脊髓病患者，采用清醒状态下的气管插管，有助于在体位摆放前后检测患者的运动功能。应指导麻醉医师将气管插管固定在手术切口的对侧，以免气管插管妨碍手术操作。

麻醉诱导后，可放置 Foley 导尿管和神经监测导线。一些外科医生使用 Gardner-Wells 颅骨牵引器进行术中轴向牵引。如果需要使用颅骨牵引器，则可以在此时放置。颅骨钉应与外耳道对齐，并位于头部赤道下方和耳郭上方约 1cm 处，以防止移位。颅骨钉放置太前，可能会损伤颞肌以及颞动脉和颞静脉。在放置颅骨钉之前，请用消毒剂擦洗头皮，并将抗生素软膏涂抹在颅骨钉上。拧紧螺钉装置，直到颅骨钉刺入头皮平面 1mm 为止，最后拧紧固定螺母。

根据术前活动范围，若患者可以耐受，则可以将

一个由 1L 盐水袋和一条巾单制成的小垫横向垫在患者的颈胸交界下方。泡沫衬垫可用于为肘管处的骨突提供额外的缓冲，以防止尺神经受压。保持患者的拇指朝上，使双手相对容易触及，以便麻醉师可以在需要时使用其静脉注射（IV）通道。接下来，用厚布胶带将肩膀向手术台末端拉并固定，这有助于暴露手术视野和进行透视成像。但是，应避免过度地牵引，因为这可能会导致神经监测信号丢失和神经系统损伤。

将手术台略置于头高脚低位，以减少术中出血。如果放置了 Foley 导尿管，则应将尿袋放置在手术台的一头，以方便麻醉师观察，并且应将导尿管固定在手术台上，以免因术中透视意外拉出。如果正在使用 Gardner-Wells 颅骨牵引器，则将麻醉气管导管支架放置在手术台头端，其长端位于患者头垫下方。然后使用气管内导管支架作为支点，在 Gardner-Wells 颅骨牵引器上悬挂 15lb（1lb=0.45kg）的重物。然后使用洞巾隔离手术区域，确保留出足够的空间，以免自己被遮在外面。必要时可用剃刀剃光颈部。将加热装置放置在患者手术区域上方，以防止手术过程中体温过低。此时可以进行前后位（AP）透视检查，以确认视野和旋转中心，并采用侧位透视检查进行水平定位，然后对患者进行消毒并铺巾。

2.3 腰椎前路体位摆放

对于通过前路进行的腰椎手术，应使用标准的手术台。各种牵拉器系统可用于此手术，无论使用哪种牵拉器系统，此时都可以将固定夹固定到手术台的外缘。将大腿高压力袜和连续加压装置放置在患者身上，以防止静脉瘀滞。将患者以仰卧位转移到手术台上，用膝关节下的棉垫覆盖骨盆部，然后用安全带固定骨盆。将滚枕放在患者的膝关节下方，支撑膝关节，使其保持适度的屈曲；头部放置一个枕圈。脚后跟用凝胶垫或可压缩材料保护。麻醉后，将一个由 1L 盐水袋和一条巾单制成的小垫横向垫在患者的骶骨下方，这样可以更好地接近腰椎。此时可以放置神经监测导线和 Foley 导尿管。若在 L4-L5 水平进行手术，则将脉搏血氧饱和度监测仪放置在患者左踇趾上，以提前得知与大血管收缩相关的任何灌注不足。如果仅在 L5~S1 水平进行手术，则没有必要，因为该水平的手术窗位于大血管之间，因此较少观察血管收缩。考虑到 L4~L5 和 L5~S1 椎间盘空间的方向，手术台略置于头低脚高

位，以便在重力作用下腹部内容物向头部移动，从而改善手术视野。

摆放上肢（有各种方式）。手臂可以从患者的侧面伸直，也可以屈曲在患者的胸部。无论选择哪种手臂位置，应确保不妨碍手术操作。此外，所有的骨骼突起和周围神经压迫的潜在部位均应适当填垫。然后使用干净的U形洞巾隔离手术区域，并在必要时使用剃刀剃光该手术区域。

将Foley尿袋放置在手术台的一头，以方便麻醉师观察，将导尿管固定在手术台上，以免因术中透视意外拉出。在患者的下肢上方放置一个加热装置，以防止在手术过程中体温过低。进行AP透视检查，以确认足够的视野以及脊柱的中心。可以通过手术台的调节装置将手术台向一侧或另一侧旋转来进行微弱的调整。但是，如果进行更大的调整，则需要对患者体位进行重新摆放，因为手术台的过度旋转会导致患者体位的移动和潜在的损伤。一旦AP透视检查完成，就应该进行侧位透视，以定位手术切口，并对其进行标记。然后，对患者进行消毒并铺巾。

2.4 胸椎和腰椎外侧入路体位摆放

对于直接通向腰椎和胸椎的外侧入路，使用标准手术台，但应旋转180°，使手术台的头脚位置转换，这样就可以使术中成像不受手术台基底部的限制。在摆放患者头部的手术台一端放一个手术台延伸器，以便使手术台足够长。将大腿高压力袜和连续加压装置放置在患者身上，以防止静脉瘀滞。将患者以仰卧位转移到手术台上，用棉垫覆盖骨盆部，然后用安全带固定骨盆。

麻醉诱导后，可放置Foley导尿管和神经监测导线。然后将患者小心地翻滚到侧卧位，大转子位于手术台尾端的折叠处。对于胸椎手术，将胸垫置于关注的水平下方可能会有助于改善手术入路。患者的背部应靠近手术台的边缘，以使外科医生在手术过程中不必俯身。如果需要从侧面插入经皮椎弓根螺钉，则此位置尤为重要，否则手术台会阻碍术者向下开钻椎弓根的角度。然后将棉垫放在患者头部下方，以将其支撑在中立位置。将腋窝卷放在腋窝的下方，然后在小腿下放置其他凝胶垫或泡沫填充物衬垫，以保护骨骼突起和周围神经，例如腓神经。臀部应弯曲45°，以最大限度地减少腰丛神经的牵拉，而膝盖则弯曲至90°。在膝盖之间放置棉垫或滚枕，以衬垫它们。将一块手臂板固定在手术台患者正前方，并将两只手臂都放置在其上。手臂之间和周围使用棉垫或泡沫填充物衬垫。然后用厚布胶带环绕患者和手术台，以固定患者的骨盆部和胸部。在患者的胸部放置一条巾单，以防止胶

带黏合剂直接接触乳头。一些外科医生倾向于在患者骶骨处放置肾形支撑杆，以获得额外的固定，而另一些外科医生则不选择这种方式。用厚布胶带将手臂固定。然后将下肢也用厚布胶带绑住，从大转子上方开始，沿着大腿延伸到手术台的前角，在手术台上打圈，然后再沿着大腿从手术台侧边回到大转子前方。这就形成"X"或"8"字形。确保在厚布胶带下方的区域用泡沫填充物衬垫膝盖和脚踝。然后根据需要弯曲手术台，以改善达到所关注水平的通道，但是手术台的过度"折叠"可能会使腰丛过度牵拉，容易导致患者遭受神经系统损伤。

使用干净的U形洞巾隔离手术区域。确保洞巾足够宽，以免自己被遮在外面，特别是在使用双切口技术的情况下。如果使用固定牵拉器，请确保将任何相关的支架紧紧地固定在手术台的适当位置。将Foley尿袋放置在手术台的一头，以方便麻醉师观察，将导尿管固定在手术台上，以免因术中透视意外拉出。外科医生通常站在患者的后方，而C臂机则从患者的前方进入。除非是按计划进行开放手术，否则这些手术将严重依赖于透视成像，因此，要获得良好的透视成像视图，所关注的脊柱水平位置应完全垂直于地面，这一点非常重要。首先，为获得理想的AP透视视图，射线束应平行于地面，这是为了确保患者不会旋转。如果旋转角度较小，则可以通过手术台的调节机制将手术台从一侧向另一侧滚动，从而进行较小的调整。如果进行更大的调整，则需要对患者体位进行重新摆放，因为手术台的过度旋转会导致患者体位不稳并有潜在的损伤风险。然后进行侧位透视检查。调整手术台的弯曲度并使其呈头低脚高位，使术者可以获得清楚的所关注的椎间盘空间下方的视野。然后定位并标记手术切口。为了防止在手术过程中患者体温过低，可以按照接近脊柱区域的要求，将加热装置放置在患者的上半身或下肢上方，然后对患者进行消毒并铺巾。

2.5 颈椎后路体位摆放

对于颈椎后路手术，可以使用附有Mayfield颅骨夹的标准手术台。将大型凝胶垫纵向放置在手术台的每一侧，与手术台的头部齐平。在进行体位摆放之前，将长折叠的巾单放在支撑垫上，这将用于帮助固定上肢。在远端放置其他凝胶垫，以衬垫患者的膝盖。另一种选择是使用带有撑杆的开放式Jackson架。将大腿高压力袜和连续加压装置放置在患者身上，以防止静脉瘀滞。术前检查患者的颈椎活动范围并避免在诱导麻醉和患者体位摆放过程中患者移位很重要。对于脊髓病患者，采用清醒状态下的气管插管，有助于在体位摆放前后检测患者的运动功能。

麻醉诱导后，可以放置 Foley 导尿管和神经监测导线。然后放置 Mayfield 颅骨夹，以确保其主要弯曲部分在患者的额头和面部上方具有足够的间隙。在放置颅骨钉之前，请用消毒剂擦洗头皮，并将抗生素软膏涂抹在颅骨钉上。颅骨钉位于头部两侧，所有颅骨钉都放置在患者佩戴防汗带所在的区域上。施加 60lb 的压力。然后将患者在手术台上小心地翻转为俯卧。将 Mayfield 颅骨夹牢固地固定在手术台上，以确保颈部位置准确。这通常意味着它在冠状平面中是笔直的，而在矢状平面中，颈部会弯曲，下巴会被卷起，以帮助暴露视野。对于融合手术，应在最终锁定颈椎位置之前在术中修订其位置。

在腿上放置棉垫，并在上面用安全带固定。然后放置上肢。泡沫填充物可放在骨突出处和肘管上方，提供额外的缓冲。用身下的巾单包裹手臂，并将其塞在患者的任一侧下方，或者用胶带或夹子将其固定在患者的身上。患者的手臂应笔直，拇指朝下。如果使用的是 Wilson 支架，另一种选择是将患者两侧的手臂放在手臂板上。手应该相对容易接近，以便在需要时可以进行静脉麻醉。接下来，用厚布胶带将肩膀向手术台末端拉并固定，这有助于进行曝光和透视成像。但是，应避免过度牵拉，因为这样可能会导致神经监测信号丢失和神经功能受损。对于肥胖患者，可以使用其他胶带将胸部软组织向下拉，以便于可视化。手术台呈略微头高脚低位，以减少出血。膝盖应稍微弯曲，并用滚枕支撑双腿。手术台的脚部也可以稍微弯曲，以支撑腿部，并防止患者从手术台上滑下来。根据需要将患者的颈部和后发际线剃光，具体取决于要接近的脊柱水平。使用洞巾隔离手术区域。如果放置了 Foley 导尿管，则应将尿袋放置在手术台的一头，以方便麻醉师观察，并且应将导尿管固定在手术台上，以免因术中透视意外拉出。加热装置放置在手术区域的远端，以防止在手术过程中体温过低。此时可以进行透视检查，以确认适当透视的可视化和适当的位置。然后，对患者进行消毒并铺巾。

2.6　胸椎和腰椎后路体位摆放

尽管胸椎和腰椎后路手术可以选择 Wilson 架或带有胸垫的标准手术台进行，但通常是在开放式 Jackson 架上进行的。在本节中，将描述在 Jackson 架上进行体位摆放。衬垫胸部并将骨盆垫放置在 Jackson 架两侧。对于单纯的减压手术，下肢通常被支撑在悬带中，以使胸腰椎呈屈曲位，并因此打开脊柱的后方结构。对于涉及融合的手术，将下肢放在有衬垫的平板上，并且不使用 Wilson 架来最大化腰椎前凸和防止在后凸位置融合。将大腿高压力袜和连续加压装置放置在患者

身上，以防止静脉瘀滞。

麻醉诱导后，插入 Foley 导尿管和神经监测导线。小心地将患者翻滚到手术台上，使其呈俯卧位。将患者的头格外小心地放在泡沫面垫上，以确保眼睛没有受压。对于时间更长的手术（例如脊柱畸形矫正），一些外科医生使用 Gardner-Wells 颅骨牵引器进行轴向牵引来支撑头部，以减轻面部受压。如果需要使用 Gardner-Wells 颅骨牵引器，那么 Gardner-Wells 颅骨牵引器应在麻醉诱导后，患者翻滚到 Jackson 架上之前放置。颅骨钉应在头部与外耳道麻醉诱导后，插入 Foley 导尿管和神经监测导线。小心地将患者翻滚到手术台上使其呈俯卧位。

将患者的头小心地放在泡沫面垫上，以确保眼部没有受压。对于时间更长的手术（例如脊柱畸形矫正），一些外科医生使用 Gardner-Wells 颅骨牵引器进行轴向牵引来支撑头部以减轻面部受压。如果需要使用 Gardner-Wells 颅骨牵引器，那么 Gardner-Wells 颅骨牵引器应在麻醉诱导后，患者翻滚到 Jackson 架上之前放置。颅骨钉应在头部与外耳道对齐，并位于耳郭上方和头部赤道下方约 1cm 处，以防止移位。颅骨钉放置太前，可能会损伤颞肌、颞动脉和颞静脉。在放置颅骨钉之前，请用消毒剂擦洗头皮，并将抗生素软膏涂抹在颅骨钉上。拧紧螺钉装置，直到颅骨钉刺入头皮平面 1mm 为止，最后拧紧固定螺母。将患者翻转到手术架上，施加 15~20lb 的轴向牵引力。一些外科医生牵引时不使用面部泡沫护垫，而另一些外科医生牵引时使用面部泡沫护垫。

胸垫的位置应恰好位于腋尾部，但不要触及腋窝，以防止损伤臂丛神经。乳房向内卷曲。骨盆垫应位于髂前上棘或略向下，这样可使腹部自由悬空，以减少背部静脉出血，并在融合病例中使脊柱前凸最大化。对于男性患者，请确保生殖器处于没有外部压力而自由悬挂。上肢放置在可调节的手臂板上，捆绑肩部，并使肘部弯曲 90°。此外，肩膀应略微向前弯曲，以使其处于舒适的位置。确保手臂板尽可能向头部滑动，同时仍保持患者处于适当的位置，以便为外科医生提供尽可能多的工作空间，尤其是在胸椎手术时。泡沫垫应放置在上肢下方，为骨骼突起和周围神经（如尺神经）在肘管处提供额外的衬垫。确保手腕处于中立位置，以防止医源性正中神经受压。如果放置了 Foley 导尿管，则应将尿袋放置在手术台的一头，以方便麻醉师观察，并且应将导尿管固定在手术台上，以免因术中透视意外拉出。然后用干净的洞巾隔离手术区域，如果需要的话，在该手术区域进行剃毛处理。为了防止手术过程中患者体温过低，根据要进行手术的手术区域，将加热装置放置在患者的上背部或下肢

要点

- 进行颈椎前路手术体位摆放时，请确保在术前检查患者的颈椎活动范围，并避免在麻醉诱导和患者体位摆放过程中偏离此范围。
- 对于腰椎前路手术，考虑到 L4~L5 和 L5~S1 椎间盘空间的方向，应将手术台摆在头低脚高位，以便在重力作用下腹部内容物向头部移动，从而改善工作视角。
- 进行胸椎和腰椎外侧入路体位摆放时，为了在所关注的水平上获得理想的 AP 透视和侧位透视图像，应使射线束分别平行和垂直于地板，并确保患者不旋转且椎间盘方向处于垂直位置。
- 在颈椎后路体位摆放过程中，用厚布胶带将肩膀向手术台末端拉并固定，这有助于暴露手术视野和进行透视成像。但是，应避免过度牵拉，因为这可能会导致神经监测信号丢失和神经损伤。
- 在进行涉及融合的腰椎后路手术体位摆放时，不使用 Wilson 架，并且下肢应放置在有衬垫的平板上而不是悬带中，以最大化腰椎前凸并防止在后凸位置融合。
- 对于胸椎后路手术的体位摆放，应尽力使手臂板尽可能向头部滑动，同时仍保持适当的患者体位摆放，以便为外科医生提供尽可能多的工作空间。

上方。此时可以进行透视检查，以定位手术切口。然后，对患者进行消毒并铺巾。

2.7 模拟执业考题

1. 当为颈椎后路手术进行体位摆放时，避免过度牵拉，是为防止以下哪种情况发生？
   - a. 擦伤
   - b. 术中成像困难
   - c. 术后吞咽困难
   - d. 神经监测信号的丢失和神经损伤

2. 当为腰椎前路手术进行体位摆放时，将手术台摆在头低脚高位的原因有以下几个？
   - a. 减少出血
   - b. 有助于腹内容物移向头部
   - c. 改善 L4~L5 和 L5~S1 椎间盘的手术操作角度
   - d. a 和 c
   - e. b 和 c
   - f. a 和 b

3. 对于腰椎后路的融合手术，将下肢放在带衬垫的平板上，以实现以下哪项？

   - a. 最大化腰椎前凸
   - b. 防止脊柱呈前凸融合
   - c. 防止脊柱呈后凸融合
   - d. a 和 c
   - e. a 和 b
   - f. b 和 c

4. 当为外侧入路手术进行体位摆放时，髋部和膝盖会弯曲，是为防止以下哪种情况发生？
   - a. 无症状侧的腓神经受压
   - b. 无症状侧的股神经受压
   - c. 腰丛神经受压
   - d. 无症状侧的坐骨神经受压
   - e. 症状侧的股神经受压

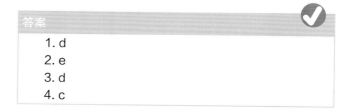

答案

1. d
2. e
3. d
4. c

第 3 章　神经根型颈椎病

Philip K. Louie, Michael H. McCarthy, Howard S. An

摘要

　　神经根型颈椎病主要有两种病因：退行性颈椎病和椎间盘突出。许多疾病可表现出与神经根型颈椎病相似的症状，应仔细检查以确定神经根病变节段。然而，需要注意，肌节和皮节在表现上可能存在交叉。神经根型颈椎病的自然病史通常预后良好，不会进展为颈脊髓病，因此非手术/保守治疗通常是首选治疗。如果保守治疗未能缓解神经功能障碍或神经根性症状，或者出现进行性神经根/脊髓功能障碍加重的迹象，患者通常需要手术干预。根据病变不同，手术可以选择前路或者后路。颈椎前路手术可以避免肌肉损伤，直接切除前方病变而不直接牵拉神经结构，也可用于脊柱后凸畸形的患者。然而，并发症包括吞咽困难、声音嘶哑、椎动脉/颈动脉损伤、硬脊膜撕裂或食道/气管损伤。后路手术可以通过微创技术进行。它可以直接进入后纵韧带（PLL），并且只进行减压操作，颈椎没有明显失稳。无论前路还是后路，神经根减压治疗神经根型颈椎病都有较高的成功率。

　　关键字：神经根型颈椎病，椎间盘突出，颈椎病，颈椎前路椎间盘切除融合术，后路颈椎减压融合术

3.1　引言

　　神经根型颈椎病表现为上肢感觉和（或）运动障碍，文献报道成人发病率为 83/10 万人。症状通常与颈椎和（或）胸椎神经根的皮节分布有关（图 3.1）。神经根型颈椎病主要有两种病因：退行性颈椎病和椎间

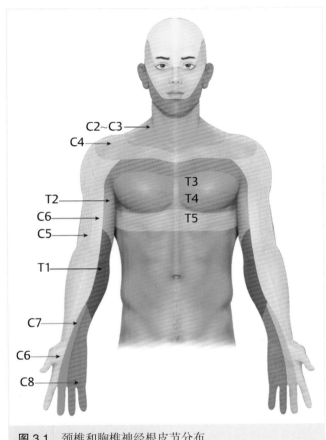

图 3.1　颈椎和胸椎神经根皮节分布

盘突出（图 3.2）。

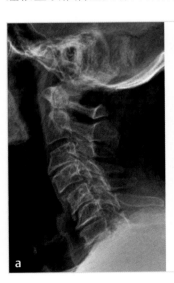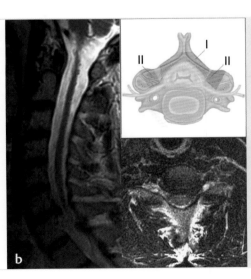

图 3.2　（a）颈椎侧位片显示多节段颈椎退变。（b）患者出现左上肢 C6 神经根症状，T2 加权磁共振成像显示左侧 C6~C7 椎间盘突出，导致左侧椎间孔狭窄

3.2 病史与体格检查

椎间盘突出通常发生在 50 岁以下个体，男女比例相当。症状通常主要在上肢的单一皮节分布，多为急性起病。常伴有颈部疼痛，而脊髓症状（继发于脊髓压迫）并不常见。退行性颈椎病患者多在 50 岁以上，男性居多。往往起病隐匿，疼痛分布于颈部和上肢多个肌节 / 皮节。与急性椎间盘突出患者相比，这些患者更常合并有脊髓病。患者可主诉受累皮节出现麻木、感觉异常、无力和 / 或反射减弱。此外，特别是当上颈椎神经根受压时，患者还可能出现枕区头痛或肩胛间 / 斜方肌疼痛。

进行详细的检查以确定受累神经根节段。然而，需要注意的是，肌节和皮节在表现上可能存在交叉。感觉检查应从背柱（关节位置、粗触觉）和脊髓丘脑束（温度感觉、疼痛）中至少评估一项。运动检查应该将肌力进行 0~5 级划分。具体肌肉和反射检查总结见表 3.1。此外，可以进行刺激试验来诱发神经根症状。当颈部过伸并向患侧旋转时放射痛加重，Spurling 征为阳性。肩部外展缓解试验也可出现，具体表现为肩关节外展引起神经放射痛的改善（常在软性椎间盘突出时观察到）。合并脊髓病应通过评估上运动神经元体征来判断，如步态不稳定、Hoffman 征、阵挛、桡骨膜反射和 Babinski 征。

3.2.1 鉴别诊断

许多情况可表现出与神经根型颈椎病相似的症状（表 3.2）。必须通过详尽的病史和体格检查排除其他病变。

3.2.2 影像学检查

首选影像学检查是 X 线检查（正位前后位、侧位和斜位片）。在颈椎退变患者中，X 线片可显示病变节段有骨赘形成，或与相邻节段相比椎间盘高度降低（图 3.2a）。这些患者也可表现为椎骨关节退行性改变和椎间孔狭窄（斜位片上可见）。先进的成像技术可以将神经解剖和相关病理改变更好地可视化。磁共振成像（MRI）是神经根型颈椎病症状加重或保守治疗无效时进一步评估的首选方式（图 3.2b）。值得注意的是，19% 的无症状患者存在神经根受压的 MRI 证据，因此与临床症状的相关性至关重要。MRI 是评估脊髓可用空间的关键（<13mm 为相对狭窄，<10mm 为临界狭窄）。此外，该成像有助于可视化和排除脊髓病灶（如肿瘤、脊髓软化症、脊髓空洞症）。对于无法获得 MRI 或有内固定的患者，计算机断层扫描（CT）可能会有所帮助。少数病例可进行骨髓 CT 检查。本试验是一项侵入性试验，硬膜内注射不透射线造影剂，可显示脑脊液（CSF）的机械性阻滞（图 3.3）。脊髓 CT 造影也有助于发现椎间孔狭窄，并辨别神经根受压是由软性还是硬性椎间盘病变引起的。对于大多数患者来说，无须脊髓造影，常规 CT 扫描足以进一步评估骨性解剖结构（图 3.4）。

表 3.1 肌肉和反射检查

神经根	疼痛 / 感觉缺失分布	运动功能受累	反射
C2~C3	暂时性的 枕骨区头痛 耳后	—	—
C4	颈基底部 斜方区	—	—
C5	肩部 臂外侧	三角肌	肱二头肌
C6	前臂（桡侧） 拇指、示指	肱二头肌 肱桡肌 伸腕	肱桡肌
C7	肩胛内侧 前臂背侧 中指	肱三头肌 屈腕 伸指	肱三头肌
C8	前臂（尺侧） 环指和小指	屈指	—
T1	上臂（中部）	手内在肌	

表 3.2 神经根型颈椎病的鉴别诊断

病变	鉴别诊断
肩部	肩袖疾病/损伤
	撞击综合征
	粘连性关节囊炎
	关节盂囊肿
创伤	肌肉紧张
	臂丛神经损伤
	外伤继发性不稳
感染	骨髓炎
	椎间盘炎
	软组织脓肿
肿瘤	脊髓肿瘤
	Horner 综合征
	肺上沟瘤
	原发性骨肿瘤
	转移癌
神经病学	Guillain-Barre 综合征
	其他脱髓鞘疾病
	肌萎缩性脊髓侧索硬化症
血管	硬膜外静脉曲张
	椎动脉变异
炎症	强直性脊柱炎
	类风湿性关节炎
内脏	冠状动脉疾病
	胆囊炎
其他	肩、肘、腕的肌腱病变
	胸廓出口综合征
	多发性硬化
	急性臂丛神经炎
	心绞痛
	反射交感性营养不良
	周围神经卡压

3.2.3 治疗

神经根型颈椎病的自然病程一般预后良好，不会进展为脊髓型颈椎病，因此非手术/保守治疗通常是首选治疗。文献证实，70%~85% 的患者在保守治疗 2~3 个月后症状缓解（表 3.3）。

如果保守治疗未能缓解神经功能障碍或神经根症状，或者出现进行性神经根/脊髓功能障碍的迹象，患者通常需要手术干预。如果患者神经根性症状消失，但仍表现为轴性颈痛，应尽可能延长保守治疗时间，因为当神经根症状不再存在时，手术结果难以预测。

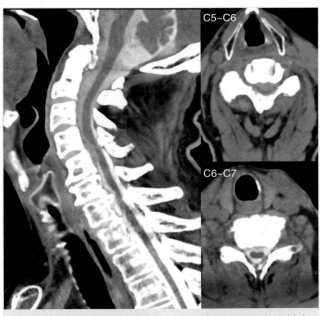

图 3.3 颈椎计算机断层扫描（CT）脊髓造影矢状和轴向切面显示多节段退变。C4~C5 椎间盘突出，伴有黄韧带屈曲和钙化。可见两侧椎间孔狭窄

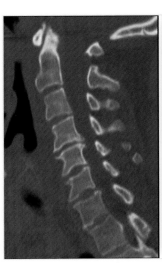
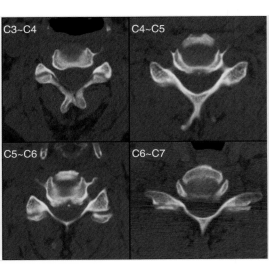

图 3.4 颈椎计算机断层扫描（CT）矢状和轴向切面显示多节段退变

根据病变不同，手术可以采用前路或者后路（表3.4）。颈椎前路手术可以避免肌肉损伤，允许直接切除前方病变而不直接牵拉神经结构，也可用于有后凸畸形的患者。然而，并发症包括吞咽困难、声音嘶哑、椎动脉/颈动脉损伤、硬脊膜撕裂或食道/气管损伤。颈椎前路椎间盘切除术和融合术（ACDF）通过神经减压和恢复颈椎稳定性，用于治疗各种颈椎退行性疾病预后良好。同种异体骨和局部自体骨移植可用于融合器械。此前重组人骨形态发生蛋白-2（rhBMP-2）的超适应证使用已经减少，因为人们担心吞咽困难和软

组织肿胀会导致气道损伤。椎间融合器可用于装置移植材料、保持椎间孔高度，并提供额外的结构完整性。聚醚醚酮（PEEK）融合器已经取代了钛笼和碳纤维笼而大量应用，因其具有以下几个优势：可透射线、与骨弹性模量相近、不可吸收和生物相容性好，且钛笼沉降风险低（图3.5）。前路钢板通常推荐用于单节段异体植骨融合术患者、多节段椎间融合术患者和高危患者（吸烟者、翻修患者）。颈椎间盘置换术（CDA）被设计为一种保留运动的装置，以减少邻近节段退变（ASD）的风险。由于作者和行业偏倚，翻修率和再手术率以及ASD的发生率一直存在争议。CDA的适应证包括由髓核突出（HNP）或椎间孔狭窄引起的神经根病、无明显小关节突关节炎、椎间隙狭窄程度小于50%。节段在过伸/过屈位和侧屈位X线片上也应有活动度。后路手术可以通过微创技术进行。它允许直接进入PLL，并且只进行减压操作，而不造成明显的颈椎失稳。椎间孔切开术是一种保留活动的手术，适用于神经根型颈椎病（有椎间孔病变）和轻度的轴性颈椎症状（图3.6）。

术后，如果已行内固定融合术，一般不需要佩戴硬质颈托。为了舒适，可以使用软质颈托。患者一般可在术后即刻开始活动。

3.2.4　疗效

无论前路还是后路，颈神经根减压治疗神经根型颈椎病的成功率都很高。上肢疼痛缓解以及运动和感

表3.3　神经根型颈椎病的初始保守治疗

时期	治疗方式
急性期 （前2周）	非甾体类抗炎药（NSAIDs） 短效镇痛药（限制使用麻醉药物） 口服类固醇 热敷或冰敷的应用 改变活动方式 固定——软质颈托 家庭牵引
中间期 （3~4周）	伸展运动 等长训练 正规的物理治疗——如果没有改善，采用多种形式 硬膜外注射（如果持续性神经根痛）
恢复期 （>4周）	心血管调节 肌力强化运动计划

表3.4　神经根型颈椎病的手术方式

入路	方式	指征
前入路	颈椎前路椎间盘切除术和融合术（ACDF）	同一节段双侧神经根病变 单侧软性椎间盘突出 中央型软性椎间盘突出 后凸
	颈椎间盘置换术（CDA）	目的：活动保留装置减少ASD
后入路	椎间孔切开术	轻度轴性颈痛 ●单侧软性椎间盘突出 ●椎间孔狭窄 PLL骨化 颈椎矢状序列中立或前凸 渴望保留活动
	椎板成形术（有/无内固定）	与椎间孔切开术相同，只是对椎间孔狭窄的治疗效果不如前者
	椎板切除内固定融合术	与椎间孔切开术相同，此外： ●双侧椎间孔狭窄 ●明显轴性颈痛 ●出现不稳

缩略语：ASD. 邻近节段退变；PLL. 后纵韧带

觉功能改善的有效率为80%~90%。目前的文献并没有很好地确定哪些患者何时应该进行手术干预。许多对照研究存在选择偏差，缺乏随机化。

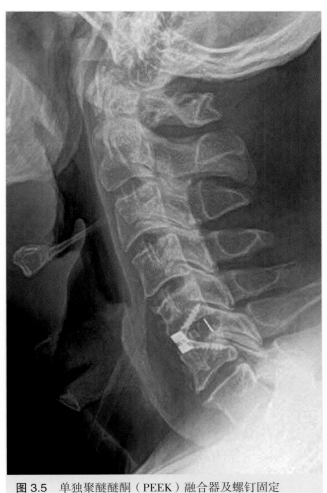

图3.5　单独聚醚醚酮（PEEK）融合器及螺钉固定

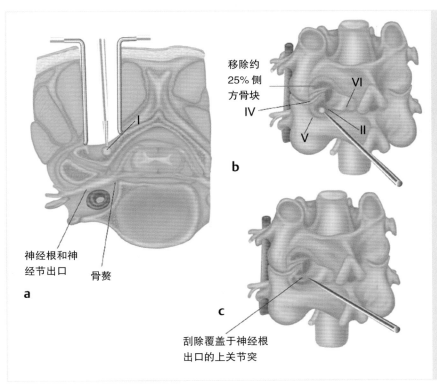

图3.6　后路颈椎椎间孔切开术。（a）切削打磨薄椎板（Ⅰ）。（b）移除约25%的侧块，暴露椎板（Ⅱ）、下方椎板的上关节突（Ⅴ）、椎间关节（Ⅳ）和黄韧带（Ⅵ）。（c）用刮匙刮除覆盖于神经根出口的上关节突

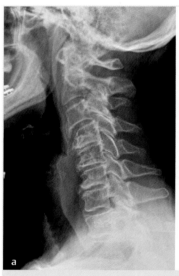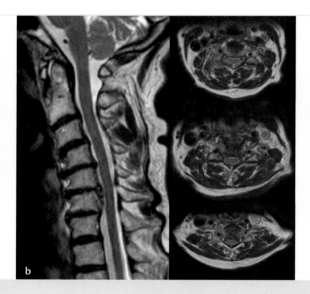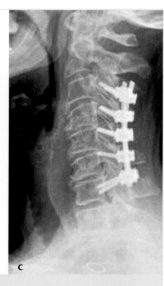

图 3.7 病例 1

3.3 病例分析

3.3.1 病例 1

女性，78 岁，有长期轴性颈痛和双上肢神经痛症状。她在 15 个月里尝试了各种保守疗法，包括抗炎药、牵引、硬膜外注射、物理疗法和麻醉性止痛药。然而，她的症状没有任何改善。颈椎平片显示多节段退行性改变（图 3.7a）。MRI 显示多节段颈椎管狭窄，双侧多发椎间孔狭窄伴椎间盘退变（图 3.7b）。随后，患者行右侧 C3~C4 和 C4~C5 半椎板切除术和椎间孔切开术、双侧 C5~C6 半椎板切除术和椎间孔切开术、C3~C7 后外侧融合侧块螺钉固定术（图 3.7c）。

3.3.2 病例 2

女性，47 岁，数月前出现轴性颈部疼痛以及 C6 和 C7 神经根分布的麻木 / 刺痛和无力。颈椎 X 线片显示 C5~C6 和 C6~C7 椎间盘发生退行性改变，前凸消失（图 3.8a）。MRI 和 CT 显示 C5~C6 和 C6~C7 椎间孔狭窄明显，椎间盘退变（图 3.8b，c）。她尝试了多种保守治疗，包括牵引、抗炎药、活动调整、硬膜外注射和麻醉药。然而，所有症状都持续存在。随后她接受了 C5~C6 和 C6~C7 节段 ACDF 治疗，伴同种异体皮质骨移植和刚性锁定前路钢板。手术后的几周内，她的症状有所改善（图 3.8d）。

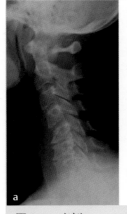
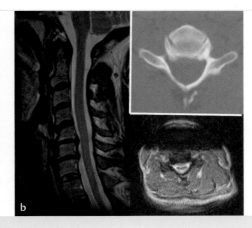
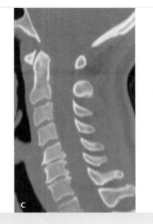
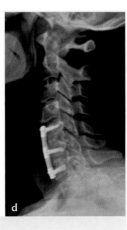

图 3.8　病例 2

3.4　模拟执业考题

1. 28 岁男性描述左上肢疼痛和刺痛感，从左侧颈部到手臂，再到前臂背侧，再到拇指和示指。他最有可能在哪个节段偏左侧颈椎间盘突出？

　　a. C3~C4

　　b. C4~C5

　　c. C5~C6

　　d. C6~C7

　　e. C7~T1

2. 一位 42 岁女性在被诊断为 C6~C7 椎间盘突出，最可能的症状分布是什么？

　　a. 后颈、肩胛骨和锁骨；头颈伸肌无力

　　b. 手腕疼痛；环指和小手指刺痛，手指屈肌无力

　　c. 肘部疼痛；拇指和示指刺痛，二头肌和腕伸肌无力

　　d. 前臂、手疼痛；中指麻木；三头肌和指伸肌无力

　　e. 肩部疼痛、麻木；三角肌肌力减弱

3. 56 岁男性，机械师，表现为左手鱼际下区疼痛 4 个月。他说，在过去的几个星期里，他注意到疼痛和左手抓握无力在恶化。通过鉴别，下面哪个检查结果最能提示颈椎病变？

　　a. 鱼际下肌萎缩

　　b. 肩胛提肌 Tinel 征阳性

　　c. 尺神经半脱位伴肘关节活动范围减小

　　d. 肩部外展过头顶症状缓解

　　e. 过屈和旋转至对侧会重现症状

4. C7 椎体后路颈椎融合术中首选的螺钉置入技术是什么？

　　a. 椎弓根，由于侧方解剖结构很薄

　　b. 侧块，由于椎弓根解剖很薄

　　c. 侧块，椎弓根螺钉置入损伤椎动脉风险更大

　　d. 椎弓根，侧块螺钉置入损伤椎动脉风险更大

　　e. 侧块，在 C7 水平椎弓根标志越来越难以可视化和触及

5. 以下是颈椎前路椎间盘切除术和融合术后 ASD 的影像学表现，除外：

　　a. 椎体前方骨赘

　　b. 椎间隙变窄

　　c. 前纵韧带钙化

　　d. 脊椎前移进展

　　e. 终板钝化

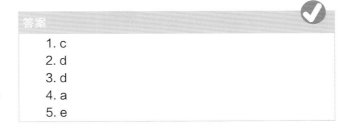

答案

1. c

2. d

3. d

4. a

5. e

参考文献

[1] Boden SD, Davis DO, Dina TS, Patronas NJ, Wiesel SW. Abnormal magnetic-resonance scans of the lumbar spine in asymptomatic subjects. A prospective investigation. J Bone Joint Surg Am. 1990; 72(3):403–408.

[2] Bohlman HH, Emery SE, Goodfellow DB, Jones PK. Robinson anterior cervical discectomy and arthrodesis for cervical radiculopathy: long-term follow-up of one hundred and twentytwo patients. J Bone Joint Surg Am. 1993; 75(9):1298–1307.

[3] Bono CM, Ghiselli G, Gilbert TJ, et al. North American Spine Society. An evidence-based clinical guideline for the diagnosis and treatment of cervical radiculopathy from degenerative disorders. Spine J. 2011; 11(1):64–72.

[4] Engquist M, Löfgren H, Öberg B, et al. Surgery versus nonsurgical treatment of cervical radiculopathy: a prospective, randomized study comparing surgery plus physiotherapy with physiotherapy alone with a 2-year follow-up. Spine. 2013; 38(20): 1715–1722.

[5] Lees F, Turner JW. Natural history and prognosis of cervical

spondylosis. BMJ. 1963; 2(5373):1607–1610.

[6] Matz PG, Holly LT, Groff MW, et al. Indications for Anterior Cervical Decompression for the Treatment of Cervical Degenerative Radiculopathy. Vol. 11. American Association of Neurological Surgeons; 2009:174–182.

[7] Phillips FM, Geisler FH, Gilder KM, Reah C, Howell KM, McAfee PC. Long-term outcomes of the US FDA IDE prospective, randomized controlled clinical trial comparing PCM cervical disc arthroplasty with anterior cervical discectomy and fusion. Spine. 2015; 40(10):674–683.

[8] Radhakrishnan K, Litchy WJ, O'Fallon WM, Kurland LT. Epidemiology of cervical radiculopathy: a population-based study from Rochester, Minnesota, 1976 through 1990. Brain. 1994; 117 (Pt 2):325–335.

[9] Rao R. Neck pain, cervical radiculopathy, and cervical myelopathy: pathophysiology, natural history, and clinical evaluation. J Bone Joint Surg Am. 2002; 84(10):1872–1881.

[10] Rhee JM, Yoon T, Riew KD. Cervical radiculopathy. J Am Acad Orthop Surg. 2007; 15(8):486–494.

[11] Schoenfeld AJ, George AA, Bader JO, Caram PM, Jr. Incidence and epidemiology of cervical radiculopathy in the United States military: 2000 to 2009. J Spinal Disord Tech. 2012; 25 (1):17–22.

[12] Wang TY, Lubelski D, Abdullah KG, Steinmetz MP, Benzel EC, Mroz TE. Rates of anterior cervical discectomy and fusion after initial posterior cervical foraminotomy. Spine J. 2015; 15(5):971–976.

第 4 章　脊髓型颈椎病

Michael J. Lee

摘要

脊髓型颈椎病是指颈椎内脊髓的病理改变。临床上，患者常表现为上肢灵巧度下降、笨拙增加、感觉异常、运动改变和平衡障碍。脊髓压迫常见于 MRI 等高级影像。虽然脊髓型颈椎病可能不伴脊髓压迫（除外放射性脊髓症），但神经压迫是其最常见的病因。在晚期病例中，T2 加权图像上可观察到脊髓信号的改变。与神经根型颈椎病的治疗不同，当脊髓型颈椎病出现明显的临床症状且经影像学证实与脊髓压迫相关时，即使没有术前保守治疗，也常建议手术治疗。临床上，脊髓型颈椎病外科治疗的目的是防止神经功能的进一步恶化。虽然神经功能的改善经常发生，但它的出现并不确定。外科手术的技术目标是在保持脊柱稳定的同时实现脊髓减压。

关键字：脊髓型颈椎病，椎管狭窄，椎板切除术，脊髓软化症

4.1　引言

脊髓型颈椎病是一种进行性的脊髓损伤，其特征是脊髓受压并导致缺血。这种病理变化导致一系列临床症状，包括长传导束征、精细运动功能丧失和步态失稳。脊髓病最常见于退行性变的脊柱，也可见于创伤、肿瘤、感染、活动过度或先天性疾病。退行性颈椎病是一个概括性的术语，常指因年龄相关导致的颈椎退行性病变（如椎间盘突出、颈椎病、韧带肥厚或骨化）所致的常见临床症状。目前患病率为 1.6~4.04/10 万人。由于该疾病进展迅速，一旦确诊首选手术治疗。

4.2　病史

该病临床症状各异，包括轻微疼痛、细微的精细运动异常、肢体无力和四肢瘫痪。颈部的轴性疼痛是患者常见的非特异性症状，可与非脊髓型颈椎病患者的症状重叠。患者可主诉颈部、肩胛下区、肩部或手臂疼痛。因颈部屈曲而加重的颈后部疼痛可能与肌筋膜相关，而因颈部旋转而加剧的颈前部疼痛可能与胸锁乳突肌有关。因颈部后伸和旋转而加重的颈后部疼痛可能与颈椎病（椎间盘源性成分或关节突关节）有关。由于颈部轴性痛缺乏特异性，其鉴别诊断脊髓型颈椎病的能力较低。手臂疼痛是神经根型和脊髓型颈椎病的常见症状，两者可共同存在于同一患者。

脊髓型颈椎病患者可同时出现上下肢症状。上肢症状表现为手部麻木、笨拙以及精细运动功能丧失的隐匿性发作。精细运动功能障碍包括系纽扣、书写和抓握困难。下肢症状表现为坐骨神经痛样腿痛或全身无力所导致的步态不稳和平衡障碍。脊髓型颈椎病引起的坐骨神经痛样腿痛被称为传导束性腿痛，是上行脊髓丘脑束受压引起的错误定位表现。尿急、排尿踌躇和尿频增加也是其常见症状，而明显的尿失禁则较为少见。

4.3　体格检查

四肢肌肉骨骼和神经功能的全面查体对评估颈脊髓病十分重要，包括视诊、触诊、活动范围、关键肌肌力、感觉检查和诱发试验（表 4.1）。视诊可以观察到患者表现为上肢和 / 或下肢肌肉萎缩。患者的轻触觉、痛觉、温度觉、本体感觉和振动觉可能存在异常。步态评估指让患者首先尝试正常行走，再分别用脚跟、脚趾着地行走。肌力测试可表现为上肢和下肢运动肌的弥漫性无力。小指逃逸征是指嘱患者保持手指伸直和内收状态时，由于手内在肌无力和指小伸肌肌力过大所导致的小指外展现象。Romberg 试验也用于评估脊髓后索功能障碍（图 4.1）。

诱发体征包括反射亢进、持续阵挛（>3 次）、Hoffman 征、反肱桡肌反射、Babinski 征、手指屈伸试验、肩肱反射（Shimizu 反射）和 Lhermitte 征。后 3 种表现为病理性脊髓反射。Hoffman 征为轻弹中指的远端指节时出现同侧拇指和 / 或示指屈曲异常（图 4.2）。反肱桡肌反射表现为叩击肱桡肌时出现手指屈肌反应过度而肱桡肌无收缩（图 4.3），该反射用于定位 C5~C6 节段。Babinski 反射是一种病理反射，当轻划足底皮肤时出现趾伸肌被激活而趾屈肌无反应的现象（图 4.4）。手指屈伸试验是指患者可能难以快速连续地握紧拳头并释放。正常人可以在 10s 内做 20 次。肩肱反射由 T. Shimiz 教授提出，阳性是指通过叩击肩胛骨出现肩胛骨或肱骨抬升，这表明脊髓压迫在颅颈或上颈椎区域。Lhermitte 征表现为颈部屈曲时出现放电样感觉并放射到脊柱（图 4.5）。

4.4　鉴别诊断

由于脊髓型颈椎病症状的特异性较低，常与其他

表 4.1　脊髓运动、感觉、反射检查

神经根	运动	感觉	反射
C5	肩外展	肩外侧	肱二头肌反射
C6	屈肘，伸腕	前臂桡侧，拇指	肱桡肌反射
C7	伸肘，屈腕	中指、示指	肱三头肌反射
C8	屈指	前臂尺侧、小指	
T1	手指外展	肘部尺侧	
L2~L3	屈、内收髋	大腿内侧	
L4	伸膝，屈踝	大腿外侧、膝前方、小腿内侧	膝反射
L5	伸趾，伸、外展髋	小腿外侧、足背	
S1	足跖屈	外踝、小腿后外侧	踝反射
S2	趾跖屈	足底、小腿后内侧	

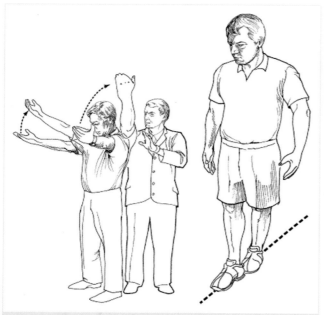

图 4.1　Romberg 试验：静态 Romberg 试验（左）是指嘱患者闭眼站立并向外伸展双臂。阳性结果为失去平衡或向前移动和 / 或上肢旋前。动态 Romberg 试验（右）是嘱患者沿直线足跟贴足尖行走。阳性结果为步态不稳定

疾病相混淆。这些疾病包括多发性硬化症、肌萎缩性侧索硬化症（ALS）、各种颈髓疾病（横贯性脊髓炎、病毒性脊髓炎、硬膜外脓肿、脊髓梗死、脊髓空洞症、亚急性联合变性、硬膜外转移、髓内肿瘤和血管畸形）、Guillain-Barre 综合征、正常压力脑积水和周围神经病变（表 4.2）。因此，为了排除其他诊断，完整的临床评估包括病史和体格检查是必要的。

4.5　影像学检查

　　影像在脊髓型颈椎病的诊断和管理中起着核心作用。X 线片、计算机断层扫描（CT）和磁共振成像（MRI）分别使用或相互补充，以评估病变并确定总体治疗方案。

　　X 线片通常是评估颈椎的筛查方式，其能直接在二维平面上提供关于整体力线、节段性病变或其他骨性异常的信息。此外，还可以通过颈椎的过屈过伸位片确定生理负荷下的不稳定区域。Pavlov 比率是一种用于评估发育性管狭窄的大体影像学标记，而发育性管狭窄可能是脊髓型颈椎病发展的先兆（图 4.6）。计算方式为椎管直径除以椎体直径。<0.8 提示发育性椎管狭窄（正常值为 1.0）。

　　CT 与 X 线成像的基本原理形似，但其可通过高分辨率横断面成像提供 3D 视图。CT 可以突出骨化作用和骨解剖的细节，这有助于病变的鉴别［例如，后纵韧带骨化（OPLL）］和术前内固定方案的制订。在评估骨赘引起的椎间孔狭窄方面，CT 优于 MRI，而 45° 斜位重建视图能够提供更多有效信息。但是，CT 评估软组织能力有限，而且检测体位通常为仰卧位，使得它难以评估颈椎的稳定性。CT 脊髓造影可以作为辅助手段，其成像方式为在 CT 成像之前将造影剂注入脑脊液（CSF），从而显示脊髓轮廓并识别受压区域（图 4.7）。目前这种方法经常用于存在 MRI 禁忌证的患者。

　　由于 MRI 对软组织的分辨力较好且无电离辐射，因此是评估脊髓型颈椎病的首选成像方式（图 4.8）。与 X 线片和 CT 不同，MRI 可以显示出脊髓相对于周围脑脊液的受压情况。脊髓的形态也可以在不同的节段上评估，如变窄或变平。脊髓内 T2 高信号是脊髓水肿

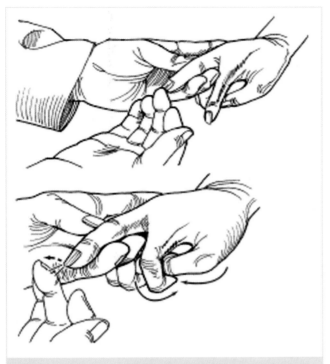

图 4.2 Hoffman 征：轻弹被检者放松的长指远端指节，阳性结果为同侧拇指或示指屈曲

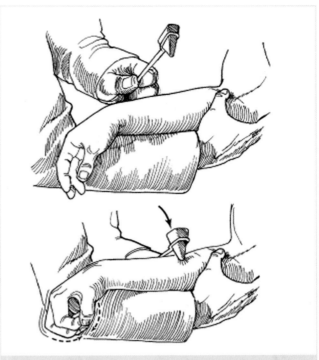

图 4.3 反肱桡肌反射：叩击被检者肱桡肌的肌肉肌腱连接点，阳性结果为手指屈曲但手腕无伸展

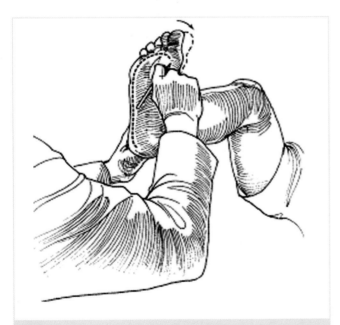

图 4.4 Babinski 反射：轻划被检者足底，阳性结果为蹲趾背伸

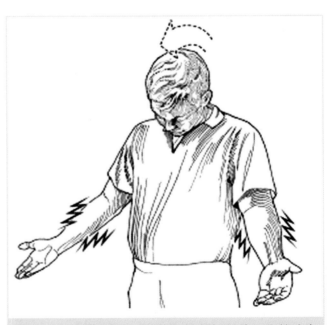

图 4.5 Lhermitte 征：嘱被检者主动前屈颈部，阳性试验为上肢疼痛和 / 或感觉异常

表 4.2 脊髓型颈椎病的鉴别诊断

压迫性	感染性	炎性、免疫性	其他
创伤	脊髓灰质炎	椎间盘炎	脊髓梗死
硬膜外脓肿	脊髓痨（梅毒）	骨髓炎	NPH
髓内肿瘤	热带痉挛性轻截瘫	放射性脊髓症	AVM/AVF
转移瘤	HIV 相关性脊髓症	结节病	脊髓空洞症
硬膜外血肿	其他急性感染性脊髓炎	ALS	亚急性联合变性（B$_{12}$ 缺乏症）
脊髓出血	感染后脊髓炎	MS	遗传性痉挛性截瘫
Chiari 畸形		RA	C1~C2 及枕骨的先天性畸形
胸髓压迫		SLE	Klippel‑Feil 综合征
		SS	游离齿状突
		PLS	遗传性痉挛性截瘫
		NMO	肾上腺脊髓神经病
		横贯性脊髓炎	周围神经病
		GBS	

缩写：ALS. 肌萎缩性侧索硬化症；AVF. 动静脉瘘；AVM. 动静脉畸形；GBS. Guillain–Barre 综合征；HIV. 人免疫缺陷病毒；MS. 多发性硬化症；NMO. 视神经脊髓炎；NPH. 正常压力脑积水；PLS. 原发性侧索硬化症；RA. 类风湿性关节炎；SLE. 系统性红斑狼疮；SS. Sjögren 综合征

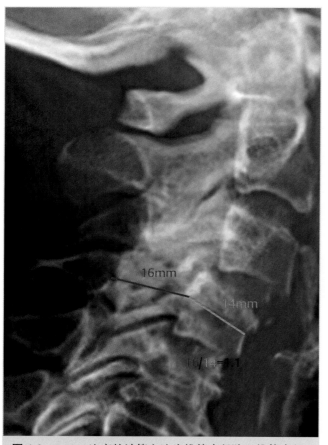

图 4.6 Pavlov 比率的计算方法为椎管直径除以椎体直径。<0.8 提示发育性椎管狭窄（正常值为 1.0）

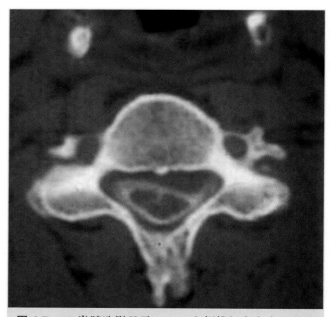

图 4.7 CT 脊髓造影显示 C5~C6 左侧椎间盘突出，压迫脊髓和左侧 C6 神经根

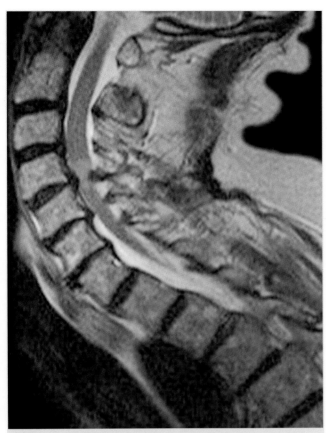

图 4.8 MRI 矢状位 T2 加权图像上显示颈椎管狭窄，C4~C5 椎间盘突出，伴脊髓高信号，考虑脊髓型颈椎病

的表现，但其临床意义尚不清楚。脊髓内 T2 高信号伴 T1 低信号与晚期脊髓症相关，提示其可能存在不可逆的脊髓损伤。动态 MRI 是一种较新的技术，可用于识别颈椎不稳定。

4.6 治疗

脊髓型颈椎病是一种进展性疾病，其特征是神经功能稳定期和恶化期并存。考虑到此病存在渐进性功能恶化的情况，当病史、体格检查和影像诊断有明确提示时，一般建议手术。然而，对于某些有严重合并症的患者或那些有轻微症状且无功能障碍的患者，可推迟手术并密切随访观察。

非手术治疗包括使用颈托、居家锻炼、抗炎药物、间歇卧床休息、颈椎牵引和避免危险活动（如身体负荷过重、地面过滑等）。对步态和平衡训练的物理治疗可能是有益的。应密切监测患者的神经功能进展情况。

脊髓型颈椎病的手术方式因病变的类型、位置，以及病变节段的数目而异。脊髓前方的病变包括椎间盘突出、骨赘或 OPLL，而脊髓后方病变包括黄韧带肥厚或骨化。一般情况下，如果有 1~3 个节段病变或颈椎后凸，建议行颈前路手术，包括颈前路椎间盘切除融合术（ACDF）、颈前路椎体次全切融合术（ACCF）、ACDF-ACCF 联合术和少见的颈椎间盘置换术。当压迫超过 3 个节段或前柱已经融合时，可采用椎板切除术或椎板成形术进行后路减压。后路手术成功与否取决于减压后是否存在颈椎前凸和颈髓后漂移。Smith 和 Robinson 提出保留颈部肌肉的 ACDF 和 ACCF 的改良术式。ACDF 包括病变部位椎间盘及骨赘的移除和椎间隙移植物的置入，并通过前方钢板进行支撑固定。颈椎间盘置换术是传统 ACDF 的一种替代方法，其通过假体替代椎间盘从而保留椎间运动。然而，该研究仍在进行中，其明确优势尚未确定。ACCF 使用与 ACDF 同样的方法，但是其需要切除受累椎体并置入较大的移植物。当病变涉及整个椎体而不仅仅是椎间盘时，这项技术是有用的。

当颈椎前凸存在时，后路椎板切除融合术是一种有效的多节段减压技术。该技术经正中后入路行椎板切除及内固定融合术，其中下颈椎使用侧块螺钉固定，必要时可行上胸椎椎弓根螺钉固定。由于椎板切除术后颈椎后凸畸形发生率较高，通常不推荐不伴固定融合的椎板切除术。

椎板成形术是一种椎管扩大手术，其通过张开后弓达到颈髓减压的目的。大多数椎板成形术保留较大的 C2 和 C7 棘突，这有助于软组织弓形创面的闭合。该步骤有一定的技术要求，但对减压的患者保留颈椎前凸是十分重要的。对于椎板成形术和椎板切除融合术之间的选择很大程度上取决于外科医生的熟练程度和喜好。但是，如果脊髓症患者存在明显的颈部疼痛、合并需双侧椎间孔切开的神经根病变或需颈椎力线矫正，那么椎板切除融合术是首选方案。

4.7 疗效

脊髓症的手术疗效与患者术前的神经功能密切相关，包括功能性、步态障碍、年龄和症状持续时间。此外，在 MRI 上信号强度的变化和在手术干预过程中处理的特异性病变都会影响最终疗效。前路或后路手术中，参考颈椎矢状位力线和病变位置均可达到满意的疗效。颈椎手术的常见并发症包括持续性神经根病或脊髓症、喉返神经麻痹、吞咽困难、血肿、Horner 综合征和多节段手术后的颈部轴性疼痛、僵硬。据报道，在 10 年内症状性颈椎病的发生率为 25%。因此，邻近节段退行性变也是一个值得关注的问题。

4.8　病例分析

4.8.1　病例 1

71 岁男性，主诉为右侧颈部疼痛伴右上肢放射性疼痛及手部无力 9 个月。影像学显示 C3~C7 多节段狭窄。患者行 C3~C7 椎板切除术和 C2~T2 内固定融合术（C3~C6 侧块螺钉，C2、T1~T2 椎弓根螺钉）（图 4.9）。

4.8.2　病例 2

61 岁女性，主诉为颈部疼痛伴右上肢放射性疼痛，手部灵活性下降和步态不稳 3 年。影像学显示 C3~C4 中央管狭窄和 Ⅰ 度前滑脱。患者行 C3~C4 颈椎前路减压融合术（图 4.10）。

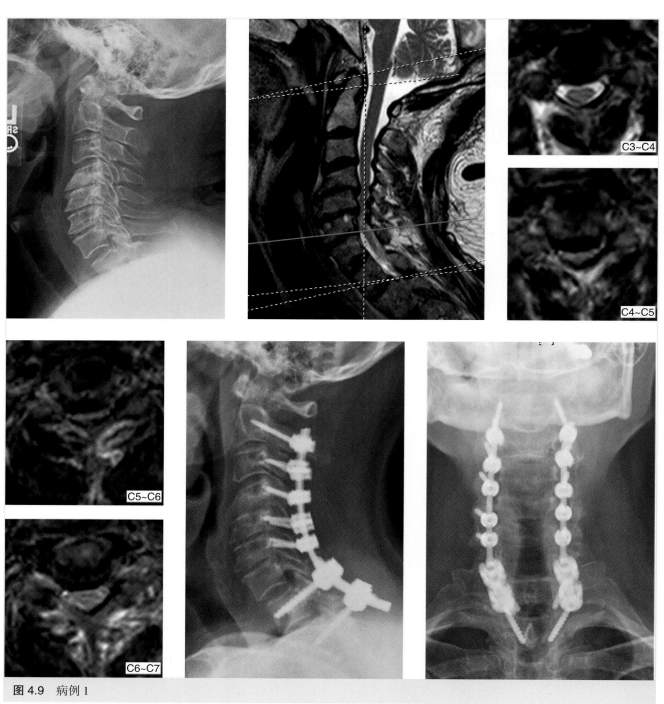

图 4.9　病例 1

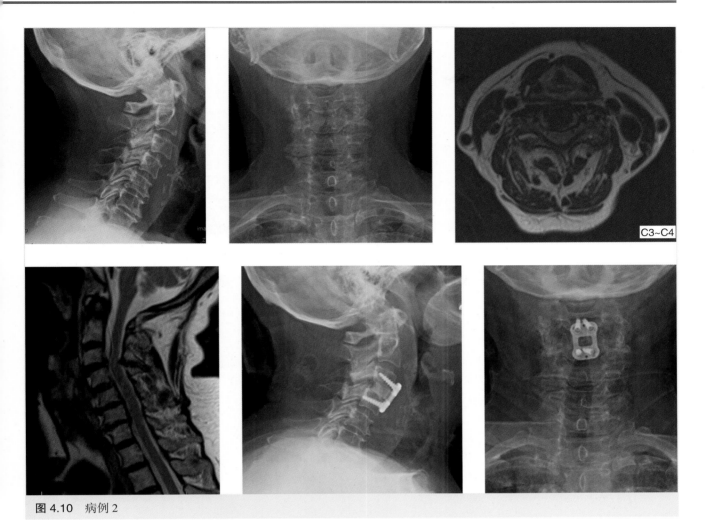

图 4.10 病例 2

要点

- 在确定最佳手术入路时，首要考虑的因素是患者的颈椎矢状位平衡和受累节段数。无论前路还是后路手术，术中患者体位的摆放对于避免医源性损伤、维持颈椎力线和矫正畸形是十分重要的。
- 行多节段 ACDF 时，应先进行多节段减压，再使用移植物或融合器进行融合。如果先在单节段植入移植物，会使相邻节段减压的难度增加，因为融合节段椎间盘的撑开会减少相邻节段的撑开程度。应先在受累较重的节段置入融合器。如果所有节段受累程度相同，则应先在尾侧节段置入融合器，目的是采用较大的移植物使尾侧节段具有更好的生物力学强度。应避免椎间盘间隙过度撑开，因为这可能导致终板骨折、塌陷、移植物破裂、小关节过载等。理想的椎间盘间隙撑开程度不超过术前椎间盘高度的 2mm。
- 当放置颈椎前路板时，钩椎关节是识别中线位置的可靠标志。识别中线位置的另一个标志是椎体的凸起轮廓。可在椎体上画一条垂直线用于识别中线位置。
- 避免过度牵拉可减少 ACDF 术后吞咽困难和血管损伤的风险。
- 后路手术时，应避免显露至两侧关节突关节，以减少软组织出血。在椎板切除融合术中，术前评估椎间孔狭窄是否存在临床症状是很重要的，因为术中颈部体位会对椎间孔中的神经根造成影响。应先行椎间孔切开术，再行椎板切除术，以防损伤脊髓或硬膜。在后路手术中，逐层细致地缝合软组织对预防肌肉筋膜开裂和术后颈部疼痛是至关重要的。

4.9 模拟执业考题

1. 下列哪些体征与脊髓型颈椎病的诊断不一致？
    a. 手指内收和伸展时，小指自发性外展
    b. 针刺觉下降

    c. 轻弹长指的远端指节时，手指自发性屈曲
    d. 按压前斜角肌时，手指感觉异常
    e. 轻划脚底时，跨趾伸展

2. 下列哪项影像学表现为椎板成形术的禁忌证？
    a. C3~C7 僵硬性后凸角度为 16°

b. 黄韧带增生

c. 后纵韧带骨化

d. 颈椎前凸角度为 33°

e. 狭窄影响 C2~C7

3. 症状性脊髓型颈椎病的典型病程是什么？

a. 以恒定速率进行性恶化

b. 除了初次就诊时出现的症状外，很少进展

c. 进行性恶化，时而神经功能改善

d. 进行性恶化，时而神经功能稳定

e. 进展取决于压迫部位

4. 下列哪项的手术最有可能导致术后颈椎后凸畸形？

a. 椎板成形术

b. 椎板切除术

c. 椎板切除融合术

d. 前路减压融合术

e. 椎体切除植骨术

5. 颈椎后路减压后神经根麻痹通常发生在哪个节段？

a. C4

b. C5

c. C6

d. C7

e. C8

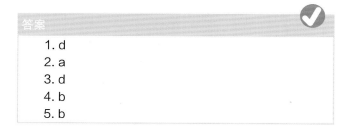

答案

1. d

2. a

3. d

4. b

5. b

参考文献

[1] Nouri A, Tetreault L, Singh A, Karadimas SK, Fehlings MG. Degenerative cervical myelopathy: epidemiology, genetics, and pathogenesis. Spine. 2015; 40(12):E675–E693.

[2] Wu JC, Ko CC, Yen YS, et al. Epidemiology of cervical spondylotic myelopathy and its risk of causing spinal cord injury: a national cohort study. Neurosurg Focus. 2013; 35(1):E10.

[3] Boogaarts HD, Bartels RH. Prevalence of cervical spondylotic myelopathy. Eur Spine J. 2015; 24 Suppl 2:139–141.

[4] Rao RD, Currier BL, Albert TJ, et al. Degenerative cervical spondylosis: clinical syndromes, pathogenesis, and management. J Bone Joint Surg Am. 2007; 89(6):1360–1378.

[5] Rao R. Neck pain, cervical radiculopathy, and cervical myelopathy: pathophysiology, natural history, and clinical evaluation. J Bone Joint Surg Am. 2002; 84(10):1872–1881.

[6] Chan CK, Lee HY, Choi WC, Cho JY, Lee SH. Cervical cord compression presenting with sciatica-like leg pain. Eur Spine J. 2011; 20 Suppl 2:S217–S221.

[7] Glaser JA, Curé JK, Bailey KL, Morrow DL. Cervical spinal cord compression and the Hoffmann sign. Iowa Orthop J. 2001; 21:49–52.

[8] Estanol BV, Marin OS. Mechanism of the inverted supinator reflex: a clinical and neurophysiological study. J Neurol Neurosurg Psychiatry. 1976; 39(9):905–908.

[9] van Gijn J. The Babinski reflex. Postgrad Med J. 1995; 71 (841):645–648.

[10] Shimizu T, Shimada H, Shirakura K. Scapulohumeral reflex (Shimizu): its clinical significance and testing maneuver. Spine. 1993; 18(15):2182–2190.

[11] Martin AR, Tadokoro N, Tetreault L, et al. Imaging evaluation of degenerative cervical myelopathy: current state of the art and future directions. Neurosurg Clin N Am. 2018; 29(1): 33–45.

[12] Badhiwala JH, Wilson JR. The natural history of degenerative cervicalmyelopathy. Neurosurg Clin N Am. 2018; 29(1):21–32.

[13] Smith GW, Robinson RA. The treatment of certain cervicalspine disorders by anterior removal of the intervertebral disc and interbody fusion. J Bone Joint Surg Am. 1958; 40-A(3): 607–624.

[14] Kato S, Fehlings M. Degenerative cervical myelopathy. Curr Rev Musculoskelet Med. 2016; 9(3):263–271.

[15] Tetreault LA, Kopjar B, Vaccaro A, et al. A clinical prediction model to determine outcomes in patients with cervical spondylotic myelopathy undergoing surgical treatment: data from the prospective, multi-center AOSpine North America study. J Bone Joint Surg Am. 2013; 95(18):1659–1666.

[16] Hilibrand AS, Carlson GD, Palumbo MA, Jones PK, Bohlman HH. Radiculopathy and myelopathy at segments adjacent to the site of a previous anterior cervical arthrodesis. J Bone Joint Surg Am. 1999; 81(4):519–528.

第 5 章　椎间盘：形态学、生物力学、生理学和病理学

Steven M.Presciutti, Hicham Drissi

摘要

椎间盘（IVD）是一种无血管的纤维软骨结构组织，它的作用是椎体间负荷传递，并赋予脊柱多轴灵活性。本章节讨论了健康、非退化的成人 IVD 的胚胎学、形态及其相关功能、生物力学和独特的生物学特性。了解这些特征有助于为退行性椎间盘的再生策略提供未来研究的方向。

5.1　引言

人体脊柱由 33 个椎体组成，除 C1~C2 和骶骨外，其余椎体由椎间盘（IVD）隔开。椎间盘是由 3 个紧密连接的组织组成的特殊结构：2 个软骨终板（CEP）以及夹在与相邻椎体整合的 2 个软骨终板之间的纤维环（AF）和髓核（NP）（图 5.1）。IVD 是一个独特的组织结构，它的作用是负荷传递和赋予脊柱的多轴灵活性，同时在多个平面抵抗大量的生物力学应力。IVD 具有非常有限的自我修复潜力，由于处理这些高的生物力学力量，因此几乎不可避免地会随着时间的推移和自然老化而退化。

由于 IVD 与小关节的生物力学协同作用及其与神经结构的密切关系，椎间盘退变（IDD）与腰痛的关系不仅限于椎间盘疼痛。IDD 通常导致椎间盘高度的塌陷，从而引起关节面负荷异常，这通常会导致小关节的透明软骨表面的骨关节炎改变。此外，椎间盘高度损失和随后的 AF 膨胀，以及 NP 的离散突出，可以导致邻近的神经结构受到压迫。所有这些病理表现都是 IDD 的后果，这是一个严重的问题，影响到全球社会的人的身体素质，甚至社会经济。在 30 岁以下的人中有 40% 是 IDD 患者，在 50 岁以上的人中有 95% 以上是 IDD 患者。这是很重要的，因为 IDD 是引起腰颈部疼痛的主要原因。

对于外科医生和椎间盘研究人员来说，了解健康、非退化 IVD 的形式和功能是很重要的。本章将回顾这些主题以及健康椎间盘及其独特的生物学和稳定系统。可以在下面的章节中找到更完整的椎间盘退变的回顾。

5.2　椎间盘的解剖及生物力学

5.2.1　椎间盘的形态与组成

NP 的结构是胶状的，具有较高的含水量，这使得 NP 在轴向加压时能够抵抗压缩。该 NP 含有随机组织的松散 II 型胶原蛋白和弹性蛋白纤维网络，包裹一种称为 Aggrecan 的聚集蛋白多糖，它有吸水性，并为组织提供拉伸性能（图 5.2）。而关节软骨细胞

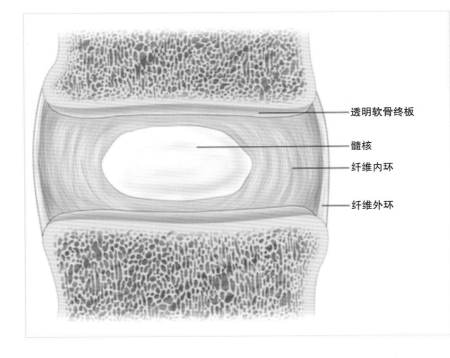

透明软骨终板

髓核

纤维内环

纤维外环

图 5.1　人椎间盘解剖结构示意图。每个椎体终板上为一层透明关节软骨（软骨终板）。相邻的椎骨由纤维软骨 IVD 连接。交叉层的坚韧纤维组织，纤维环（AF），构成椎间盘的外部周长，包围一个中央的减震胶状核，即髓核（NP）

也表达 Aggrecan 和 II 型胶原，NP 基质可以通过不同的 GAG：羟脯氨酸比来区分软骨。青少年关节软骨中 GAG：羟脯氨酸比值约为 3：1，随着年龄的增长降低到 2：1，但在所有年龄段，这一比值都要高得多。在儿童（2~5 岁）和青少年（15~25 岁）NP 中，这一比值分别为 25：1 和 27：1。同样，这一比值随着年龄和退化而降低，但除了关节软骨的水平，在老年人（60~80 岁）达到 5：1。成人 NP 中活细胞的数量估计约为 $5 \times 10^6/cm^3$.

AF 的主要作用是限制横向运动和防止 NP 的挤压。为了实现这一功能，成熟的 Anulus 的胶原纤维被排列在多达 25 个同心层中，并包裹在 NP 上（图 5.2）。每层相互平行，并以与脊柱轴线 60° 的角度在相邻椎体之间穿行。单个环状薄片内的胶原纤维以平行的方式组织，而相邻的纤维则以平行的方式组织层相差 30°。I 型胶原蛋白浓度最高，且向 NP 方向呈径向下降。弹性蛋白纤维排列在片层之间的网络中，有助于 AF 的结构和机械功能。在成年人类 AF 中有更多的存活细胞，约 $9 \times 10^6/cm^3$.

IVD 与相邻椎体之间通过一个独特的 CEP 分离，CEP 被认为是 IVD 的第三个结构。在人类中，与大多数动物物种不同，这个终板作为椎体的生长板，具有典型的骨骺生长板结构。在婴儿期，这种生长板很厚，占据了椎间盘的很大一部分，并有软骨管和小血管穿行。然而，随着生长发育，它逐渐变薄。这种变薄伴随着终板血管和软骨管的消失。成熟时，终板由一层薄（<1mm）的透明软骨无血管层组成，在椎体 – 终板

交界处可能部分钙化。在压缩载荷作用下，NP 对 CEP 和骨终板的压力可使其向椎体内隆起 1mm。这种膨胀增加了 NP 的体积，从而降低了核内的压力，并将一些压缩载荷从 NP 转移到 AF。

从数量上讲，椎间盘的主要成分是含有离子的水，其浓度受细胞外基质（ECM）糖胺聚糖（GAG）的控制）。细胞存活所必需的营养物质，以及必须从组织中去除的细胞代谢物，通过扩散在水相中运输。间质水还含有生物活性分子，如血液产生的生长因子、细胞产生的可溶性因子和降解的 ECM 片段，这些都是在健康椎间盘中非常低的浓度下产生的。然而，水的浓度随着盘中的位置而变化，也会随年龄的变化而变化。一般来说，NP 是椎间盘中含水量最高的。在婴儿中，细胞核的含水量可能高达 90%，在年轻成人的非退化盘中下降到 80% 左右。环的含水量低于核的含水量，成人外环含水量下降到 65% 左右。在椎间盘退变中，随着 ECM 的退化，NP 中的含水量下降。

5.2.2 椎间盘细胞外基质

椎间盘的形态和功能完全取决于其 ECM 的组织和性质。这种基质有两种功能：赋予组织必要的生物力学特性，以及充当选择性过滤器，调节细胞外液的组成和营养物质、代谢物和信号分子在椎间盘细胞和身体其他部分之间交换的速度（图 5.3）。Aggrecan 是一种聚集的大型蛋白多糖，IVD 的主要大分子。Aggrecan 是一个非常大的分子，由一个蛋白质核心组成，有大约 100 个 GAG 侧链附着其上，呈瓶刷状结构。许多

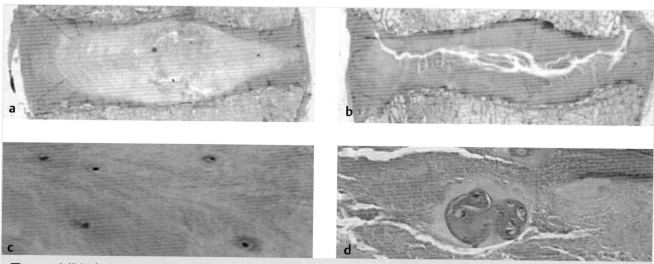

图 5.2　人椎间盘（IVD）组织学。用苏木精和伊红染色的正常（a，c）和退化（b，d）IVD 的组织学图像用于分级。宏观上正常的 IVD（a）显示 NP 和 AF 区域之间的矩阵完整性和清晰的分界，而退化的 IVD 显示 NP 范围内的狭缝延伸到 AF，NP 和 AF 区域之间的分界丧失（b）。正常 IVD 中的细胞均匀分布在整个基质（c）中，而退化组织显示细胞簇（d）的证据。图像放大 ×1 倍（a，c），×150 倍（b，d）

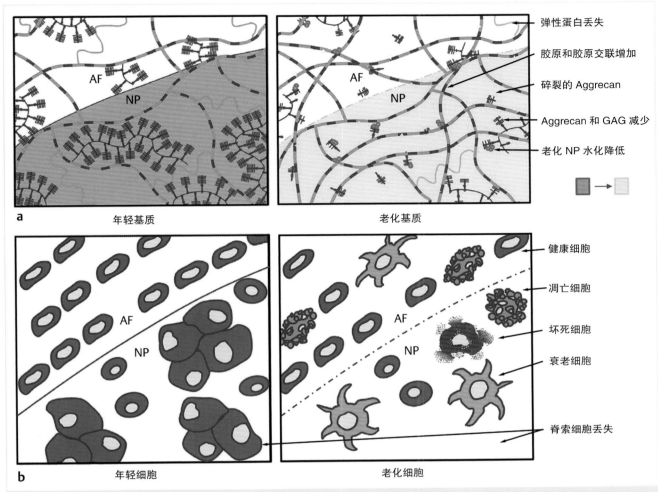

图 5.3 老化椎间盘的分子特征。将年轻和老化的细胞外基质（a）和细胞（b）进行示意图比较，总结椎间盘老化过程中发生的重要变化。（a）年轻的基质富含弹性蛋白（绿色、盘绕纤维），聚集的聚光素（深蓝色、瓶刷集料）和胶原纤维（带状纤维）。老化基质显示弹性蛋白丢失，胶原和胶原交联增加，碎裂的 Aggrecan，GAG 质量降低，减少 Aggrecan 聚集体，增加晚期糖基化终产物（AGE）的积累，并降低水化。年轻的 AF 细胞是细长的纤维软骨细胞，NP 细胞是大的、聚集的脊索细胞和较小的软骨细胞样细胞的混合物。衰老细胞表现出细胞减少，脊索细胞丢失和衰老、凋亡、坏死的发生

Aggrecan 分子通过蛋白质核心一端的球状区域（G1 结构域）共价连接到透明质酸链上，形成大的聚集体（因此被称为 "Aggrecan"）。这些巨大的聚集体被周围的胶原网络困在椎间盘中。该 GAG 维持组织水化，并确定间质液的离子组成。它们含有阴离子基团（SO_3^- 和 COO^-），它给基体带来净负电荷。然而，组织的电中性是保持的，因为间质水含有过量的阳离子和阴离子的缺陷。带负电荷的溶质的浓度，特别是阴离子，如 Cl^- 因此低于等离子体，而带正电荷的物种则更高。体内的主要阳离子是 Na^+ 在椎间盘中，其浓度与固定负电荷的浓度直接相关，因此与 GAG 浓度直接相关。因此，Na^+ 在 NP 中最高，在外部 AF 中最低，并且受到负荷引起的水化变化和 GAG 浓度变化的比例影响。这种高浓度的 Na^+ 赋予组织高渗透压，从而倾向于吸收水。因此，离子渗透压对 IVD 具有重要的意义，因为它控制膨胀压力，从而控制椎间盘在生理负荷下保持水化和膨出的能力。

这些 IVD 的大分子是由一小部分细胞合成和维持的，占 NP 组织体积的不到 1%。在正常和退化的人类椎间盘中，由于基质生产和周转缓慢，Aggrecan 半衰期为 12 年和 8 年，胶原蛋白的半衰期大于 90 年。椎间盘细胞还产生复杂的蛋白酶阵列，能够降解所有基质成分。在健康的椎间盘中，基质组分的合成速率和降解速率之间保持稳定状态，但在退化过程中，这种

微妙的平衡被打破。

如上所述，老化和IDD与NP中基质大分子的蛋白水解有关。在组织基质中，能够缓慢地从椎间盘中扩散出来。随后NP基质浓度的下降导致基质完整性的丧失，对负荷的适当生物力学反应的失败，最终导致退化的形态特征。因果关系的顺序仍不完全清楚，但椎间盘成分最早、最显著的降解变化是GAG丢失，这与椎间盘退变的程度平行下降。GAG丢失导致肿胀压力下降、水化损失和椎间盘高度损失，对椎间盘对施加的生物力学载荷的适当反应能力产生不利影响。

5.2.3 椎间盘的生物力学

独特的IVD结构促进了从脊柱周围不同载体吸收冲击和传递高力的能力。事实上，75%~97%施加在腰椎上的压缩负荷是由IVD携带的。椎间盘不同组分的拉伸和弹性特性允许稳定和柔性之间的平衡状态。当NP被压缩时，与Aggrecan结合的水被扭曲变形，并被径向分配到AF。这种压力反过来扭曲了AF，但AF的弹性允许它在压力被移除后恢复其形状。外部AF主要负责承受拉应力（周向、纵向和扭转），而NP负责承受压应力。内环承受着这两种混合物。相反，CEP抵抗NP组织向相邻椎体的移位。这些专门的隔间可以一起处理比单独处理每个组织更多的负荷，突出了完整和适当集成结构的重要性。因此，这3个结构对间盘的正常运行至关重要。随着年龄的增长，随着NP含水量的降低，这种精细平衡受到干扰，AF成为椎间盘的主要承重结构。

IVD总是承受体重和肌肉活动的负荷。在日常生活活动中，人类的脊柱通常经历的负荷是巨大的，在性质上是动态的。在动态提升过程中，IVD经受的压缩力估计可达2500N，在正常的日常活动中，如爬楼梯（0.5~0.7MPa）或慢跑（0.35~0.95MPa），盘内压力接近1MPa。在更极端的条件下，IVD承受的力预计会更高。换句话说，地球引力对我们身体施加的力约为0.1MPa。

在正常的生理范围内，IVD的这种动态加载实际上对椎间盘的正常功能至关重要。动态载荷在刺激ECM生物合成中起着重要作用，且促进营养物质和废品的分子运输进出椎间盘。此外，NP和AF的细胞与ECM相连，因此在加载时会发生拉伸和变形。这允许从ECM直接传输信号到细胞内环境。机械力除了直接影响细胞外，还会影响细胞外环境本身。结果表明，当应力施加在椎间盘上时，会引起含水量、压力和pH的变化。另一方面，对IVD的不利负荷导致椎间盘细胞分泌分解酶以及凋亡和炎症因子的增加。因此，虽然生物力学因素是正确的椎间盘功能所必需的，但

在超生理范围内的不良负荷事件本身可以启动椎间盘退变的过程。但是这些机械信号是如何传递到IVD的细胞中的呢？这主要是通过矩阵结合之间的相互作用发生，即蛋白质整合素和层粘连蛋白。一些研究表明NP细胞对这些蛋白质有很强的黏附性，表明它们在细胞-基质相互作用中起着至关重要的作用。整合素是机械敏感的离子通道，在生物力学压力下开放和关闭，启动信号级联，直接影响细胞代谢、活力和表型。一些研究表明，与整合素 α3、α6、β4和层粘连蛋白 α5 的 AF 细胞相比，猪和人 NP 细胞的表达升高。此外，NP 的细胞也被称为特异性表达层粘连蛋白 -111、-511 和 -322。虽然整合素 α6β1 介导猪 NP 中层粘连蛋白 -111 附着，但这种相互作用是由人 NP 中的整合素 α3β1 和 α5β1 介导的。这种物种间的变异性表明，细胞与 ECM 之间黏附的基本性质可能不是决定适当 IVD 细胞功能的关键因素。

5.2.4 椎间盘的营养供应

终板的血管化是由椎管束提供的，椎管束通过后基椎孔和由脊髓前动脉产生的节段动脉的毛细血管分支进入椎体。出生后的早期，终板的血管密度降低，减少了对椎间盘的营养供应。非退化的成人椎间盘在很大程度上是无血管的，毛细血管在浅表软骨层的多孔骨终板和芽中形成一个复杂的"网格"，提供营养传递和与椎间盘的废物交换组织。这个网络的密度在NP附近的区域最大（图5.4）。

在成人中，软骨终板是一层薄的（<1mm）透明软骨，含水量低，细胞比相邻的椎间盘高。在正常情况下，营养物质可以很容易地通过软骨扩散。然而，终板往往随着年龄和退化而钙化，特别是在坐骨椎间盘中。钙化是营养物质运输的重要障碍。事实上，建模研究证实了终板钙化的灾难性影响，表明如果椎间盘与微循环之间的有效交换面积低于总面积的25%，则椎间盘中心葡萄糖和氧气的浓度迅速下降。

另一种供应IVD的主要毛细血管丛存在于外AF。这种血管丛只穿透很小的距离（1~2mm）到外部AF，至少在成人非退化椎间盘是这样。然而，已知毛细血管通过外丘延伸到内AF的一种情况是IDD。最近的证据表明，在椎间盘退变中，这种神经和血管的进入途径是通过环状裂隙的蛋白多糖缺失区域。椎间盘细胞的代谢，虽然类似于其他软骨组织细胞，在许多方面是不寻常的。它们主要通过糖酵解获得能量，以较高的速率消耗葡萄糖和产生乳酸。充足的葡萄糖供应是必不可少的，因为细胞在低糖（<0.5mM）条件下在2~3天死亡。除去乳酸，由葡萄糖分解生成三磷腺苷（ATP），也是细胞生存所必需的。与血浆中

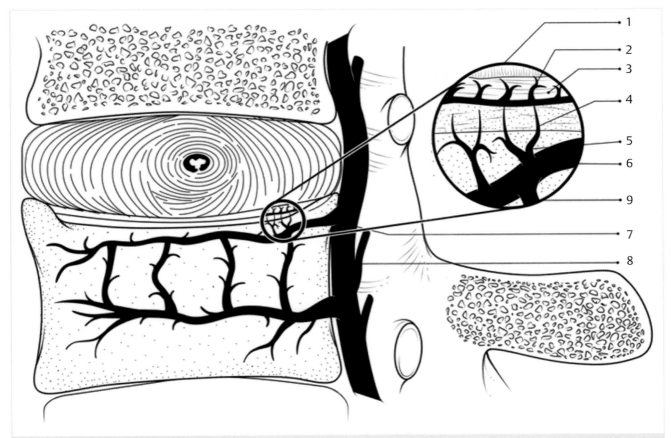

图 5.4　人体椎体内静脉系统。嵌体显示椎间盘－骨界面与椎间盘（IVD）的扩大示意图（1），提供椎间盘营养的毛细血管床（2、3），贯穿软骨下板和集合静脉的静脉系统（4、5），以及椎体的静脉系统（6~9）

的 1mM 相比，ECM 中乳酸的浓度在 NP 中心可高达 6~8mM。此外，由于基体的负电荷，质子固有地吸引到椎间盘中。这些条件导致 NP 中的胞外 pH 微酸性（pH 为 6.9~7.1），即使在正常的健康椎间盘中也是如此。

椎间盘营养供应的失败一直被认为是椎间盘退变进展甚至开始的主要事件。成人腰椎盘中间的细胞距离最近的血液供应可能高达 6~8mm，从毛细血管通过的营养物质必须通过椎间盘的密集 ECM 扩散。乳酸等代谢产物通过反向过程去除。椎间盘内的营养环境由于其大小，可能因区域而异。氧、葡萄糖和乳酸的浓度梯度发生在整个椎间盘上，由营养供应率和细胞消耗率与代谢物产生和去除率之间的平衡决定。这些梯度已经测量，在一些情况下使用微电极并表明，根据扩散理论，椎间盘中心较低。然而，调节 IVD 正常和病理营养供应的因素尚不清楚，值得进一步研究。虽然血液供应对椎间盘退变的影响的证据是间接的，但许多研究表明，腰椎动脉粥样硬化或镰状细胞病等疾病对微循环的影响，与 IDD 高度相关。

5.3　椎间盘的发育

了解组织及其细胞的胚胎学和起源，特别是像 IVD 这样的异质结构，对于理解退化过程以及告知再生策略具有指导意义。如果你能理解提示像椎间盘这样的特定组织首先形成的分子信号，那么就有可能在退化状态下利用这些相同的信号来促进再生。

5.3.1　椎间盘的胚胎学

体外受精的胚胎起源可以追溯到胚胎发育的第 3 周（图 5.5）。到第 3 周结束时，大多数结缔组织来源于中胚层，它经历了轴向中胚层（脊索）、近轴中胚层（躯体）、中胚层和侧板中胚层的细分。脊索位于胚胎的背侧区域，沿前后轴，由一种柔性的糖蛋白核心组成，具有高渗透性，周围有纤维结缔组织的鞘。脊索是一个重要的信号源，用于模式化发育中的胚胎，特别是在背腹和左右平面上的轴测定。

在第 4 周，脊索诱导躯体重新选择间充质特征，使其细胞迁移。这种迁移使细胞分裂成两个不同的群

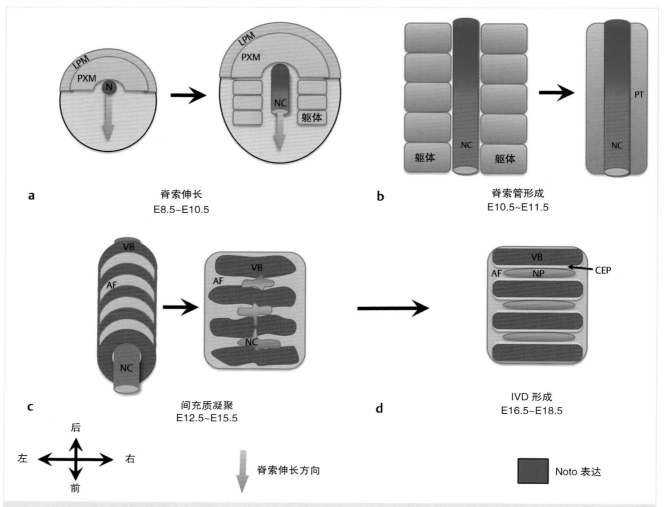

图 5.5 轴向骨骼发育主要阶段示意图。（a）结节（N）形成，脊索（NC）伸长。LPM：侧板中胚层；PXM：轴旁中胚层。（b）脊索周围聚集细胞间充质，形成连续的脊索管（PT）。在这些时间点上 Noto 表达定位用绿色表示。（c）轴向间质的凝聚导致脊柱分节和轴突周围椎间盘的形成。（d）椎间盘的形成与脊索在椎体内的消失和脊索在椎间盘内的扩张有关

体：①外周迁移者构成皮肌瘤，后形成真皮和肌肉；②向脊索和神经管迁移并包围的皮肌瘤，后形成脊柱骨架。

第 7 周开始，硬化体细胞具有明显的分段形状，高度凝聚的细胞区域与较松散的细胞区域插层。沿着胎儿轴占据最中心的部分是一排连续的大空泡状脊索细胞。在第 7 周和第 9 周之间，含有组织较松散的细胞的硬体衍生片将向脊索推进，相反，排列较密集的硬体衍生片段扩大（变得更密集），以容纳被推开的脊索。

第 10 周后，含有组织较松散的细胞的节段已完全将脊索从中心推开，并将成为椎体；密度较高的硬化体衍生细胞进一步扩大，并将成为 AF，包围脊索衍生的 NP。在 IVD 内，脊索细胞增殖并积累一个凝胶状的 GAGrichECM，将原始细胞质量分离成一个小细胞簇网络。

5.3.2 椎间盘的细胞结构

关于构成人类成人非简并 NP 的细胞个体发育问题，人们一直争论不休。早期的解剖研究认识到 NP 中细胞的形态异质性。一个较大（25~85mm）的群体，空泡细胞长期被认为是"脊索"，因为它们与胚胎脊索细胞相似；而一个较小（10mm）的群体，圆形细胞被认为是"软骨细胞样"（图 5.6）。这两个不同群体的荧光激活细胞分类揭示了某些基因的差异表达。虽然人类胚胎脊索和幼年 NP 具有种群特征。在"脊索"细胞中，这些细胞逐渐消失或改变其外观，并被成人中的"软骨细胞样"细胞所取代。

一些研究人员认为脊索细胞死亡，并被从邻近组织迁移的新细胞群所取代。支持这一假设的是兔子脊索 NP 细胞的组织学观察，这些细胞逐渐被软骨细胞从终板向心迁移所取代或者来自 AF。来自脊索细胞的趋

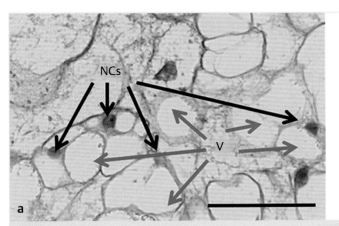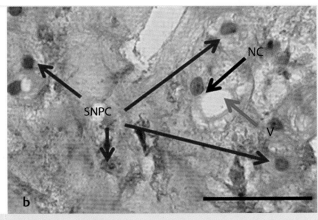

图 5.6　脊索细胞（NC）的表型定义为细胞核直接接触，周围有大的空泡。软骨样细胞，或小核髓核细胞（SNPC）的特点是细胞核被基质包围，不与空泡接触。黑色箭头：NC；蓝色箭头：SNPC；V，空泡（绿色箭头）。比例尺 =50 μ m

化信号被认为是这种迁移的驱动。然而，其他作者认为，较小的成体 NP 细胞，尽管它们具有不同的形态，但来源于较大的脊索细胞的原始群体。最近的命运映射研究小鼠使用 Notochord 特异性 CRE 重组酶，由调节性蛋白（Shh）驱动或者启动因子，揭示了成人 NP 的所有细胞都来源于胚胎脊索。另外，猪的脊索细胞、兔子和老鼠 NP 已被证明在体外和体内转化为"软骨细胞样"细胞。这种转变受到两种生理刺激的青睐，如动态负荷以及标准的组织培养条件，以及像针一样的病理刺激穿刺损伤。重要的是，在成人 NP 组织中已经观察到 Brachyury 的稳健表达，这是脊索的一个明确标记。这些结果共同强烈地表明，"脊索"和"软骨细胞样"细胞之间的形态差异代表了细胞活动或分化的不同阶段，而不是不同的血统。

5.4　椎间盘细胞的生物学特点

事实上，NP 细胞居住在一个独特的低氧和高渗的生态位，并来源于胚胎脊索意味着这些细胞与身体中的任何其他细胞类型完全不同。因此，NP 细胞具有其生物学特殊性，在体内的任何其他细胞类型中都找不到。这些特性使 NP 细胞能够适应其独特的环境。在本节中，我们将讨论 NP 的几个独特的生物学特征。

一般来说，细胞能够通过转录因子的表达来适应低氧环境：缺氧诱导因子 -1α 和 -2α（HIF- 1/2）。然而，即使在常氧条件下培养，NP 细胞也能组成性和稳定地表达 HIF-1α 和 HIF-2α。有趣的是，HIF-1α 在 NP 中的这种本构表达在多个物种中是一致的。因为 NP 细胞具有很强的糖酵解能力，即使在氧气充足的情况下也很少依赖有氧代谢，这种组成性 HIF-1α 在 NP 细胞中的活性似乎表明它可强烈地驱动 NP 细胞的糖酵

解代谢。这被认为是通过上调几个关键基因发生的，包括葡萄糖转运蛋白（GLUT）1 和 3、甘油醛 3- 磷酸脱氢酶（GAPDH）、Aggrecan、$\beta-1$，3- 葡萄糖醛酸转移酶1、加连蛋白-3、血管内皮生长因子-A(VEGF-A)。此外，当使用 Foxa2 驱动的 Cre 重组酶有条件地删除小鼠 NP 脊索细胞中的 HIF-1α 时，Merceron 和他的同事能够证明 HIF-1α 是 NP 细胞存活所必需的。

Brachyury 是胚胎中胚层发育以及脊索的形态发生所必需的转录因子。虽然以前只被认为是一个脊索基因，并在发育背景下进行了研究，但最近在出生后和成熟的 NP 细胞中报道了 Brachyury 表达。这是人类 NP 细胞的一个明显特征。研究表明，与非软骨营养相比，软骨营养品种 NP 的"软骨细胞样"细胞相对于具有衰老和变性的脊索细胞而言，Brachyury 表达减少。相反，其他使用人体组织的报告没有发现 Brachyury 表达与椎间盘退变程度之间的相关性。同样，通过连续加压，器官培养的猪椎间盘从脊索形态向"软骨细胞样"形态的转变并不涉及 Brachyury 表达的减少。尽管这种转录因子在脊索发育和功能中具有重要性，但 Brachyury 在维持出生后 NP 中的具体作用仍未被探索。

最近在小鼠胚胎干细胞和人类脊索瘤细胞系中使用染色质免疫沉淀和下一代测序（ChIP-seq）的研究，使人们对 Brachyury 结合的直接基因靶点有了更深入的理解。对 NP 生理学具有潜在重要性的肱骨基因靶点包括成纤维细胞生长因子 8、Axin2 和胸膜营养因子。还发现 Brachyury 调节结缔组织生长因子（CTGF，又称 CCN2）的基因表达，这是一种 ECM 蛋白，是产后 NP 功能所必需的，并具有抑制 IL-1b 的分解作用。

了解这些基因靶点为 Brachyury 结合提供了重要的洞察其转录调控网络，从而提供了洞察其发挥广泛作用的机制。另一个 NP 细胞的独特特征是它们的 Shh 的

表达，Shh 是刺猬家族的一个配体，在发育中的脊索中特异性地表达。有条件的缺失 Smoothened（Smo）和 Shh 本身已经证明，这种信号通路是形成脊索鞘以及 NP 模式所必需的。重要的是，这种表达在出生后的 NP 中仍然活跃，至少在头几周，并且是 NP 细胞正常运作所必需的。虽然 Shh 的表达和信号随着年龄的增长和退化而减少，但最近的一项研究表明，Shh 在老年 IVD 中的过度表达可以增加肌骨和 Aggrecan 的表达，以及硫酸软骨素的积累。很明显，最近在了解椎间盘细胞生物学方面取得的进展以及科学界在这方面的持续努力将对我们设计新的和令人兴奋的 IDD 疗法产生重大影响。了解年轻、健康的 NP 细胞的独特特征是很重要的，特别是在设计新的基于干细胞的治疗 IDD 的策略时。

5.5 结论

腰痛仍然是全世界最常见的致残原因之一。虽然疼痛的确切病因尚不清楚，但它通常与 IDD 有关。我们有效治疗椎间盘退变的能力受到对控制 IVD 发育、功能和疾病的生物过程的不完全理解的阻碍。进一步混淆我们治疗椎间盘退变的能力是由于影像学诊断标准与患者症状（包括疼痛）之间缺乏相关性。因此，椎间盘病理的临床管理仍然受到严重限制，尚无早期干预或预测患者筛查的选择。

从发育和稳态的角度揭示健康 IVD 的复杂生物学和生物化学，是更好地理解退化过程以及制订新的再生策略的重要第一步。虽然我们已经对 IVD 的独特生物学有了如此多的了解，但在研究界，我们才开始触及表面。下一步针对椎间盘的研究应该集中在无偏系统生物学方法上，以更好地了解随着自然衰老和退化而发生的生物变化。

5.6 模拟执业考题

1. 营养和葡萄糖进入 NP 的主要途径是什么？
   a. 纤维外丘的毛细床
   b. 扩散穿过软骨终板
   c. 毛细床在纤维内丘
   d. 扩散通过纤维外丘

2. IVD 的哪个结构起源于胚胎脊索？
   a. 软骨终板
   b. 纤维内环
   c. 纤维外环
   d. 髓核

3. 髓核胶原的主要类型是什么？
   a. 胶原 I
   b. 胶原 IX
   c. 胶原 II
   d. 胶原 X

4. 年轻成人椎间盘中 GAG：羟脯氨酸比值是多少？
   a. 1：1
   b. 5：1
   c. 10：1
   d. 25：1

5. 椎间盘的机械应力是如何传递到圆盘细胞的？
   a. 整合素
   b. 聚集蛋白聚糖
   c. 胶原 II
   d. 细胞外水

6. 纤维扭转中胶原的主要类型是什么？
   a. 胶原 I
   b. 胶原 II
   c. 胶原 IX

要点

- IVD 是一种高度专业化的结构，它促进了脊柱的载荷传递和多轴柔韧性，同时在多个平面上抵抗了大量的生物力学应力。
- IVD 是人体最重要的器官。
- NP 的结构是胶状的，具有较高的水和 Aggrecan 含量，这使得 NP 在加载时能够抵抗压缩。
- AF 胶原纤维的同心板层组织使其具有限制横向运动和防止 NP 挤压所需的强度。
- 该 CEP 由一个薄的（<1mm）透明软骨无血管层组成，允许营养扩散到 IVD 和废物。
- NP 的大分子是由一小部分细胞合成和维持的，占 NP 组织体积的不到 1%。
- 在动态提升过程中，IVD 经验的压缩力估计可达 2500N，在正常的日常活动中，如爬楼梯（0.5~0.7MPa）或慢跑（0.35~0.95MPa），椎间盘内压力接近 1MPa。
- IVD 的主要营养供应来自椎体终板的毛细血管床，其中代谢物必须扩散到 CEP 和 NP 中。另一个供应 IVD 的主要毛细血管丛存在于外 AF，该丛仅穿透 1~2mm 到外 AF。
- NP 在人体中是独一无二的，因为它是胚胎脊索中唯一的组织残余，它赋予了 NP 的细胞几个独特的生物学特征。

d. 胶原 X

7. 纤维环在正常负荷下保护椎间盘免受机械应力的主要类型是什么？

    a. 压缩

    b. 剪切

    c. 张力

    d. 扭转

8. 关于髓核的下列哪一种说法是正确的？

    a. 脊索细胞和小软骨细胞类细胞具有相同的个体发育，并代表同一细胞的不同表型

    b. 髓核中蛋白多糖的主要类型是硫酸肝素

    c. 随着脊索细胞数量的减少，成年 NP 细胞被从环 / 软骨终板迁移来的细胞所取代

    d. 髓核通常具有抗拉伸和剪切的能力

9. 椎体和软骨终板的主要血管供应是什么？

    a. 椎前动脉

    b. 椎窦动脉

    c. 椎下动脉

    d. Adamkiewicz 动脉

10. 关于椎间盘胚胎学的下列哪一种说法是正确的？

    a. 脊索是从中胚层的近轴发育的

    b. 脊髓骨架是从皮肌瘤形成的

    c. 脊索的形成发生在胚胎发育的第 7 周左右

    d. 纤维丘的细胞是从硬体衍生的细胞形成的

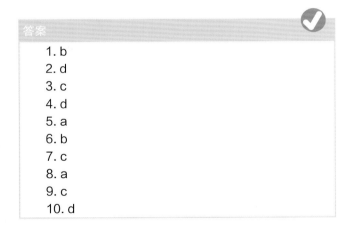

答案

1. b
2. d
3. c
4. d
5. a
6. b
7. c
8. a
9. c
10. d

参考文献

[1] Bogduk N. The inter-body joints and the intervertebral discs. In: Bogduk N, eds. Clinical Anatomy of the Lumbar Spine and Sarcum. New York, NY: Churchill Livingstone; 1997:13–31.

[2] Hukins DW. Disc structure and function. In: Ghosh P, eds. Biology of Intervertebral Disc. Boca Raton, FL: CRC Press; 1998:2–37.

[3] Katz JN. Lumbar disc disorders and low-back pain: socioeconomic factors and consequences. J Bone Joint Surg Am. 2006; 88 Suppl 2:21–24.

[4] Andersson GB. Epidemiological features of chronic low-back pain. Lancet. 1999; 354(9178):581–585.

[5] Cheung KM, Karppinen J, Chan D, et al. Prevalence and pattern of lumbar magnetic resonance imaging changes in a population study of one thousand forty-three individuals. Spine. 2009; 34(9):934–940.

[6] Murray CJ, Atkinson C, Bhalla K, et al. U.S. Burden of Disease Collaborators. The state of US health, 1990–2010: burden of diseases, injuries, and risk factors. JAMA. 2013; 310(6):591–608.

[7] Mwale F, Roughley P, Antoniou J. Distinction between the extracellular matrix of the nucleus pulposus and hyaline cartilage: a requisite for tissue engineering of intervertebral disc. Eur Cell Mater. 2004; 8:58–63, discussion 63–64.

[8] Bernick S, Cailliet R. Vertebral end-plate changes with aging of human vertebrae. Spine. 1982; 7(2):97–102.

[9] Holmes AD, Hukins DW, Freemont AJ. End-plate displacement during compression of lumbar vertebra-disc-vertebra segments and the mechanism of failure. Spine. 1993; 18(1): 128–135.

[10] Adams MA. Intervertebral disc tissues. In: Derby B, Akhtar R, eds. Mechanical Properties of Aging Soft Tissues. New York, NY: Springer; 2015:7–35.

[11] Urban JPG, Maroudas A. Measurement of fixed charge density and partition coefficients in the intervertebral disc. Biochim Biophys Acta. 1979; 586:166–178.

[12] Roberts S, Menage J, Urban JPG. Biochemical and structural properties of the cartilage end-plate and its relation to the intervertebral disc. Spine. 1989; 14(2):166–174.

[13] Antoniou J, Steffen T, Nelson F, et al. The human lumbar intervertebral disc: evidence for changes in the biosynthesis and denaturation of the extracellular matrix with growth, maturation, ageing, and degeneration. J Clin Invest. 1996; 98 (4):996–1003.

[14] Johnstone B, Bayliss MT. The large proteoglycans of the human intervertebral disc: changes in their biosynthesis and structure with age, topography, and pathology. Spine. 1995; 20(6):674–684.

[15] Urban JP, McMullin JF. Swelling pressure of the intervertebral disc: influence of proteoglycan and collagen contents. Biorheology. 1985; 22(2):145–157.

[16] Maroudas A, Stockwell RA, Nachemson A, Urban J. Factors involved in the nutrition of the human lumbar intervertebral disc: cellularity and diffusion of glucose in vitro. J Anat. 1975; 120(Pt 1):113–130.

[17] Sivan SS, Tsitron E, Wachtel E, et al. Age-related accumulation of pentosidine in aggrecan and collagen from normal and degenerate human intervertebral discs. Biochem J. 2006; 399(1):29–35.

[18] Sivan SS, Wachtel E, Tsitron E, et al. Collagen turnover in normal and degenerate human intervertebral discs as determined by the racemization of aspartic acid. J Biol Chem. 2008; 283(14):8796–8801.

[19] Melrose J, Ghosh P, Taylor TK. Neutral proteinases of the human intervertebral disc. Biochim Biophys Acta. 1987; 923 (3):483–495.

[20] Roberts S, Caterson B, Menage J, Evans EH, Jaffray DC, Eisenstein SM. Matrix metalloproteinases and aggrecanase: their role in disorders of the human intervertebral disc. Spine. 2000; 25(23):3005–3013.

[21] Lyons G, Eisenstein SM, Sweet MB. Biochemical changes in intervertebral disc degeneration. Biochim Biophys Acta. 1981; 673(4):443–453.

[22] Yang KH, King AI. Mechanism of facet load transmission as a hypothesis for low-back pain. Spine. 1984; 9(6): 557–565.

[23] Simon SR, Buckwalter JA, Einhorn TA. Kinesiology. In: Simon SR, ed. Orthopedic Basic Science. Park Ridge, IL: American Academy of Orthopedic Surgeons; 1994: 558–68.

[24] Adams MA, Bogduk N, Burton K, Dolan P, eds. The Biomechanics of Back Pain. 2nd ed. London, England: Churchill Livingstone; 2006.

[25] Marras WS, Davis KG, Ferguson SA, Lucas BR, Gupta P. Spine loading characteristics of patients with low back pain compared with asymptomatic individuals. Spine. 2001; 26(23): 2566–2574.

[26] Wilke HJ, Rohlmann A, Neller S, Graichen F, Claes L, Bergmann G. ISSLS prize winner: a novel approach to determine trunk muscle forces during flexion and extension—a comparison of data from an in vitro experiment and in vivo measurements. Spine. 2003; 28(23): 2585–2593.

[27] Chan SC, Ferguson SJ, Gantenbein-Ritter B. The effects of dynamic loading on the intervertebral disc. Eur Spine J. 2011; 20(11):1796–1812.

[28] Korecki CL, MacLean JJ, Iatridis JC. Dynamic compression effects on intervertebral disc mechanics and biology. Spine. 2008; 33(13):1403–1409.

[29] Maclean JJ, Lee CR, Alini M, Iatridis JC. Anabolic and catabolic mRNA levels of the intervertebral disc vary with the magnitude and frequency of in vivo dynamic compression. J Orthop Res. 2004; 22(6):1193–1200.

[30] Huang CY, Gu WY. Effects of mechanical compression on metabolism and distribution of oxygen and lactate in intervertebral disc. J Biomech. 2008; 41(6):1184–1196.

[31] Urban JP, Smith S, Fairbank JC. Nutrition of the intervertebral disc. Spine. 2004; 29(23):2700–2709.

[32] McMillan DW, Garbutt G, Adams MA. Effect of sustained loading on the water content of intervertebral discs: implications for disc metabolism. Ann Rheum Dis. 1996; 55(12): 880–887.

[33] Alkhatib B, Rosenzweig DH, Krock E, et al. Acute mechanical injury of the human intervertebral disc: link to degeneration and pain. Eur Cell Mater. 2014; 28:98–110, discussion 110–111.

[34] Gawri R, Rosenzweig DH, Krock E, et al. High mechanical strain of primary intervertebral disc cells promotes secretion of inflammatory factors associated with disc degeneration and pain. Arthritis Res Ther. 2014; 16(1):R21.

[35] Gilchrist CL, Chen J, Richardson WJ, Loeser RF, Setton LA. Functional integrin subunits regulating cell-matrix interactions in the intervertebral disc. J Orthop Res. 2007; 25(6): 829–840.

[36] Chen J, Jing L, Gilchrist CL, Richardson WJ, Fitch RD, Setton LA. Expression of laminin isoforms, receptors, and binding proteins unique to nucleus pulposus cells of immature intervertebral disc. Connect Tissue Res. 2009; 50(5): 294–306.

[37] Nettles DL, Richardson WJ, Setton LA. Integrin expression in cells of the intervertebral disc. J Anat. 2004; 204(6): 515–520.

[38] Gilchrist CL, Francisco AT, Plopper GE, Chen J, Setton LA. Nucleus pulposus cell-matrix interactions with laminins. Eur Cell Mater. 2011; 21:523–532.

[39] Bridgen DT, Gilchrist CL, Richardson WJ, et al. Integrinmediated interactions with extracellular matrix proteins for nucleus pulposus cells of the human intervertebral disc. J Orthop Res. 2013; 31(10):1661–1667.

[40] Raj PP. Intervertebral disc: anatomy-physiology-pathophysiology-treatment. Pain Pract. 2008; 8(1):18–44.

[41] Crock HV, Goldwasser M. Anatomic studies of the circulation in the region of the vertebral end-plate in adult Greyhound dogs. Spine. 1984; 9(7):702–706.

[42] Roberts S, Menage J, Eisenstein SM. The cartilage end-plate and intervertebral disc in scoliosis: calcification and other sequelae. J Orthop Res. 1993; 11(5):747–757.

[43] Roberts S, Urban JPG, Evans H, Eisenstein SM. Transport properties of the human cartilage endplate in relation to its composition and calcification. Spine. 1996; 21(4):415–420.

[44] Grunhagen T, Wilde G, Soukane DM, Shirazi-Adl SA, Urban JP. Nutrient supply and intervertebral disc metabolism. J Bone Joint Surg Am. 2006; 88 Suppl 2:30–35.

[45] Lama P, Le Maitre CL, Harding IJ, Dolan P, Adams MA. Nerves and blood vessels in degenerated intervertebral discs are confined to physically disrupted tissue. J Anat. 2018; 233(1): 86–97; [Epub ahead of print].

[46] Holm S, Maroudas A, Urban JP, Selstam G, Nachemson A. Nutrition of the intervertebral disc: solute transport and metabolism. Connect Tissue Res. 1981; 8(2):101–119.

[47] Bibby SR, Urban JP. Effect of nutrient deprivation on the viability of intervertebral disc cells. Eur Spine J. 2004; 13(8): 695–701.

[48] Nachemson A, Lewin T, Maroudas A, Freeman MAF. In vitro diffusion of dye through the end-plates and the annulus fibrosus of human lumbar inter-vertebral discs. Acta Orthop Scand. 1970; 41(6):589–607.

[49] Bashir A, Gray ML, Hartke J, Burstein D. Nondestructive imaging of human cartilage glycosaminoglycan concentration by MRI. Magn Reson Med. 1999; 41(5):857–865.

[50] Bartels EM, Fairbank JCT, Winlove CP, Urban JPG. Oxygen and lactate concentrations measured in vivo in the intervertebral discs of scoliotic and back pain patients. Spine. 1998; 23:1–8.

[51] Bibby SR, Fairbank JC, Urban MR, Urban JP. Cell viability in scoliotic discs in relation to disc deformity and nutrient levels. Spine. 2002; 27(20):2220–2228, discussion 2227–2228.

[52] Kauppila LI, McAlindon T, Evans S, Wilson PW, Kiel D, Felson DT. Disc degeneration/back pain and calcification of the abdominal aorta: a 25-year follow-up study in Framingham. Spine. 1997; 22(14):1642–1647, discussion 1648–1649.

[53] Jones JP. Subchondral osteonecrosis can conceivably cause disk degeneration and "primary" osteoarthritis. In: Urbaniak JR, Jones JP, eds. Osteonecrosis. Park Ridge, IL: American Academy of Orthopedic Surgeons; 1997:135–142.

[54] Pazzaglia UE, Salisbury JR, Byers PD. Development and involution of the notochord in the human spine. J R Soc Med. 1989; 82(7):413–415.

[55] Johnson RL, Laufer E, Riddle RD, Tabin C. Ectopic expression of Sonic hedgehog alters dorsal-ventral patterning of somites. Cell. 1994; 79(7):1165–1173.

[56] Beckers A, Alten L, Viebahn C, Andre P, Gossler A. The mouse homeobox gene Noto regulates node morphogenesis, notochordal ciliogenesis, and left right patterning. Proc Natl Acad Sci U S A.

2007; 104(40):15765–15770.

[57] Hay ED. The mesenchymal cell, its role in the embryo, and the remarkable signaling mechanisms that create it. Dev Dyn. 2005; 233(3):706–720.

[58] Peacock A. Observations on the prenatal development of the intervertebral disc in man. J Anat. 1951; 85(3):260–274.

[59] Aszódi A, Chan D, Hunziker E, Bateman JF, Fässler R. Collagen II is essential for the removal of the notochord and the formation of intervertebral discs. J Cell Biol. 1998; 143(5): 1399–1412.

[60] Trout JJ, Buckwalter JA, Moore KC, Landas SK. Ultrastructure of the human intervertebral disc. I. Changes in notochordal cells with age. Tissue Cell. 1982; 14(2):359–369.

[61] Chen J, Yan W, Setton LA. Molecular phenotypes of notochordal cells purified from immature nucleus pulposus. Eur Spine J. 2006; 15 Suppl 3:S303–S311.

[62] Gilson A, Dreger M, Urban JP. Differential expression level of cytokeratin 8 in cells of the bovine nucleus pulposus complicates the search for specific intervertebral disc cell markers. Arthritis Res Ther. 2010; 12(1):R24.

[63] Weiler C, Nerlich AG, Schaaf R, Bachmeier BE, Wuertz K, Boos N. Immunohistochemical identification of notochordal markers in cells in the aging human lumbar intervertebral disc. Eur Spine J. 2010; 19(10):1761–1770.

[64] Butler WF. Comparative anatomy and development of the mammalian disc. In: Ghosh P, eds. The Biology of the Intervertebral Disc. Boca Raton, FL: CRC Press; 1989:83–108.

[65] Kim KW, Lim TH, Kim JG, Jeong ST, Masuda K, An HS. The origin of chondrocytes in the nucleus pulposus and histologic findings associated with the transition of a notochordal nucleus pulposus to a fibrocartilaginous nucleus pulposus in intact rabbit intervertebral discs. Spine. 2003; 28(10): 982–990.

[66] Kim KW, Ha KY, Lee JS, et al. Notochordal cells stimulate migration of cartilage end plate chondrocytes of the intervertebral disc in in vitro cell migration assays. Spine J. 2009; 9 (4):323–329.

[67] Choi K-S, Cohn MJ, Harfe BD. Identification of nucleus pulposus precursor cells and notochordal remnants in the mouse: implications for disk degeneration and chordoma formation. Dev Dyn. 2008; 237(12):3953–3958.

[68] McCann MR, Tamplin OJ, Rossant J, Séguin CA. Tracing notochord-derived cells using a Noto-cre mouse: implications for intervertebral disc development. Dis Model Mech. 2012; 5(1):73–82.

[69] Purmessur D, Guterl CC, Cho SK, et al. Dynamic pressurization induces transition of notochordal cells to a mature phenotype while retaining production of important patterning ligands from development. Arthritis Res Ther. 2013; 15(5): R122.

[70] Kim JH, Deasy BM, Seo HY, et al. Differentiation of intervertebral notochordal cells through live automated cell imaging system in vitro. Spine. 2009; 34(23):2486–2493.

[71] Yang F, Leung VYL, Luk KDK, Chan D, Cheung KM. Injuryinduced sequential transformation of notochordal nucleus pulposus to chondrogenic and fibrocartilaginous phenotype in the mouse. J Pathol. 2009; 218(1):113–121.

[72] Risbud MV, Shapiro IM. Notochordal cells in the adult intervertebral disc: new perspective on an old question. Crit Rev Eukaryot Gene Expr. 2011; 21(1):29–41.

[73] Agrawal A, Gajghate S, Smith H, et al. Cited2 modulates hypoxia-inducible factor-dependent expression of vascular endothelial growth factor in nucleus pulposus cells of the rat intervertebral disc. Arthritis Rheum. 2008; 58(12): 3798–3808.

[74] Risbud MV, Guttapalli A, Stokes DG, et al. Nucleus pulposus cells express HIF-1 alpha under normoxic culture conditions: a metabolic adaptation to the intervertebral disc microenvironment. J Cell Biochem. 2006; 98(1):152–159.

[75] Agrawal A, Guttapalli A, Narayan S, Albert TJ, Shapiro IM, Risbud MV. Normoxic stabilization of HIF-1alpha drives glycolytic metabolism and regulates aggrecan gene expression in nucleus pulposus cells of the rat intervertebral disk. Am J Physiol Cell Physiol. 2007; 293(2):C621–C631.

[76] Rajpurohit R, Risbud MV, Ducheyne P, Vresilovic EJ, Shapiro IM. Phenotypic characteristics of the nucleus pulposus expression of hypoxia inducing factor-1, glucose transporter-1 and MMP-2. Cell Tissue Res. 2002; 308(3):401–407.

[77] Gogate SS, Nasser R, Shapiro IM, Risbud MV. Hypoxic regulation of β-1,3-glucuronyltransferase 1 expression in nucleus pulposus cells of the rat intervertebral disc: role of hypoxiainducible factor proteins. Arthritis Rheum. 2011; 63(7): 1950–1960.

[78] Zeng Y, Danielson KG, Albert TJ, Shapiro IM, Risbud MV. HIF-1 alpha is a regulator of galectin-3 expression in the intervertebral disc. J Bone Miner Res. 2007; 22(12):1851–1861.

[79] Merceron C, Mangiavini L, Robling A, et al. Loss of HIF-1α in the notochord results in cell death and complete disappearance of the nucleus pulposus. PLoS One. 2014; 9(10):e110768.

[80] Smolders LA, Meij BP, Riemers FM, et al. CanonicalWnt signaling in the notochordal cell is upregulated in early intervertebral disk degeneration. J Orthop Res. 2012; 30(6):950–957.

[81] Minogue BM, Richardson SM, Zeef LA, Freemont AJ, Hoyland JA. Transcriptional profiling of bovine intervertebral disc cells: implications for identification of normal and degenerate human intervertebral disc cell phenotypes. Arthritis Res Ther. 2010; 12(1):R22.

[82] Maier JA, Lo Y, Harfe BD. Foxa1 and Foxa2 are required for formation of the intervertebral discs. PLoS One. 2013; 8(1): e55528.

[83] Evans AL, Faial T, Gilchrist MJ, et al. Genomic targets of Brachyury (T) in differentiating mouse embryonic stem cells. PLoS One. 2012; 7(3):e33346.

[84] Nelson AC, Pillay N, Henderson S, et al. An integrated functional genomics approach identifies the regulatory network directed by brachyury (T) in chordoma. J Pathol. 2012; 228 (3):274–285.

[85] Risbud MV, Schoepflin ZR, Mwale F, et al. Defining the phenotype of young healthy nucleus pulposus cells: recommendations of the Spine Research Interest Group at the 2014 annual ORS meeting. J Orthop Res. 2015; 33(3):283–293.

[86] Bedore J, Sha W, McCann MR, Liu S, Leask A, Séguin CA. Impaired intervertebral disc development and premature disc degeneration in mice with notochord-specific deletion of CCN2. Arthritis Rheum. 2013; 65(10):2634–2644.

[87] Tran CM, Schoepflin ZR, Markova DZ, et al. CCN2 suppresses catabolic effects of interleukin-1β through α5β1 and αVβ3 integrins

in nucleus pulposus cells: implications in intervertebral disc degeneration. J Biol Chem. 2014; 289:7374–7387.

[88] Choi K-S, Harfe BD. Hedgehog signaling is required for formation of the notochord sheath and patterning of nuclei pulposi within the intervertebral discs. Proc Natl Acad Sci U S A. 2011; 108(23):9484–9489.

[89] Choi K-S, Lee C, Harfe BD. Sonic hedgehog in the notochord is sufficient for patterning of the intervertebral discs. Mech Dev. 2012; 129(9–12):255–262.

[90] Dahia CL, Mahoney E, Wylie C. Shh signaling from the nucleus pulposus is required for the postnatal growth and differentiation of the mouse intervertebral disc. PLoS One. 2012; 7(4):e35944.

[91] Dahia CL, Mahoney EJ, Durrani AA, Wylie C. Intercellular signaling pathways active during intervertebral disc growth, differentiation, and aging. Spine. 2009; 34(5): 456–462.

[92] Winkler T, Mahoney EJ, Sinner D, Wylie CC, Dahia CL. WNT signaling activates Shh signaling in early postnatal intervertebral discs, and re-activates Shh signaling in old discs in the mouse. PLoS One. 2014; 9(6):e98444.

[93] Takatalo J, Karppinen J, Niinimäki J, et al. Does lumbar disc degeneration on magnetic resonance imaging associate with low back symptom severity in young Finnish adults? Spine. 2011; 36(25):2180–2189.

推荐阅读

[1] Andersson BJ, Ortengren R, Nachemson AL, Elfström G, Broman H. The sitting posture: an electromyographic and discometric study. Orthop Clin North Am. 1975; 6(1):105–120.

[2] Bogduk N. The innervation of the lumbar spine. Spine. 1983; 8(3): 286–293.

[3] Herkowitz HN, Rothman RH, Simeone FA, eds. The Spine. 4th ed. Philadelphia, PA: Elsevier Health Science; 1998 Urban JP, Smith S, Fairbank JC. Nutrition of the intervertebral disc. Spine. 2004; 29(23):2700–2709.

[4] White AA III, Panjabi MM, eds. Clinical Biomechanics of the Spine. 2nd ed. Philadelphia, PA: Lippincott; 1990.

最新研究

[1] Dudli S, Sing DC, Hu SS, et al. ISSLS Prize in Basic Science 2017: intervertebral disc/bone marrow cross-talk with Modic changes. Eur Spine J. 2017; 26(5):1362–1373.

[2] Gruber HE, Hoelscher GL, Ingram JA, Zinchenko N, Hanley EN, Jr. Senescent vs. non-senescent cells in the human annulus in vivo: cell harvest with laser capture microdissection and gene expression studies with microarray analysis. BMC Biotechnol. 2010; 10:5–15.

[3] Miyazaki S, Diwan AD, Kato K, et al. ISSLS Prize in Basic Science 2018: growth differentiation factor-6 attenuated pro-inflammatory molecular changes in the rabbit anular-puncture model and degenerated disc-induced pain generation in the rat xenograft radiculopathy model. Eur Spine J. 2018; 27(4): 739–751.

[4] Purmessur D, Cornejo MC, Cho SK, et al. Intact glycosaminoglycans from intervertebral disc-derived notochordal cell-conditioned media inhibit neurite growth while maintaining neuronal cell viability. Spine J. 2015; 15(5):1060–1069.

[5] Zhao K, Zhang Y, Kang L, et al. Epigenetic silencing of miRNA-143 regulates apoptosis by targeting BCL2 in human intervertebral disc degeneration. Gene. 2017; 628:259–266.

第6章 椎间盘退变性疾病和髓核突出

Alim F. Ramji, Isaac L. Moss

摘要

下腰痛和颈痛这类疾病造成了全球严重的负担，并且它具有多因素的病因。其中一种病因被认为是椎间盘（IVD）退变：这是一项关于髓核（NP）突出的复杂病理过程。椎间盘是由外部坚韧的纤维环和内部亲水性凝胶也被称为髓核的物质所构成的特异性组织。椎间盘的上下边界为软骨终板。大量研究旨在阐明这种退变背后的机制，从而为临床治疗策略提供依据。在本章中，我们旨在介绍对当前椎间盘病理生理的理解，其具有的临床表现、影像学表现以及几个临床病例实例和治疗方法。本章末尾提供了模拟执业考题，以测试对本节材料的理解。

关键词： 椎间盘，退变，突出，椎间盘切除术

6.1 引言

下腰痛和颈痛这类疾病给全球带来了巨大的负担。这类疾病是大多数高收入国家／地区造成残疾的主要原因，与1991年相比，伤残调整的寿命（DALY）在2015年增长了59.5%。就经济影响而言，由于没有工作而产生的生产力缺失导致美国每年大约910亿美元（1美元≈6.49人民币）的经济损失。腰背痛与椎间盘退变以及椎间盘退变后髓核突出密切相关。鉴于与椎间盘退变和突出带来的巨大疾病负担，对于医生和科学家来说，进一步阐明与它们相关的机制和行为至关重要。在本章中，我们旨在介绍以下内容的简述：有关腰椎间盘退变和髓核突出的最新进展并为医生提供临床相关信息。

椎间盘连接着脊柱中的相邻椎体，并起到传递和吸收日常活动中产生的机械负荷的作用。椎间盘本身是一个复杂的组织，它由外部高度组织纤维化的环即纤维环（AF）和内部的亲水性凝胶即髓核（NP）这两部分组成。纤维环和髓核受到上、下软骨终板的限制。这3个解剖区域的完整性对于确保椎间盘的最佳机械功能至关重要。但是，由于该组织的细胞密度低且主要是无血管的，因此它比人体内的其他组织更容易发生与年龄相关的退变。外部的纤维环由富含成纤维细胞聚集组装而成，以脊柱内的解剖位置为基础形成以Ⅰ型胶原蛋白为主的片层结构。它的刚性纤维成分可以对内部髓核进行加压密封，该内部髓核由Ⅱ型胶原蛋白和富含聚集蛋白聚糖的混合物制成，从而可以提

供非常亲水的局部环境。营养和氧气通过位于供应椎体血管系统附近的CEP 600μm的透明软骨层扩散到椎间盘。这个层面内的胶原纤维与椎体平行，与纤维环内的胶原纤维是相连续的。

在健康的成年人中，椎间盘具有多种形成特征，使其与成年后的特征不同。纤维环处在一个多维度的紧张状态下，它同时受到内部同质的髓核和上下软骨终板的挤压。倾斜的胶原纤维与蛋白聚糖底物有规律地交替形成同心的规则薄片，保持刚性结构完整性。髓核保留了高的蛋白聚糖饱和度，可以使水合良好的凝胶沿着两个平行的终板均匀地分布力。软骨终板充当统一的软骨锚定点，既限制了髓核，又允许营养素均匀、规则地扩散。

6.2 椎间盘退变的发病机制

椎间盘退变是一个复杂的过程，并且近年来持续地得到越来越多的关注。我们本节的重点主要集中在与年龄相关的退变。

在骨骼发育成熟过程中，椎间盘失去了很多周围血管并接近无血管状态。随着进一步的老化，椎间盘的所有3个不同的解剖区域都开始经历混乱的过程，因为它们的胶原结构变得更加混乱。对于维持椎间盘刚性结构完整性至关重要的细胞外基质了失去维持稳态功能的能力。即使在婴儿期和儿童期，细胞外基质也是一种动态组织，不断被金属蛋白酶和聚集蛋白聚糖酶的混合物翻转，同时被由富含成纤维细胞的细胞集落合成。这种平衡随着年龄的增长而改变。在各种胶原分子的产生和降解不平衡的情况下，细胞活力下降；这种活动导致炎症级联和细胞因子浓度上升，从而导致蛋白多糖的分解和最终在椎间盘内脱水。这与软骨终板内的硬化改变相结合，这些变化被认为通过失去血管通透性和接触降低营养物质扩散效率，进一步导致氧化应激增加。此外，蛋白多糖的丢失降低了体外循环中的渗透势作用和有效净负电荷。如果不能吸收和保留水分子，椎间盘内的压力梯度会下降，外部纤维环的至关重要的张力作用也会丧失。

椎间盘内压力的丧失可以在影像学上表现为椎间盘高度的降低。随着年龄的增长和退变，椎间盘内压持续降低，椎间盘的生物力学功能也会随之恶化。如果没有外部纤维环胶原层的持续张力，交叉的裂口开始出现，通过引起机械不均匀性而削弱其结构完整性。

椎间盘运动中形成不规则的应力分布导致该节段髓核内部弯曲、扭转和剪切应力过大。这个通常导致从外部纤维环开始并向内部纤维环移动的裂纹。伴随这些变化的异常修复反应，局部神经支配和炎症介质分泌可能是疼痛的来源。在动物模型中，椎间盘内生物力学的改变导致分解代谢过程的不平衡，从而进一步导致椎间盘内的退行性改变，形成一种恶性循环，这种循环往往会导致组织崩溃最终发生椎间盘突出。在椎间盘降解中起主要作用的局部氧化应激通过软骨终板内的钙化改变而放大，限制营养物质的流入和代谢产物流出，导致局部厌氧副产物的增加和较低的 pH 微环境。

除了这些代谢副产物的积累和由此产生的氧化应激所造成的直接组织损伤外，DNA 损伤和 DNA 修复机制的改变也被认为是椎间盘内病理变化的原因之一。在健康的椎间盘中，同质的髓核维持一个由高浓度聚集蛋白聚糖侧链维持的高渗环境，这反过来又诱导髓核细胞稳定地激活一种称为张力增强因子结合蛋白（TonEBP）的局部蛋白质。虽然这种蛋白质主要起到维持髓核内的水结合基质的作用，但它也有辅助作用，它启动 DNA 损伤修复机制和细胞周期停滞，从而允许更少的异常细胞系。由于蛋白多糖丢失并伴随着椎间盘退变和椎间盘内张力下降，DNA 修复途径开始失效，细胞凋亡和坏死更为频繁。

这一过程直接与一种相对较新的全球疾病进程模式有关，即细胞衰老，即生物压力导致细胞内不可逆转的生长停滞。这些细胞代谢活跃，它们以缩减的空泡形式存在，这似乎是一个很容易产生的退化过程。衰老被认为介导了许多与衰老相关的疾病过程，如骨关节炎和阿尔茨海默病，尽管其机制尚不清楚。无论如何，观察到衰老细胞聚集在突出的椎间盘内，它被认为既是一种检测到细胞损伤的表现，又是一种损伤局部的修复机制。一些研究表明，在突出的椎间盘内发现衰老细胞的数量比尸检时采集的正常椎间盘高出10倍。需要更多的研究来阐明这些衰老细胞促成局部组织破裂的机制，尽管普遍认为这些细胞促进了椎间盘退变的病理生理过程。

最后，遗传易感性和生活方式因素在椎间盘退变过程中也起着重要作用。细胞外基质的组织完整性可能在某些个体中受损，导致纤维环撕裂、椎体终板硬化和与椎间盘相关的其他特征。在一项对英国单卵和双卵女性双胞胎的研究中，观察到单合子组的 Modic 改变（MC）的频率高于双合子组，这表明终板退变与遗传相关。在大样本的中国南方人群中，发现腰椎间盘的磁共振成像（MRI）改变在水平上具有高度的变异性，但是某些单核苷酸多态性以保守模式遗传，并与

上腰椎和下腰椎退行性变的差异相关。这方面的研究正在积极进行，寻找易导致椎间盘退行性变的特定基因可能有助于更好地了解其机制和更具针对性的治疗。

简而言之，椎间盘退变和突出是通过生物力学应力改变、局部细胞分解代谢超载、再生受损、遗传易感性和生活方式因素的病理生理级联而耦合的。虽然可能有更多的过程在起作用，但上述因素的渐进反馈循环的简要想法说明了椎间盘退行性病变的多方面性质。

6.3 髓核突出的命名

退行性变可包括各种非特异性表现，如椎间盘脱水、裂隙和椎间硬化，但椎间盘突出伴随着特定的定义标准。广泛地说，椎间盘突出被认为是椎间盘组织超出了椎间盘空间的限制，而产生椎间盘移位。这些椎间盘内容物可能是由纤维环、髓核或突出骨赘组成的。术语 "Disc Bulge" 是指椎间盘内容物的过度伸展，通常具有完整的纤维环，仅超出前面提到的突起环边界。这与椎间盘突出症不同，后者只能在外部纤维环受损时发生。如果椎间盘内容物向外突出的测量值小于突出基底边缘的测量值，并且突出的椎间盘内容物与髓核保持连续，则认为是 "突出物（Protrusions）"。如果异常椎间盘内容物与间盘基底部没有内部连续性，或者如果异常椎间盘内容物的向外投影测量值超过其基底，则会出现 "挤出（Extrusions）"。如果椎间盘内容物发生位移，且与其椎间盘主体没有连续性，则我们认为该碎片是 "孤立（Sequestered）"。

6.4 腰椎间盘退变性疾病与髓核突出的临床表现

如前所述，随着退行性变的进展导致的生物力学异常、炎症级联和椎间盘病理学改变，后方软组织结构（如小关节囊和黄韧带）肥大，以及骨性神经根管的狭窄可导致神经的刺激或压迫。这种外源性压力可诱导炎症反应，导致受影响神经根水肿、纤维化、化学调节剂释放和局部过度兴奋性，最终被认为会导致神经根病和疼痛。

在退行性腰椎疾病的背景下出现的体格检查和影像学检查结果可能是可变的，并且取决于多种因素，包括遗传、环境和行为影响。尽管尚无关于腰椎退行性椎间盘疾病的正式定义，但人们普遍认为，尽管椎间盘退行性病变尚不甚明了，但影像学上与椎间盘退变相一致的影像学检查可能与腰背痛有关。在一项病例对照研究中，Teichtahl 等评估了有或没有下腰痛的成年人。报道发现腰椎旁肌肉中高脂肪含量与各个节段上的椎间盘退变的征象都密切相关。

影像学检查结果用 Pfirrmann 分级系统进行分级（图 6.1），其目的是对椎间盘结构、均匀性、高度、信号强度和纤维环与髓核之间的水平差异进行分级，并分为 1~5 级。分级的分数越高表示退化程度越严重。Hicks 等报道椎间盘退变最常见于下腰椎，在 L5~S1 处稍有下降，因为该节段前凸的变化可以用剪切力代替压缩力，这可能会改变该节段的退变特征。此外，他们还指出，超过 95% 的研究人群显示出椎间盘退变的迹象，尽管发现严重退变的病例慢性下腰痛的风险增加了 2 倍。值得注意的是，尽管存在这种关系，但在多达 30% 的病例中，可以在没有相关症状的情况下看到退行性改变。

椎间盘突出引起腰骶神经根异常的外源性压力，其主要症状和体征包括神经根病、乏力、疼痛和感觉改变。根据椎间盘碎片的大小、位置和进展速度，症状会有所不同。根据椎管内的位置可将突出分为后外侧型或旁中央型、中央型、椎间孔型或极外侧型（图 6.2）。后外侧或旁中央型是最常见的变异，它发生在后纵韧带的外侧边缘，并压迫走行的特定节段的神经根。中央型椎间盘突出可能是无症状的，特别是如果突出物的体积很小，或者在非常大的椎间盘的情况下可以引起跛行或少见的马尾综合征。椎间孔型椎间盘突出症通常会导致神经根的压迫症状。

腰背痛和神经根痛通常都是可定位的。椎间盘源性腰背痛通常在没有任何背部支撑或前屈的情况下更

严重；这些活动会增加椎间盘内压力，估计高达 1000 N。Peterson 等对各种下腰痛病因的诊断标准进行了专门的系统回顾，并建议筛查是否存在运动无力、反射异常和伴有相关感觉缺陷的皮区疼痛。在这 4 项发现中有 3 项，通常称为汉考克法则（Hancock Rules），再加上伴有直腿抬高试验阳性（SLR），这与腰椎间盘突出症患者良好的阳性似然比相关，根据不同的节段特异性为 0.83~0.94。

集中在脊髓末端或马尾神经远端的中央压迫可引起一系列不同的急症，最显著的是脊髓圆锥综合征或马尾综合征（CES）。这些综合征必须迅速处理，以限制神经损害的进一步发展。虽然可能会出现变异或部分表现，但 L1~L2 的大的中央型突出会导致脊髓圆锥综合征，其典型特征是下肢无力、反射亢进、对称性鞍区感觉异常和早期尿 / 便失禁。L2 远端的中央压迫可引起 CES，常见临床表现包括严重的神经根痛、鞍 / 会阴麻木、尿 / 便失禁和软瘫。

6.5　影像学诊断

对于伴有或不伴有相关神经根症状的下腰痛的通常首先进行 X 线检查。应获得过伸、过屈位图像，以研究是否存在不稳定性。如果没有明显的骨质异常，没有红旗征（Red Flag Signs）或症状包括神经系统损害，以及没有感染或肿瘤的症状，通常建议在手术前进行一个疗程的非手术治疗。

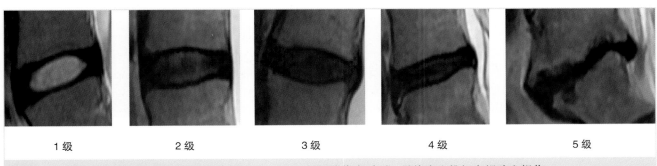

| 1 级 | 2 级 | 3 级 | 4 级 | 5 级 |

图 6.1　Pfirrmann 分级系统椎间盘水分依次丢失，在 T2 加权图像中看到，最终发生椎间盘塌陷和损伤

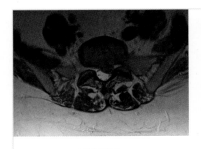 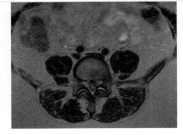 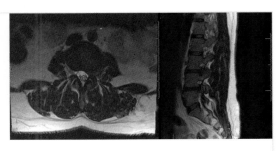

| 后外侧型 | 中央型 | 椎间孔型 |

图 6.2　轴位 MRI 图像显示了椎间盘突出症的不同位置。症状和治疗策略取决于突出的位置

如果这些最初的治疗方法失败了，进一步检查最好是核磁共振（MRI），以评估脊柱的软组织和神经。椎间盘退变通常表现为在髓核内T2加权信号强度逐渐丧失，髓核和纤维环之间的明显对比度丢失，最终椎间盘高度丢失。突出的椎间盘在T1加权图像上表现为中等信号强度，而在T2加权图像上表现为高信号，尽管更多的慢性突出物表现为低-中等T2信号。应注意用MRI的T1加权像评估椎体前软组织结构和主动脉的病理学表现，以确定是否存在腰椎型症状。沿纤维环后部呈T2高信号的线性区域：高强度区（HIZ）与椎间盘退变有关。这个信号明显比相关的髓核的信号更亮。尽管HIZ最初被认为是后环的放射状撕裂，但一些相互矛盾的研究使其解释存在争议，而且这并被认为是椎间盘病理学的一个特殊征象。

在软骨终板和椎体骨髓内同样可以发现T1或T2高信号强度。这些发现由Modic等根据其在T1和T2像上的相对信号强度进行了分类。所谓的MC分为3种类型：MC 1型在T1呈低信号，在T2呈高信号；MC 2型在T1呈高信号，在T2上可能呈等信号或低信号，MC类型3在T1和T2显像上均呈低信号。这些变化可能表明受累椎间盘和邻近软骨终板内的慢性炎症改变，骨髓改变提示炎性因子外流；然而，它们与临床表现的相关性很弱。

6.6 椎间盘退变性疾病的治疗

腰椎退行性疾病的初期表现为非手术性、多发性退行性疾病。关于基本脊柱力学、解剖学、正确的姿势，以及减少不适感的可行方法的患者教育是第一位的，并且在最近的系统回顾中已经显示能够有效地实现症状的短期改善。在急性情况下，活动调整和休息是有帮助的；但是，临床医生应鼓励患者避免长时间卧床，因为病情恶化会加重症状。核心强化、躯干稳定训练，物理治疗也成为非手术治疗的主要手段。同时，治疗急性背痛患者与不治疗相比，这些治疗方式在减轻疼痛方面没有令人信服的效果，而慢性疼痛患者可能确实受益。此外，运动在改善情绪和整体健康方面的益处不能被夸大。

下腰痛最容易得到的治疗仍然是药物治疗，最常见的药物是非甾体类抗炎药、抗抑郁药和阿片类药物。关于阿片类药物治疗慢性疼痛的临床疗效分析表明，与安慰剂相比，阿片类药物确实有助于减轻急性疼痛，然而这种临床改善因大量副作用和成瘾风险而显著受损；因此，在退行性腰椎病的治疗中不建议使用阿片类药物。此外，通过非甾体类抗炎药，似乎也可以实现这一益处，尽管这些药物也具有不可忽视的副作用。抗抑郁药也是一种常见的治疗方法，但是，这些药物并没有显示优于安慰剂。

手术治疗通常被认为是对那些在6个月内进行了积极的保守治疗没有临床改善的病例。腰椎椎体间融合术可采取多种形式，具体取决于所需的手术入路（前路、后路、经椎间孔入路、外侧入路）。然而，我们的目标仍然是通过器械和/或植骨诱导退变节段间的融合。最近的一项Meta分析集中在比较各种椎间融合技术上，发现不同入路间融合率具有统计学意义。通过前路腰椎椎间融合术有助于更好地恢复所需节段的腰椎前凸，并在术后最大限度地恢复椎间盘高度。他们还注意到，在后入路中，有统计上更大的失血量；但是，他们警告说，前路如果发生严重血管损伤，可能会显著改变术中失血量和手术时间。融合器（Cage）移位也是一个问题，在接受前路融合治疗的患者中发生率最高。

对于融合问题，如假关节病、内固定失效和邻椎病，全腰椎间盘置换术（TDR）是一种替代性手术策略，旨在恢复退行性节段的椎间盘高度和生理负荷，同时理论上不牺牲额外的运动节段。最初是在20世纪50年代以一种设计用于模拟髓核的钢球，TDR经历了多次迭代，目前可以植入限制性或非限制性的设计，每种设计都有不同的优缺点。在随机对照试验的Meta分析中，研究了TDR与腰椎融合术在5年随访中的临床疗效，Zigler等报告68%~79%的退行性疾病TDR患者的Oswestry残疾指数在统计学和临床上有显著改善，在接受TDR治疗的退行性疾病患者中，满意度为70%~79%。与此相比，64%~76%的患者ODI显著改善，63%~72%的患者满意外科手术。两个治疗组均被有改善疼痛评分的临床意义，尽管TDR提供了较低的再手术风险。Mu等的Meta分析同时报告了与腰椎前路椎间融合相比，TDR的安全性更高，尽管作者谨慎地注意到人工椎间盘植入物的异质性和缺乏盲法可能是偏差的来源。

无论选择何种方法，与非手术治疗相比，外科手术的风险、成本和康复时间都会增加。必须仔细挑选患者，包括进行全面的社会心理评估，并告知增加临床成功的机会。

6.7 腰椎髓核突出的治疗

在没有马尾综合征、神经功能缺损或顽固性疼痛等危险信号的情况下，髓核突出的治疗首先从保守治疗开始，包括休息、活动调整、非甾体类抗炎药和物理治疗。硬膜外类固醇注射也被认为是典型的治疗方式，尽管治疗成功率在历史上是变化的，并且可能取决于医生。对于那些支持手术干预的巨大椎间盘突出注射的疗效可能也会受到影响；Kim等报道经椎间孔注射在6.2mm及以下椎间盘突出症患者中显示出显著的临床改善。对于那些神经根病持续 6~8 周的患者，通常考虑手术干预，并且根据患者的身体状况、椎间盘水平和突出碎片位置，微创手术（MIS）可能是一种选择。有几种内镜入路，包括经口入路、板间入路、后外侧入路和经髂骨的入路。虽然对这些方法的详细讨论超出了本章的范围，但最近的一篇系统综述对现有文献进行 Meta 分析，比较内镜手术与传统开放手术的疗效，发现内镜组住院时间缩短、出血量减少，但没有发现任何有利于内镜组的统计学显著临床改善，也没有发现并发症发生率的任何降低。

在一个大的、多中心的、前瞻性的观察中，这项被称为脊柱患者结局研究试验（SPORT）的研究对 503 例开放性椎间盘切除术与 216 例进行了比较，非手术治疗的持续性神经根病 6 周的患者进行了预后的比较。结果发现与非手术组相比，手术组的术后 3 个月的 SF-36 和 Oswestry 残疾指数（ODI）具有统计学意义上的显著的临床改善。尽管非手术组在研究的时间进程和差异中确实显示出在干预后 3 个月到 2 年期间持续的改善，那些接受手术干预的患者在整个研究的时间轴上获得了统计上显著的改善。这些结果在脊柱患者结局研究试验的随机组成部分中也有类似的发现，作者提到依从性差是解释治疗组结果不佳的主要原因。

要点

- 许多椎间盘突出无症状，对神经根病的鉴别诊断也很广泛。必须仔细对比临床表现和影像学表现。
- 大多数有症状的椎间盘突出而无神经损害的患者，症状在 6~12 周就会消失。
- 手术的绝对适应证是罕见的，但包括马尾综合征、急性致残性运动障碍、进行性神经系统损害以及对其他治疗方式无效的致残性疼痛。
- 大多数患者应至少进行 4~8 周的非手术治疗。非手术治疗的持续时间取决于患者的偏好、症状的严重程度和 / 或是否存在神经功能缺损。
- 有限的椎间盘切除术，仅切除游离 / 突出的椎间盘碎片是目前的治疗标准。应注意在不影响神经减压的情况下尽可能地保留骨和软组织成分，以避免医源性不稳定。
- 椎间盘切除术后有症状的椎间盘突出症复发率约为 15%。如在同一水平多次重复出现，应考虑融合。

6.8 病例分析

6.8.1 病例 1

一位 56 岁的健康女性患者，有 3 周的腰痛病史，疼痛一直辐射到右腿。她描述了在 S1 分布的麻木，右足跖屈肌力 4+/5。图 6.3 显示右侧 L5~S1 后外侧椎间盘突出。她已经口服类固醇药物和进行物理疗法，这两种疗法都只能起到轻微的缓解作用。对治疗方案进行了讨论，患者选择进行 L5~S1 经椎间孔硬膜外注射。注射后疼痛缓解了 5 天，随后疼痛复发。在最初出现症状后的 7 周随访中，患者仍然存在无力。患者接受了显微椎间盘切除术。这例患者经通道的显微椎间盘切除术没有出现并发症（见 L5~S1 通道显微镜视频）。患者术后腿痛立即消失。随访 2 周，右足跖屈肌力恢复正常。在接下来的 2~3 个月里，麻木慢慢消失。术后 3 个月行 MRI 检查与术前 MRI 相比，发现成功切除突出的部分并保留椎间盘高度。

术前 MRI

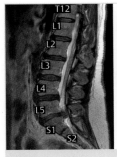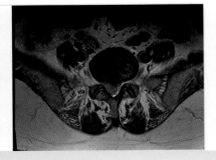

术后 MRI

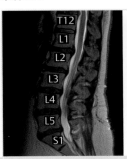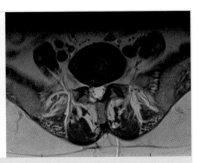

图 6.3 病例 1

6.8.2 病例2

一位45岁女性，有3个月的腰痛病史，沿右腿L5和S1区域分布。她5年前接受了L5~S1椎间盘切除术，症状得到了很好的缓解。运动和感觉检查正常。她对物理疗法或药物没有任何反应，包括非甾体类抗炎药、口服类固醇、加巴喷丁。影像学（图6.4）显示腰椎间盘不对称塌陷，右侧椎间孔狭窄，L5~S1椎间盘突出复发。患者选择接受硬膜外注射。在这些都不能缓解后，我们讨论了手术治疗。考虑到椎间盘突出复发以及明显的椎间孔狭窄，建议采用前路腰椎间融合术（ALIF）切除椎间盘并间接减压。手术成功地将一个独立的ALIF装置集成固定。患者的神经根症状完全缓解，腰痛减轻80%。术后1年X线片显示椎间盘高度恢复，椎间盘间隙骨生长，显示融合成功。

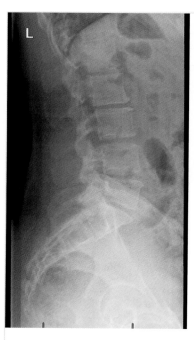
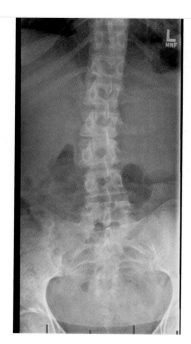
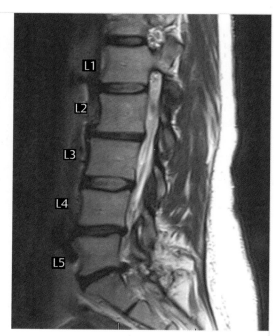
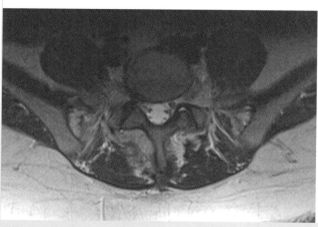
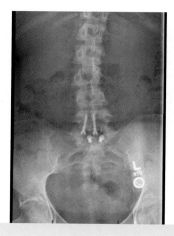
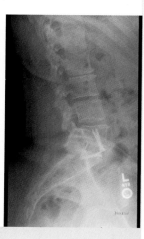

图6.4 病例2

6.9 模拟执业考题

1. 一名33岁的男子来到急诊室，抱怨在他开始新的举重训练后，他有24h内严重的下背部疼痛和腿部辐射的病史。他报告说马鞍麻木和排尿困难。MRI显示L5~S1有一个大的中央型椎间盘突出。下一个最好的步骤是什么？

 a. 建议休息，非甾体抗炎药和类固醇减量

 b. 硬膜外类固醇注射

 c. 确定非营利组织的状况并讨论今天手术治疗的必要性

 d. 推荐PT

2. 由于腰痛而失去工作的估计经济影响是什么？

 a. <50亿美元

b. 50 亿 ~100 亿美元

c. 100 亿 ~200 亿美元

d. 200 亿 ~500 亿美元

e. 500 亿 ~1000 亿美元

3. 对于 L4~L5 椎间孔大的椎间盘突出症，什么样的神经根会受到影响？相关的感觉检查结果是什么？

　　a. 行走根，L4，小腿前外侧麻木

　　b. 行走根，L5，小腿前外侧麻木

　　c. 出口根，L4，小腿前内侧麻木

　　d. 出口根，L5，小腿前内侧麻木

　　e. 既有行走根又有出口根，混合性小腿前内侧 / 前外侧麻木

4. 一位 60 岁的妇女主诉双侧腿痛持续 7 个月，休息，物理治疗，或硬膜外类固醇注射没有改善。行走会加重疼痛，前倾则会改善疼痛或者休息。体检没有发现神经运动受损的迹象。MRI 显示无局灶性椎间盘突出，但在 L4~L5 有多处椎间盘膨出和黄韧带肥大。没有不稳定的影像学证据。什么样的治疗可能会提供最有效的疼痛缓解？

　　a. 口服加巴喷丁

　　b. 持续的物理治疗：核心强化

　　c. L4~L5 腰椎后路减压

　　d. L4~L5 腰椎后路减压和关节融合术

　　e. L4~L5 双侧经椎间孔硬膜外注射类固醇

5. 一位 40 岁的患者，患者有严重的下背痛，已经出现了大约 12 个月，而且没有任何神经根病。非手术治疗，包括物理治疗、口服非甾体类抗炎药、肌肉松弛剂，硬膜外类固醇注射也提供了最低限度的缓解。疼痛继续影响着她的日常生活活动。MRI 显示 L5~S1 椎体和终板的 T2 高信号。没有发烧 / 发冷 / 不舒服的病史。什么是最合适的治疗方法？

　　a. 继续非手术治疗并增加缓释麻醉剂

　　b. 介入性疼痛管理

　　c. L5~S1 后路腰椎关节融合术

　　d. 重复硬膜外类固醇注射转诊

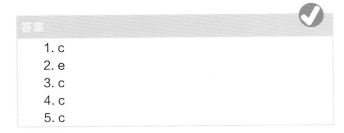

答案

1. c

2. e

3. c

4. c

5. c

参考文献

[1] Hurwitz EL, Randhawa K, Yu H, Côté P, Haldeman S. The global spine care initiative: a summary of the global burden of low back and neck pain studies. Eur Spine J. 2018; 27 Suppl 6:796–801.

[2] Luo X, Pietrobon R, Sun SX, Liu GG, Hey L. Estimates and patterns of direct health care expenditures among individuals with back pain in the United States. Spine. 2004; 29(1): 79–86.

[3] Luoma K, Riihimäki H, Luukkonen R, Raininko R, Viikari-Juntura E, Lamminen A. Low back pain in relation to lumbar disc degeneration. Spine. 2000; 25(4):487–492.

[4] Urban JPG, Roberts S. Degeneration of the intervertebral disc. Arthritis Res Ther. 2003; 5(3):120–130.

[5] Daly C, Ghosh P, Jenkin G, Oehme D, Goldschlager T. A review of animal models of intervertebral disc degeneration: pathophysiology, regeneration, and translation to the clinic. BioMed Res Int. 2016; 2016:5952165.

[6] Moon SM, Yoder JH, Wright AC, Smith LJ, Vresilovic EJ, Elliott DM. Evaluation of intervertebral disc cartilaginous endplate structure using magnetic resonance imaging. Eur Spine J. 2013; 22(8):1820–1828.

[7] Vergroesen PP, Kingma I, Emanuel KS, et al. Mechanics and biology in intervertebral disc degeneration: a vicious circle. Osteoarthritis Cartilage. 2015; 23(7):1057–1070.

[8] Buckwalter JA. Aging and degeneration of the human intervertebral disc. Spine. 1995; 20(11):1307–1314.

[9] Zhao CQ, Wang LM, Jiang LS, Dai LY. The cell biology of intervertebral disc aging and degeneration. Ageing Res Rev. 2007; 6(3):247–261.

[10] Roberts S, Caterson B, Menage J, Evans EH, Jaffray DC, Eisenstein SM. Matrix metalloproteinases and aggrecanase: their role in disorders of the human intervertebral disc. Spine. 2000; 25(23):3005–3013.

[11] Iatridis JC, Nicoll SB, Michalek AJ, Walter BA, Gupta MS. Role of biomechanics in intervertebral disc degeneration and regenerative therapies: what needs repairing in the disc and what are promising biomaterials for its repair? Spine J. 2013; 13(3):243–262.

[12] Sakai D, Grad S. Advancing the cellular and molecular therapy for intervertebral disc disease. Adv Drug Deliv Rev. 2015; 84:159–171.

[13] Kepler CK, Ponnappan RK, Tannoury CA, Risbud MV, Anderson DG. The molecular basis of intervertebral disc degeneration. Spine J. 2013; 13(3):318–330.

[14] Wang F, Cai F, Shi R, Wang XH, Wu XT. Aging and age related stresses: a senescence mechanism of intervertebral disc degeneration. Osteoarthritis Cartilage. 2016; 24(3):398–408.

[15] Uchiyama Y, Cheng CC, Danielson KG, et al. Expression of acid-sensing ion channel 3 (ASIC3) in nucleus pulposus cells of the intervertebral disc is regulated by p75NTR and ERK signaling. J Bone Miner Res. 2007; 22(12):1996–2006.

[16] van Deursen JM. The role of senescent cells in ageing. Nature. 2014; 509(7501):439–446.

[17] Feng C, Liu H, Yang M, Zhang Y, Huang B, Zhou Y. Disc cell senescence in intervertebral disc degeneration: causes and molecular pathways. Cell Cycle. 2016; 15(13):1674–1684.

[18] Roberts S, Evans EH, Kletsas D, Jaffray DC, Eisenstein SM. Senescence in human intervertebral discs. Eur Spine J. 2006; 15 Suppl 3:S312–S316.

[19] Määttä JH, Kraatari M, Wolber L, et al. Vertebral endplate change as

a feature of intervertebral disc degeneration: a heritability study. Eur Spine J. 2014; 23(9):1856–1862.

[20] Li Y, Samartzis D, Campbell DD, et al. Two subtypes of intervertebral disc degeneration distinguished by large-scale population-based study. Spine J. 2016; 16(9):1079–1089.

[21] Battié MC, Videman T. Lumbar disc degeneration: epidemiology and genetics. J Bone Joint Surg Am. 2006; 88 Suppl 2: 3–9.

[22] Fardon DF, Williams AL, Dohring EJ, Murtagh FR, Gabriel Rothman SL, Sze GK. Lumbar disc nomenclature: version 2.0: recommendations of the combined task forces of the North American Spine Society, the American Society of Spine Radiology and the American Society of Neuroradiology. Spine J. 2014; 14(11):2525–2545.

[23] Amin RM, Andrade NS, Neuman BJ. Lumbar disc herniation. Curr Rev Musculoskelet Med. 2017; 10(4):507–516.

[24] Cunha C, Silva AJ, Pereira P, Vaz R, Gonçalves RM, Barbosa MA. The inflammatory response in the regression of lumbar disc herniation. Arthritis Res Ther. 2018; 20(1):251.

[25] Rao R. Neck pain, cervical radiculopathy, and cervical myelopathy: pathophysiology, natural history, and clinical evaluation. J Bone Joint Surg Am. 2002; 84(10): 1872–1881.

[26] Cooper RG, Freemont AJ, Hoyland JA, et al. Herniated intervertebral disc-associated periradicular fibrosis and vascular abnormalities occur without inflammatory cell infiltration. Spine. 1995; 20(5):591–598.

[27] Todd AG. Cervical spine: degenerative conditions. Curr Rev Musculoskelet Med. 2011; 4(4):168–174.

[28] Kalichman L, Hunter DJ. The genetics of intervertebral disc degeneration: familial predisposition and heritability estimation. Joint Bone Spine. 2008; 75(4):383–387.

[29] Teichtahl AJ, Urquhart DM, Wang Y, et al. Lumbar disc degeneration is associated with modic change and high paraspinal fat content: a 3.0 T magnetic resonance imaging study. BMC Musculoskelet Disord. 2016; 17(1):439.

[30] Pfirrmann CW, Metzdorf A, Zanetti M, Hodler J, Boos N. Magnetic resonance classification of lumbar intervertebral disc degeneration. Spine. 2001; 26(17):1873–1878.

[31] Hicks GE, Morone N, Weiner DK. Degenerative lumbar disc and facet disease in older adults: prevalence and clinical correlates. Spine. 2009; 34(12):1301–1306.

[32] Nachemson AL. Disc pressure measurements. Spine. 1981; 6 (1):93–97.

[33] Petersen T, Laslett M, Juhl C. Clinical classification in low back pain: best-evidence diagnostic rules based on systematic reviews. BMC Musculoskelet Disord. 2017; 18(1):188.

[34] Hancock MJ, Maher CG, Latimer J, et al. Systematic review of tests to identify the disc, SIJ or facet joint as the source of low back pain. Eur Spine J. 2007; 16(10):1539–1550.

[35] Ropper AE, Ropper AH. Acute spinal cord compression. N Engl J Med. 2017; 376(14):1358–1369.

[36] Todd NV. Guidelines for cauda equina syndrome. Red flags and white flags. Systematic review and implications for triage. Br J Neurosurg. 2017; 31(3):336–339.

[37] Park KW, Song KS, Chung JY, et al. High-intensity zone on Lspine MRI: clinical relevance and association with trauma history. Asian Spine J. 2007; 1(1):38–42.

[38] Ricketson R, Simmons JW, Hauser BO. The prolapsed intervertebral disc: the high-intensity zone with discography correlation. Spine. 1996; 21(23):2758–2762.

[39] Carragee EJ, Paragioudakis SJ, Khurana S. 2000 Volvo Award winner in clinical studies: lumbar high-intensity zone and discography in subjects without low back problems. Spine. 2000; 25(23):2987–2992.

[40] Schellhas KP, Pollei SR, Gundry CR, Heithoff KB. Lumbar disc high-intensity zone: correlation of magnetic resonance imaging and discography. Spine. 1996; 21(1):79–86.

[41] Modic MT, Steinberg PM, Ross JS, Masaryk TJ, Carter JR. Degenerative disk disease: assessment of changes in vertebral body marrow with MR imaging. Radiology. 1988; 166(1 Pt 1):193–199.

[42] Dudli S, Fields AJ, Samartzis D, Karppinen J, Lotz JC. Pathobiology of Modic changes. Eur Spine J. 2016; 25(11):3723–3734.

[43] Zhang Y-H, Zhao C-Q, Jiang L-S, Chen X-D, Dai L-Y. Modic changes: a systematic review of the literature. Eur Spine J. 2008; 17(10):1289–1299.

[44] Heymans M, Van Tulder M, Esmail R, Bombardier C, Koes B. Pharmacologic management of chronic low back pain: synthesis of the evidence. Spine. 2005; 30:2153–2163.

[45] Waddell G, Feder G, Lewis M. Systematic reviews of bed rest and advice to stay active for acute low back pain. Br J Gen Pract. 1997; 47(423):647–652.

[46] Anshel MH, Russell KG. Effect of aerobic and strength training on pain tolerance, pain appraisal and mood of unfit males as a function of pain location. J Sports Sci. 1994; 12(6):535–547.

[47] Chou R, Huffman LH, American Pain Society, American College of Physicians. Nonpharmacologic therapies for acute and chronic low back pain: a review of the evidence for an American Pain Society/ American College of Physicians clinical practice guideline. Ann Intern Med. 2007; 147(7):492–504.

[48] White AP, Arnold PM, Norvell DC, Ecker E, Fehlings MG. Pharmacologic management of chronic low back pain: synthesis of the evidence. Spine. 2011; 36(21) Suppl: S131–S143.

[49] Deyo RA, Smith DH, Johnson ES, et al. Opioids for back pain patients: primary care prescribing patterns and use of services. J Am Board Fam Med. 2011; 24(6):717–727.

[50] Teng I, Han J, Phan K, Mobbs R. A meta-analysis comparing ALIF, PLIF, TLIF and LLIF. J Clin Neurosci. 2017; 44:11–17.

[51] Salzmann SN, Plais N, Shue J, Girardi FP. Lumbar disc replacement surgery: successes and obstacles to widespread adoption. Curr Rev Musculoskelet Med. 2017; 10(2):153–159.

[52] Zigler J, Gornet MF, Ferko N, Cameron C, Schranck FW, Patel L. Comparison of lumbar total disc replacement with surgical spinal fusion for the treatment of single-level degenerative disc disease: a meta-analysis of 5-year outcomes from randomized controlled trials. Global Spine J. 2018; 8(4):413–423.

[53] Mu X, Wei J, A J, Li Z, Ou Y. The short-term efficacy and safety of artificial total disc replacement for selected patients with lumbar degenerative disc disease compared with anterior lumbar interbody fusion: a systematic review and meta-analysis. PLoS One. 2018; 13(12):e0209660.

[54] Kim J, Hur JW, Lee J-B, Park JY. Surgery versus nerve blocks for lumbar disc herniation : quantitative analysis of radiological factors as

a predictor for successful outcomes. J Korean Neurosurg Soc. 2016; 59(5):478–484.

[55] Millhouse PW, Schroeder GD, Kurd MF, Kepler CK, Vaccaro AR, Savage JW. Microdiscectomy for a paracentral lumbar herniated disk. Clin Spine Surg. 2016; 29(1):17–20.

[56] Phan K, Xu J, Schultz K, et al. Full-endoscopic versus microendoscopic and open discectomy: a systematic review and meta-analysis of outcomes and complications. Clin Neurol Neurosurg. 2017; 154:1–12.

[57] Weinstein JN, Lurie JD, Tosteson TD, et al. Surgical vs nonoperative treatment for lumbar disk herniation: the Spine Patient Outcomes Research Trial (SPORT) observational cohort. JAMA. 2006; 296(20):2451–2459.

[58] McHorney CA, Ware JE, Jr, Lu JF, Sherbourne CD. The MOS 36-item Short-Form Health Survey (SF-36): III. Tests of data quality, scaling assumptions, and reliability across diverse patient groups. Med Care. 1994; 32(1):40–66.

[59] Daltroy LH, Cats-Baril WL, Katz JN, Fossel AH, Liang MH. The North American spine society lumbar spine outcome assessment instrument: reliability and validity tests. Spine. 1996;21(6):741–749.

[60] Weinstein JN, Tosteson TD, Lurie JD, et al. Surgical vs nonoperative treatment for lumbar disk herniation: the Spine Patient Outcomes Research Trial (SPORT): a randomized trial. JAMA. 2006; 296(20):2441–2450.

第 7 章　腰椎管狭窄症

Patrick K. Cronin, Thomas D. Cha

摘要

腰椎管狭窄症（LSS）是一种常见的脊柱疾病。人口老龄化的现状、人们对拥有更高老年生活质量的期待均要求脊柱外科医生能够有效处置腰椎管狭窄症。该病常表现为神经源性跛行，是由于椎间盘、关节囊增生、黄韧带、骨赘、椎体不稳等多重解剖因素影响神经结构功能而形成的。尽管非手术治疗可以暂时缓解症状，腰椎管狭窄症是一种进行性疾病，一旦保守治疗失败，手术减压仍为最终治疗手段。手术减压包括开放及微创等方式，各有其风险及适应证。

关键词：腰椎管狭窄症，神经源性跛行，椎板切除，微创减压

7.1　引言

自 1900 年来，美国 65 岁以上人口占比从 4.1% 上升至 14.9%，约 4780 万人。预计 2040 年这一比例将上升至 21.7%。老龄化进展带来骨骼退变性疾病发生率的升高。腰椎管狭窄症是最常见的脊柱退变性病，75% 老年人磁共振检查表现有中至重度的椎管狭窄。此外，人们对于老龄生活水平更高的期待也使得对于干预治疗措施、保持积极生活方式的需求日益增长。实际上，腰椎管狭窄症是 65 岁以上人群最常见的脊柱手术适应证，亦为行脊柱融合术的老年人的最常见诊断。尽管腰椎管狭窄症多为退行性变，一些患者可表现为终身的椎管狭窄症状。此类患者先天性椎管狭窄，早年即可出现症状。先天性椎管狭窄患者病理生理特点为退变性改变较少见，而常为多节段受累。

通常椎管狭窄症状在中年以后出现，男女总体发病率近似，但 60~69 岁男性发病率较高（12% 比 9%），70 岁以上女性多见（10%~12% 比 12%~13%），尽管非手术治疗可以缓解症状，仍有充分证据表明经手术治疗的腰椎管狭窄症患者功能预后优于非手术治疗。

7.2　发病机制

腰椎管狭窄症指脊柱管道狭窄，引起脊髓圆锥或远端下行通路受压，引起狭窄的原因包括退变、创伤、代谢性疾病、风湿性疾病等。本章我们重点关注最常见的即退变性腰椎管狭窄。退变性狭窄通常为椎间盘退变、小关节骨性关节炎/增生、黄韧带增厚、失稳或侧弯等一种或多种因素综合作用引起的。

与退变性狭窄有关的最早的病变包括椎间隙水分丢失及高度丢失，这种结构性稳定性的下降影响了维护后方结构稳定的黄韧带和关节突，引起代偿性增生和骨赘形成。这种前后方的综合因素导致了神经管道的狭窄，进而引发典型的神经源性跛行。某些情形下肥厚的关节突和黄韧带不能有效控制节段间运动，出现了体位相关的动力性神经功能受压。跛行同样有血管成分参与。神经功能机械性受压，静脉回流不畅而引起缺血性神经传导功能受损。椎体运动节段的侧方滑移和成角引起了中央椎管狭窄，可引起侧弯，这种狭窄合并后方结构增生、骨赘形成和/或失稳又会进一步导致神经功能恶化。

7.3　临床表现

腰椎管狭窄起病隐匿，常在患者 50 多岁时出现症状，最初症状包括腰痛、臀部至下肢的放射痛或感觉异常。症状逐渐进展为间歇性跛行和行走耐力下降。神经源性和血管源性跛行的鉴别非常重要。神经源性跛行多为近端出现，向远端放射，症状在坐立位休息后缓解。而血管源性跛行症状任何姿势休息后均可缓解。这种差异源自坐立位时腰椎倾向后凸，中央椎管面积相对增加。同样，腰椎管狭窄症患者下楼往往较上楼时困难。慢性腰椎管狭窄可表现为没有腰痛病史的感觉迟钝麻木、无力、足下垂。先天性椎管狭窄可与退变性不同，腰痛可能持续性存在，伴或不伴间歇性跛行。

即使病史典型，只有不到一半的腰椎管狭窄症患者可有神经查体表现。最常见为过伸位的疼痛加重和放射性症状。尽管如此，所有具有疑似腰椎管狭窄临床表现的患者均应接受详细的神经系统查体。平板试验（MTT）或自我定速行走实验（SPWT）作为腰椎管狭窄有效的激发试验，可以进一步鉴别神经源性和血管源性跛行。研究表明病理学检查结果与硬膜囊横截面积直接相关。

7.4　影像学诊断

腰椎管狭窄症的影像检查包括多种手段。站立位腰椎的屈伸动力位片常作为初步检查，MRI 平扫是诊断的金标准。T2 加权图像脑脊液、周围脂肪组织呈高信号，神经孔的神经机构对比明显、成像清晰。可引起腰椎管狭窄的结构包括椎间盘、黄韧带、关节突和

骨赘。狭窄程度通过 MRI 判断可能受限，因为动力位可能更典型。此外，有时影像学显示严重狭窄，而患者可能没症状。一些学者推荐站立位 MRI 来分析载荷对狭窄的影响。如果患者不能承受 MRI、CT 平扫和造影是次要选择。增强像不仅可以看到骨性结构，而且可以评估去椎管椎间孔区的神经周围空间结构。MRI 可以清晰显示如背根神经节等游离结构，而 CT 造影分辨率较低。虽然造影不是首选，但 CT 可以清晰显示骨性结构，特别是存在椎间孔骨性狭窄的患者中。矢状位显示椎间孔神经根骨性压迫比 MRI 更好，一些医生将 CT 和站立位腰椎动力位视为必需的影像检查。

腰椎管狭窄的严重程度不能依据影像学检查简单判断。通常轴位上，椎管面积减少 1/3 为轻度狭窄，1/3~2/3 为中度狭窄，超过 2/3 为重度狭窄。脊柱患者结局研究试验显示该判断模式可靠度在中央型狭窄较高，椎间孔狭窄中等，极外侧狭窄较好。硬膜囊横截面积也可以评估狭窄严重程度。面积 $<75mm^2$ 为严重狭窄；$<100mm^2$ 为中度狭窄。Lee 等总结 61 例 MRI 影像，提出更细致的严重程度分级方法。0 级为无狭窄，脑脊液清晰；1 级为轻度狭窄，神经根前方脑脊液消失；2 级为中度狭窄，神经根受压；3 级为严重狭窄，神经根不可见。

在腰椎管狭窄引起脊髓或圆锥受压的患者，不同序列上的高信号提示受压时间长短及恢复预后的信息。通常 T2 像高信号提示受压和炎性反应，但对脱髓鞘和脊髓病变特异性较差。与 T2 高信号相比，术前 T1 高信号提示病程较长，JOA 评分预后较差。

1975 年，Verbiest 建议矢状位椎管直径 <10mm 为绝对狭窄。现代第一个腰椎管狭窄分类系统将其分为退变性 / 获得性狭窄和先天性狭窄。尽管这种方式区分了发育性或非发育性，但并没有给出狭窄的具体阈值。现今常用的分类方式主要依据狭窄位置分为中央型和侧方型。中央型指椎管狭窄、硬膜囊受压，引起神经源性跛行。侧隐窝狭窄又称关节突下狭窄，是指上关节突下至椎弓根内侧横向走行的神经根受压。椎间孔狭窄是指椎弓根内侧至外侧段神经受压。比如 L4~L5 侧隐窝狭窄引起 L5 横向神经根受压，而椎间孔狭窄引起 L4 纵向神经根受压。

7.5　治疗

尽管保守治疗仍为腰椎管狭窄早期的标准治疗，但其长期获益仍存在争议。控制症状的药物包括非甾体类抗炎药、对乙酰氨基酚、加巴喷丁、降钙素和前列腺素等，联合理疗可以缓解症状。但后期症状容易反复而最终需要手术治疗。腰骶部支具可以提升耐力，但考虑到皮肤损伤、佩戴不适等因素，并不适合长期使用。近 45% 患者采用保守治疗联合一次椎管或椎间孔封闭，缺乏高质量研究验证此类疗效。

鉴别诊断包括血管源性跛行、髋关节炎或颈脊髓病相关的上运动神经元功能损伤。颈部查体和影像检查确诊腰椎管狭窄后，患者应先进行 6~12 周的保守治疗再考虑手术干预。保守治疗有理疗（44%）、非甾体类抗炎药（49%）、镇痛药和类固醇注射封闭。

保守治疗无效可考虑手术。手术减压疗效肯定。绝对和急诊手术指征包括马尾综合征或进行性肌力下降。

直接减压的常见手段是切除压迫神经的骨和软组织结构。保留节段稳定的充分减压包括关节突切除、保留峡部。最常用的入路为后路骨膜下 / 近中线剥离。虽然早在 7 世纪即由埃伊纳的 Panlus 发明，中线入路仍最为广泛采用。沿棘突行骨膜下剥离肌肉及软组织至椎板，向外延伸至峡部及关节突。如果行多节段减压，上腰椎峡部注意保留，因其位置偏内。因此切除外缘在头侧峡部位置腰更窄更靠内。椎板成形术是另一种保留活动度的术式，通过单侧入路行中央和（或）双侧减压。这些操作保留后方骨质和稳定性。侧隐窝减压也可以在神经受压处开窗，保留中线结构。

椎间孔狭窄因其解剖特征而不易减压。椎弓根和硬膜囊的遮挡限制使操作变得困难。椎间孔减压要切除更多关节突，因此要尽可能采用弧形咬骨钳、骨锉等器械以保留关节突结构。从椎管至椎间孔外区域的神经根减压往往需要关节突完全切除，导致后方结构不稳。一些病例中可以联合中央和副侧方入路行椎间孔切开术以保留关节突。微创或通道下联合内镜行下椎弓根切除是一种不影响稳定性的减压方式。类似地，显微外科技术已成功安全地应用于椎管内关节囊囊肿的减压。如果切除椎板、关节突后神经仍然紧张，说明可能有其他地方卡压神经，如椎体后缘与上关节突之间、椎弓根与上关节突之间、上关节突 / 椎弓根与侧方突出的纤维环之间、下关节突和椎体（如果存在失稳）或 L5 横突和骶骨翼位置（远端综合征）。

微创技术注重保留剥离肌肉的神经支配。与直接正中入路相比，多保留 28% 的肌肉功能。Kim 等通过量化肌肉坏死和炎性标志物证实了微创对肌肉的保护作用。微创技术通过同侧关节突咬除，在解除单侧放射症状时极为有效，且同样适用于极外侧型、椎间孔型和中央型狭窄。病情复杂或翻修手术的患者中行微创技术需特别小心。手术粘连、缺乏正常解剖结构引起的继发性硬膜囊和神经损伤在翻修手术中常见。尽管微创技术中旁正中入路最常见。Hatta 近来介绍了一种保留肌肉的腰椎椎板间减压术，通过打磨取出棘突抵达椎间隙。

棘突间装置作为一种微创术式，特别适用于合并失稳的腰椎管狭窄患者（滑脱稳定性差者）。这类装置利用前屈时后凸增大，椎管直径增加的原理，增加棘突间距而使神经减压、症状减轻。一些棘突间装置如 Coflex 可以同时满足神经直接减压和棘突椎板间稳定。预后好坏取决于适应证的把握。一项生物力学研究表明中央椎管空间变化不大，但椎间孔高度和宽度明显增加。这项研究表明这类装置可以承受循环载荷，证明对腰椎管狭窄可行，但其适应证仍需不断完善。

行翻修手术时术前要仔细规划，评估硬膜囊状况。医师要留出足够的瘢痕组织。小心分离松解前次切除边缘和疤痕组织后再用椎板钳操作可以避免硬膜损伤。瘢痕组织松解先从峡部开始，然后关节突，因为关节突位置瘢痕组织通常粘连较密。松解侧隐窝位置神经根时，先充分暴露椎弓根和入椎间孔区域的神经根。

7.6　预后

一些回顾性和前瞻性研究已经证实了直接减压治疗腰椎管狭窄是有效的。Malmivaara 前瞻性分析 94 名腰椎管狭窄患者，比较了直接手术减压和保守治疗（非甾体类抗炎药和理疗）效果，发现 1 年随访 ODI 指数均有明显提高，手术组效果更好，2 年时获益损失轻微。另一项长期的前瞻性队列研究表明，早期临床效果（1 年和 4 年随访）支持手术。远期（8 年和 10 年随访）发现在疼痛改善、症状缓解和治疗满意度上效果相当，但手术组功能受益更多。Herkowitz 和 Kurz 评估 50 例合并滑脱的腰椎管狭窄患者，接受手术的患者中近 1/3 主观疼痛改善，3 年随访时 55% 患者下肢放射痛明显改善。Fischgrund 报道类似结果，76 例合并滑脱的患者中，接受减压融合内固定（或不用内固定）的患者疼痛缓解、功能改善。Ghogawala 近期发表于《新英格兰医学杂志》的结果表明 1 度滑脱患者中，椎板切除组与椎板切除联合融合术相比，总体生活质量相关评分均有显著改善，融合组出血多、住院时间长，但翻修率低。

最大规模的前瞻性研究，脊柱患者结局研究试验，开展 4 年的结果坚定支持开放直接减压手术在短期和中期随访时，预后均优于非手术治疗。研究同时表明翻修率总体较低，2 年为 8%，4 年为 13%。开放手术围术期死亡率为 0.2%，这与之前报道接近。

尽管先天性和退变性狭窄患者疼痛和临床表现各异，单纯减压不作内固定均可以获得满意疗效。退变性狭窄患者更易于再行融合手术，这也支持了退变性狭窄患者中失稳会逐渐进展，而先天性患者中并非如此的理论。椎板成形术效果满意，与颈椎中类似。开窗减压效果满意，翻修率 1 年为 0.8%，5 年为 2.9%，10 年为 5.2%，15 年为 7.5%，17.7 年以上为 8.6%。

新兴的微创技术治疗腰椎管狭窄缺乏 1 级证据研究结果。目前评价微创减压的文献异质性较大。此外尽管开放减压的标准可作为微创技术的参照，其减压如关节突切除和椎间孔成形术等仍可以按程度区分。创新的特性使得微创技术还不能获得长期结果。

1988 年 Young 介绍了单侧入路双侧硬膜囊减压技术。尽管保留棘突、棘间韧带及外侧 2/3 关节突，但仍需剥离双侧椎旁肌。此外并发症率高达 28%，9% 出现硬膜囊损伤。但是全部 32 例患者效果良好，不需再行标准的椎板切除或融合。后续显微镜下微创减压也存在硬膜损伤并发症的高发生率。然而健康管理的发展、早期恢复的重要性、患者满意度、减少住院时间的需求，以上种种因素均使得内镜下手术始终受到脊柱医生的追捧。21 世纪处兴起的手术显微镜和管道牵开技术使得微创手术的安全性和可靠性得到了极大发展。

Palmer 最早报道腰椎管狭窄中采用管道牵开技术，于 17 例患者中前瞻性应用单侧管道牵开行双侧减压。术前行 MRI 检查及 VAS 评分调查，术后 4 个月及 7 个月随访，VAS 评分显著改善。尽管效果满意，该研究未随机分组，也无对照。但其结果标志单侧入路双侧减压是可行的。约 10 年后，Mobb 纳入 54 例患者应用前瞻性随机对照方法比较单侧切除双侧减压与标准的开放减压。两组 VAS 评分和 ODI 指数均显著下降。但微创组 VAS 改善更好，术后住院时间短（55h∶100h），下地时间短（16h∶33h），阿片类镇痛药需求也低 37%。硬膜损伤发生率较 Young 低将近一半，至 3%，且两组无明显差异。一项中长期随访回顾性研究表明微创组住院时间短（36h∶96h），ODI 指数和 SF-36 指标与开放组类似。Yagi 在前瞻性 18 个月随访研究中获得了相似结果，与开放组相比，微创组预后满意，住院时间减少 1/2 以上，出血量减少近一半。

针对围术期并发症风险高的患者，Chopko 发明一种经皮的黄韧带和椎板重建术。该技术注射对比剂至受累节段，使硬膜囊显影，实现透视下经皮减压。其最初报道 14 例患者短期 VAS 评分改善明显。但后续研究发现失败率较高，难以推广。

7.7　并发症

腰椎管狭窄减压术最常见并发症为神经损伤、硬膜囊撕裂、感染、持续性出血和术后节段失稳。

一项脊柱侧弯研究学会的研究分析了 10 329 例患者，发现并发症率在不同年龄和是否做融合间无明显差异。此外微创手术并发症和新发神经症状发生率低。微创技术也没有增加 BMI 相关的手术风险。开放手术和微创手术并发症类型接近，但对于微创技术的日渐依赖反倒也使医生更容易迷失方向。

要点

- 临床鉴别血管源性和神经源性跛行，医生可问询患者在站立休息时即可缓解，还是必须坐下才可缓解。类似地，血管源性跛行患者在床上抬高双脚，可增加血流而使症状缓解。
- 如果患者 MRI 的 T2 像呈高信号，则看对应的 T1 像，也有高信号则更提示预后不佳。
- 仰卧位 MRI 上观察到关节突分离提示（而非肯定）可能失稳，此时过曲过伸位 X 线片可能帮助诊断腰椎管狭窄。
- 保持稳定性的充分减压关键在于关节突部分切除、保留峡部。切除的外侧缘是硬膜囊侧缘。侧隐窝处神经根需经关节突部分切除减压，只在内缩时可见。所有减压神经必须是"自由的"和"可动的"。翻修术中神经根是"自由的"而由于粘连以致不可动。"自由的"指探针可经过椎间孔，"可动的"指神经根可在侧隐窝或椎间盘区，无受压时内缩 1cm。
- 如果行多节段减压，上腰椎峡部注意保留，因其位置偏内。因此切除外缘在头侧峡部位置腰更窄更靠内。
- 椎间孔减压要切除更多关节突，因此要尽可能采用弧形咬骨钳、骨锉等器械以保留关节突结构。
- 如果切除椎板、关节突后神经仍然紧张，说明可能有其他地方卡压神经，如椎体后缘与上关节突之间、椎弓根与上关节突之间、上关节突/椎弓根与侧方突出的纤维环之间、下关节突和椎体（如果存在失稳）或 L5 横突和骶骨翼位置。
- 行翻修手术时术前要仔细规划，评估硬膜囊状况。医生要留出足够的瘢痕组织。小心分离松解前次切除边缘和瘢痕组织后再用椎板钳操作可以避免硬膜损伤。

7.8　病例分析

7.8.1　病例 1

63 岁女性，腰背部疼痛并右大腿后侧、小腿外侧及足背放射痛。诉行走和久站困难，坐位缓解。多次行硬膜外固醇类注射，可短期缓解症状，物理治疗效果不佳。运动感觉查体正常（图 7.1~ 图 7.4）。

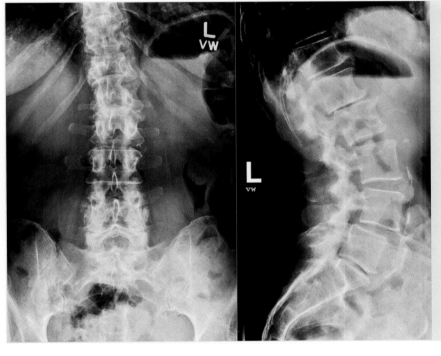

图 7.1　站立位腰椎正侧位 X 线片

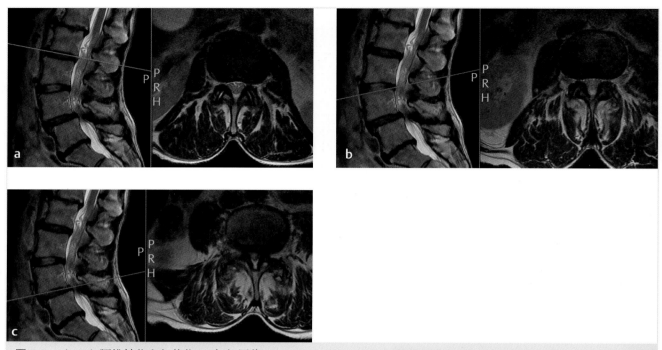

图 7.2 （a~c）腰椎轴位和矢状位 T2 加权图像。L2~L3、L3~L4、L4~L5 椎管狭窄，L4~L5 退变性滑脱

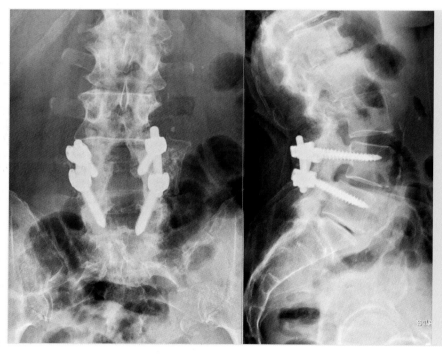

图 7.3 L2~L3、L3~L4、L4~L5 开放减压，L4~L5 内固定融合术后正侧位片。术后行走能力恢复，右下肢症状缓解

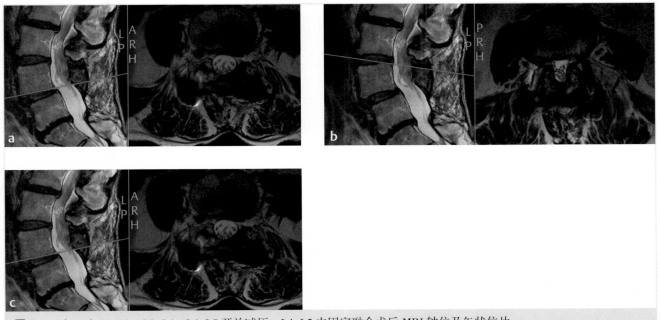

图 7.4 （a~c）L2~L3、L3~L4、L4~L5 开放减压，L4~L5 内固定融合术后 MRI 轴位及矢状位片

7.8.2 病例 2

79 岁男性，多种基础病，双臀部疼痛及下肢放射痛 18 个月。患者诉站立时下肢疼痛发沉，行走时加重。激素注射症状短期缓解。理疗效果不佳。查体患者前倾位站立。感觉运动正常，反射正常（图 7.5~ 图 7.7）。

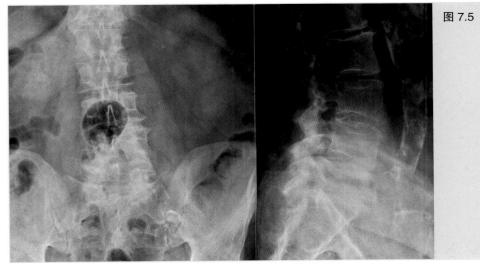

图 7.5 腰椎正侧位片

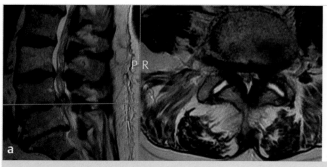
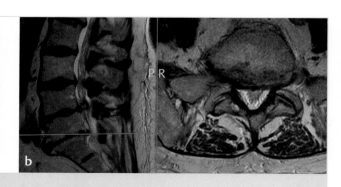

图 7.6 腰椎 MRI 矢状位和轴位。L4~L5 和 L5~S1 椎管狭窄

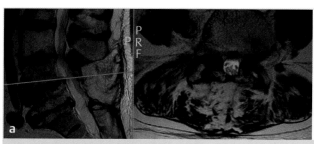
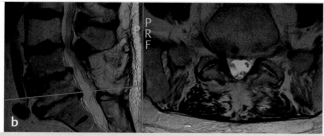

图 7.7 L4~L5 椎板切除减压术后 MRI 矢状位和轴位。术后患者行走能力恢复、前倾体位改善，跛行症状完全缓解

7.9 模拟执业考题

1. 75 岁女性，下肢痛，站立时加重，坐立时缓解。患者自诉只能行走 50m，倚靠购物车或行人可以行走稍远。理疗、非甾体类抗炎药、一次椎管内注射短暂缓解但症状反复。屈伸位片未见失稳。MRI 相应节段神经根和脑脊液不可见。下一步如何处置？
   a. 血管外科会诊，排除血管源性跛行
   b. 继续理疗
   c. 再行椎管注射
   d. 减压手术不做融合

2. 下列哪位椎管狭窄患者应用单节段棘突间装置获益最大？
   a. 70 岁男性，心脏病史，行走约 30m 后需坐缓解症状
   b. 65 岁女性，腰椎管狭窄症状，下行时摔倒致桡骨远端骨折
   c. 69 岁男性，多种基础病，椎管狭窄合并滑脱
   d. 75 岁女性，两节段椎管严重狭窄，前屈位不能缓解

3. 68 岁男性，严重双臀部和下肢症状，跛行，理疗和多次注射无效。踝肱指数正常。MRI 示两节段严重中央型椎管狭窄。你参与手术减压讨论，下列哪项最影响预后？
   a. 抑郁史

   b. 吸烟史
   c. 多节段狭窄
   d. 基础病史

4. 微创手术特点包括？
   a. 椎旁肌失神经支配少
   b. 出血少
   c. 硬膜损伤率低
   d. 住院时间短

5. 哪项被证明可以保留活动度同时维持节段稳定性？
   a. 节段椎弓根固定
   b. X–STOP 棘突间装置
   c. 节段峡部固定
   d. 椎板间动态固定系统（Coflex）

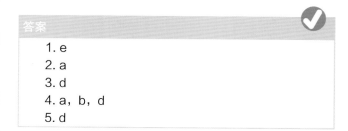

答案
1. e
2. a
3. d
4. a, b, d
5. d

参考文献

[1] Administration on Aging. A Profile of Older Americans: 2015. US Department of Health and Human Services; 2015.

[2] Ishimoto Y, Yoshimura N, Muraki S, et al. Prevalence of symptomatic

lumbar spinal stenosis and its association with physical performance in a population-based cohort in Japan: The Wakayama Spine Study. Osteoarthr Cartil. 2012. doi:10.1016/j.joca.2012.06.018.

[3] Sasaki K. Magnetic resonance imaging findings of the lumbar root pathway in patients over 50 years old. Eur Spine J. 1995; 4(2):71–76.

[4] Jansson KÅ, Blomqvist P, Granath F, Németh G. Spinal stenosis surgery in Sweden 1987–1999. Eur Spine J. 2003; 12(5): 535–541.

[5] Deyo RA, Gray DT, Kreuter W, Mirza S, Martin BI. United States trends in lumbar fusion surgery for degenerative conditions. Spine(Phila Pa 1976). 2005; 30(12):1441–1445, discussion 1446–1447.

[6] Louie PK, Paul JC, Markowitz J, et al. Stability-preserving decompression in degenerative versus congenital spinal stenosis: demographic patterns and patient outcomes. Spine J. 2017; 17(10):1420–1425.

[7] Singh K, Samartzis D, Vaccaro AR, et al. Congenital lumbar spinal stenosis: a prospective, control-matched, cohort radiographic analysis. Spine J. 2005; 5(6):615–622.

[8] Kitab SA, Alsulaiman AM, Benzel EC. Anatomic radiological variations in developmental lumbar spinal stenosis: a prospective, control-matched comparative analysis. Spine J. 2014; 14(5):808–815.

[9] Kalichman L, Cole R, Kim DH, et al. Spinal stenosis prevalence and association with symptoms: the Framingham Study. Spine J. 2009; 9(7):545–550.

[10] Boden SD, Davis DO, Dina TS, Patronas NJ, Wiesel SW. Abnormal magnetic-resonance scans of the lumbar spine in asymptomatic subjects: a prospective investigation. J Bone Joint Surg Am. 1990; 72(3):403–408.

[11] Atlas SJ, Deyo RA, Keller RB, et al. The Maine Lumbar Spine Study, Part II. 1-year outcomes of surgical and nonsurgical management of sciatica. Spine. 1996; 21(15): 1777–1786.

[12] Simotas AC, Dorey FJ, Hansraj KK, Cammisa F, Jr. Nonoperative treatment for lumbar spinal stenosis: clinical and outcome results and a 3-year survivorship analysis. Spine. 2000; 25(2):197–203, 203–204.

[13] Weinstein JN, Tosteson TD, Lurie JD, et al. Surgical versus nonoperative treatment for lumbar spinal stenosis four-year results of the Spine Patient Outcomes Research Trial. Spine. 2010; 35(14):1329–1338.

[14] Malmivaara A, Slätis P, Heliövaara M, et al. Finnish Lumbar Spinal Research Group. Surgical or nonoperative treatment for lumbar spinal stenosis? A randomized controlled trial. Spine. 2007; 32(1):1–8.

[15] Melancia JL, Francisco AF, Antunes JL. Spinal stenosis. In: Neurologic Aspects of Systemic Disease Part I; 2014.

[16] Djurasovic M, Glassman SD, Carreon LY, Dimar JR, II. Contemporary management of symptomatic lumbar spinal stenosis. Orthop Clin North Am. 2010; 41(2):183–191.

[17] Butler D, Trafimow JH, Andersson GBJ, McNeill TW, Huckman MS. Discs degenerate before facets. Spine. 1990; 15(2): 111–113.

[18] Fischgrund JS, Mackay M, Herkowitz HN, Brower R, Montgomery DM, Kurz LT. 1997 Volvo Award winner in clinical studies. Degenerative lumbar spondylolisthesis with spinal stenosis: a prospective, randomized study comparing decompressive laminectomy and arthrodesis with and without spinal instrumentation. Spine. 1997; 22(24): 2807–2812.

[19] Dommisse GF, Grobler L. Arteries and veins of the lumbar nerve roots and cauda equina. Clin Orthop Relat Res. 1976 (115):22–29.

[20] Akuthota V, Lento P, Sowa G. Pathogenesis of lumbar spinal stenosis pain: why does an asymptomatic stenotic patient flare? In: Physical Medicine and Rehabilitation Clinics of North America.; 2003. doi:10.1016/S1047–9651(02)00078–5.

[21] Yamada K, Matsuda H, Nabeta M, Habunaga H, Suzuki A, Nakamura H. Clinical outcomes of microscopic decompression for degenerative lumbar foraminal stenosis: a comparison between patients with and without degenerative lumbar scoliosis. Eur Spine J. 2011; 20(6):947–953.

[22] Alsaleh K, Ho D, Rosas-Arellano MP, Stewart TC, Gurr KR, Bailey CS. Radiographic assessment of degenerative lumbar spinal stenosis: is MRI superior to CT? Eur Spine J. 2017; 26 (2):362–367.

[23] Alyas F, Connell D, Saifuddin A. Upright positional MRI of the lumbar spine. Clin Radiol. 2008; 63(9):1035–1048.

[24] Cowley P. Neuroimaging of spinal canal stenosis. Magn Reson Imaging Clin N Am. 2016; 24(3):523–539.

[25] Barz T, Melloh M, Staub L, et al. The diagnostic value of a treadmill test in predicting lumbar spinal stenosis. Eur Spine J. 2008; 17(5):686–690.

[26] Rainville J, Childs LA, Peña EB, et al. Quantification of walking ability in subjects with neurogenic claudication from lumbar spinal stenosis: a comparative study. Spine J. 2012; 12(2):101–109.

[27] Kinder A, Filho FP, Ribeiro E, et al. Magnetic resonance imaging of the lumbar spine with axial loading: a review of 120 cases. Eur J Radiol. 2012; 81(4):e561–e564.

[28] Harrop JS, Hilibrand A, Mihalovich KE, Dettori JR, Chapman J. Cost-effectiveness of surgical treatment for degenerative spondylolisthesis and spinal stenosis. Spine. 2014; 39(22) Suppl 1:S75–S85.

[29] Eun SS, Lee HY, Lee SH, Kim KH, Liu WC. MRI versus CT for the diagnosis of lumbar spinal stenosis. J Neuroradiol. 2012; 39(2):104–109.

[30] Lurie JD, Tosteson AN, Tosteson TD, et al. Reliability of readings of magnetic resonance imaging features of lumbar spinal stenosis. Spine. 2008; 33(14):1605–1610.

[31] Schönström N, Lindahl S, Willén J, Hansson T. Dynamic changes in the dimensions of the lumbar spinal canal: an experimental study in vitro. J Orthop Res. 1989; 7(1):115–121.

[32] Lee GY, Lee JW, Choi HS, Oh KJ, Kang HS. A new grading system of lumbar central canal stenosis on MRI: an easy and reliable method. Skeletal Radiol. 2011; 40(8):1033–1039.

[33] Park HJ, Kim SS, Lee YJ, et al. Clinical correlation of a new practical MRI method for assessing central lumbar spinal stenosis. Br J Radiol. 2013; 86(1025):20120180.

[34] Avadhani A, Rajasekaran S, Shetty AP. Comparison of prognostic value of different MRI classifications of signal intensity change in cervical spondylotic myelopathy. Spine J. 2010; 10(6):475–485.

[35] Fernández de Rota JJ, Meschian S, Fernández de Rota A, Urbano V, Baron M. Cervical spondylotic myelopathy due to chronic compression: the role of signal intensity changes in magnetic resonance images. J Neurosurg Spine. 2007; 6(1):17–22.

[36] Mastronardi L, Elsawaf A, Roperto R, et al. Prognostic relevance of the postoperative evolution of intramedullary spinal cord changes

in signal intensity on magnetic resonance imaging after anterior decompression for cervical spondylotic myelopathy. J Neurosurg Spine. 2007; 7(6):615–622.

[37] Verbiest H. Pathomorphologic aspects of developmental lumbar stenosis. Orthop Clin North Am. 1975; 6(1):177–196.

[38] Arnoldi CC, Brodsky AE, Cauchoix J, et al. Lumbar spinal stenosis and nerve root entrapment syndromes: definition and classification. Clin Orthop Relat Res. 1976(115):4–5.

[39] Schroeder GD, Kurd MF, Vaccaro AR. Lumbar spinal stenosis: how is it classified? J Am Acad Orthop Surg. 2016; 24(12): 843–852.

[40] Albert HB, Manniche C. The efficacy of systematic active conservative treatment for patients with severe sciatica: a single-blind, randomized, clinical, controlled trial. Spine. 2012; 37(7):531–542.

[41] Prateepavanich P, Thanapipatsiri S, Santisatisakul P, Somshevita P, Charoensak T. The effectiveness of lumbosacral corset in symptomatic degenerative lumbar spinal stenosis. J Med Assoc Thai. 2001; 84(4):572–576.

[42] Botwin KP, Gruber RD, Bouchlas CG, et al. Fluoroscopically guided lumbar transformational epidural steroid injections in degenerative lumbar stenosis: an outcome study. Am J Phys Med Rehabil. 2002; 81(12):898–905.

[43] Ng L, Chaudhary N, Sell P. The efficacy of corticosteroids in periradicular infiltration for chronic radicular pain: a randomized, double-blind, controlled trial. Spine. 2005; 30 (8):857–862.

[44] Peul WC, van den Hout WB, Brand R, Thomeer RTWM, Koes BW, Leiden-The Hague Spine Intervention Prognostic Study Group. Prolonged conservative care versus early surgery in patients with sciatica caused by lumbar disc herniation: two year results of a randomised controlled trial. BMJ. 2008; 336 (7657):1355–1358.

[45] Atlas SJ, Keller RB, Wu YA, Deyo RA, Singer DE. Long-term outcomes of surgical and nonsurgical management of lumbar spinal stenosis: 8 to 10 year results from the Maine Lumbar Spine Study. Spine (03622436). 2005; 30(8): 936–943.

[46] Moghimi MH, Leonard DA, Cho CH, et al. Virtually bloodless posterior midline exposure of the lumbar spine using the "para-midline" fatty plane. Eur Spine J. 2016; 25(3): 956–962.

[47] Hoppenfeld S, DeBoer P, Buckley R. Surgical Exposures in Orthopaedics: The Anatomic Approach. 4th ed. Philadelphia: Walters Kluwer/Lippincott Williams & Wilkins Health; 2009.

[48] Rothman, Richard H, Frederick A. Simeone, Harry N. In: Posterior and Lateral Approaches. Herkowitz. Rothman-Simeone, the Spine: Vol. 1. Philadelphia, PA: Saunders Elsevier; 2006.

[49] O' Leary PF, McCance SE. Distraction laminoplasty for decompression of lumbar spinal stenosis. Clin Orthop Relat Res. 2001(384):26–34.

[50] Kakiuchi M, Fukushima W. Impact of spinous process integrity on ten to twelve-year outcomes after posterior decompression for lumbar spinal stenosis: study of open-door laminoplasty using a spinous process-splitting approach. J Bone Joint Surg Am. 2015; 97(20):1667–1677.

[51] Matsui H, Tsuji H, Sekido H, Hirano N, Katoh Y, Makiyama N. Results of expansive laminoplasty for lumbar spinal stenosis in active manual workers. Spine (Philadelphia, PA: 1976). 1992 Mar;17(3 Suppl): S37-40.

[52] Aizawa T, Ozawa H, Kusakabe T, et al. Reoperation rates after fenestration for lumbar spinal canal stenosis: a 20-year period survival function method analysis. Eur Spine J. 2015; 24 (2):381–387.

[53] Young S, Veerapen R, O' Laoire SA. Relief of lumbar canal stenosis using multilevel subarticular fenestrations as an alternative to wide laminectomy: preliminary report. Neurosurgery. 1988; 23(5):628–633.

[54] Yoshimoto M, Takebayashi T, Kawaguchi S, et al. Minimally invasive technique for decompression of lumbar foraminal stenosis using a spinal microendoscope: technical note. Minim Invasive Neurosurg. 2011; 54(3):142–146.

[55] Deinsberger R, Kinn E, Ungersböck K. Microsurgical treatment of juxta facet cysts of the lumbar spine. J Spinal Disord Tech. 2006; 19(3):155–160.

[56] Chopko B, Caraway DL. MiDAS I (mild Decompression Alternative to Open Surgery): a preliminary report of a prospective, multi-center clinical study. Pain Physician. 2010; 13(4): 369–378.

[57] Junhui L, Zhengbao P, Wenbin X, et al. Comparison of pedicle fixation by the Wiltse approach and the conventional posterior open approach for thoracolumbar fractures, using MRI, histological and electrophysiological analyses of the multifidus muscle. Eur Spine J. 2017; 26(5):1506–1514.

[58] Kim K-T, Lee S-H, Suk K-S, Bae S-C. The quantitative analysis of tissue injury markers after mini-open lumbar fusion. Spine. 2006; 31(6):712–716.

[59] Asgarzadie F, Khoo LT. Minimally invasive operative management for lumbar spinal stenosis: overview of early and long-term outcomes. Orthop Clin North Am. 2007; 38(3): 387–399, abstract vi–vii.

[60] Komp M, Hahn P, Merk H, Godolias G, Ruetten S. Bilateral operation of lumbar degenerative central spinal stenosis in full-endoscopic interlaminar technique with unilateral approach: prospective 2-year results of 74 patients. J Spinal Disord Tech. 2011; 24(5):281–287.

[61] Hatta Y, Shiraishi T, Sakamoto A, et al. Muscle-preserving interlaminar decompression for the lumbar spine: a minimally invasive new procedure for lumbar spinal canal stenosis. Spine. 2009; 34(8):E276–E280.

[62] Chiu JC. Interspinous process decompression (IPD) system (X-STOP) for the treatment of lumbar spinal stenosis. Surg Technol Int. 2006; 15:265–275.

[63] Lauryssen C. Appropriate selection of patients with lumbar spinal stenosis for interspinous process decompression with the X STOP device. Neurosurg Focus. 2007; 22(1):E5.

[64] Goyal A, Goel VK, Mehta A, Dick D, Chinthakunta SR, Ferrara L. Cyclic loads do not compromise functionality of the interspinous spacer or cause damage to the spinal segment: an in vitro analysis. J Long Term Eff Med Implants. 2008; 18(4): 289–302.

[65] Herkowitz HN, Kurz LT. Degenerative lumbar spondylolisthesis with spinal stenosis: a prospective study comparing decompression with decompression and intertransverse process arthrodesis. J Bone Joint Surg Am. 1991; 73(6): 802–808.

[66] Ghogawala Z, Dziura J, Butler WE, et al. Laminectomy plus fusion versus laminectomy alone for lumbar spondylolisthesis. N Engl J Med. 2016; 374(15):1424–1434.

[67] Deyo RA, Cherkin DC, Ciol MA. Adapting a clinical comorbidity

index for use with ICD-9-CM administrative databases. J Clin Epidemiol. 1992; 45(6):613–619.

[68] Oppenheimer JH, DeCastro I, McDonnell DE. Minimally invasive spine technology and minimally invasive spine surgery: a historical review. Neurosurg Focus. 2009; 27(3):E9.

[69] Guiot BH, Khoo LT, Fessler RG. A minimally invasive technique for decompression of the lumbar spine. Spine. 2002; 27 (4):432–438.

[70] Palmer S. Use of a tubular retractor system in microscopic lumbar discectomy: 1 year prospective results in 135 patients. Neurosurg Focus. 2002; 13(2):E5.

[71] Parker SL, Adogwa O, Davis BJ, et al. Cost-utility analysis of minimally invasive versus open multilevel hemilaminectomy for lumbar stenosis. J Spinal Disord Tech. 2013; 26(1):42–47.

[72] Palmer S, Turner R, Palmer R. Bilateral decompression of lumbar spinal stenosis involving a unilateral approach with microscope and tubular retractor system. J Neurosurg. 2002; 97(2) Suppl:213–217.

[73] Mobbs RJ, Li J, Sivabalan P, Raley D, Rao PJ. Outcomes after decompressive laminectomy for lumbar spinal stenosis: comparison between minimally invasive unilateral laminectomy for bilateral decompression and open laminectomy: clinical article. J Neurosurg Spine. 2014; 21(2): 179–186.

[74] Yagi M, Okada E, Ninomiya K, Kihara M. Postoperative outcome after modified unilateral-approach microendoscopic midline decompression for degenerative spinal stenosis. J Neurosurg Spine. 2009; 10(4):293–299.

[75] Chopko BW. A novel method for treatment of lumbar spinal stenosis in high-risk surgical candidates: pilot study experience with percutaneous remodeling of ligamentum flavum and lamina. J Neurosurg Spine. 2011; 14(1):46–50.

[76] Wilkinson JS, Fourney DR. Failure of percutaneous remodeling of the ligamentum flavum and lamina for neurogenic claudication. Neurosurgery. 2012; 71(1):86–92.

[77] Fu K-MG, Smith JS, Polly DW, Jr, et al. Morbidity and mortality in the surgical treatment of 10,329 adults with degenerative lumbar stenosis. J Neurosurg Spine. 2010; 12 (5):443–446.

[78] Senker W, Meznik C, Avian A, Berghold A. Perioperative morbidity and complications in minimal access surgery techniques in obese patients with degenerative lumbar disease. Eur Spine J. 2011; 20(7):1182–1187.

[79] Pao J-L, Chen W-C, Chen P-Q. Clinical outcomes of microendoscopic decompressive laminotomy for degenerative lumbar spinal stenosis. Eur Spine J. 2009; 18(5):672–678.

推荐阅读

[1] Boden SD, Davis DO, Dina TS, Patronas NJ, Wiesel SW. Abnormal magnetic-resonance scans of the lumbar spine in asymptomatic subjects. A prospective investigation. J Bone Joint Surg Am. 1990; 72(3):403–408.

[2] Fairbank JC, Pynsent PB. The Oswestry Disability Index. Spine. 2000; 25(22):2940–2952, discussion 2952 Review.

[3] Fischgrund JS, Mackay M, Herkowitz HN, Brower R, Montgomery DM, Kurz LT. 1997 Volvo Award winner in clinical studies. Degenerative lumbar spondylolisthesis with spinal stenosis: a prospective, randomized study comparing decompressive laminectomy and arthrodesis with and without spinal instrumentation. Spine. 1997; 22(24):2807–2812.

[4] Herkowitz HN, Kurz LT. Degenerative lumbar spondylolisthesis with spinal stenosis. A prospective study comparing decompression with decompression and intertransverse process arthrodesis. J Bone Joint Surg Am. 1991; 73(6):802–808.

[5] Jensen MC, Brant-Zawadzki MN, Obuchowski N, Modic MT, Malkasian D, Ross JS. Magnetic resonance imaging of the lumbar spine in people without back pain. N Engl J Med. 1994; 331(2):69–73.

[6] Verbiest H. A radicular syndrome from developmental narrowing of the lumbar vertebral canal. J Bone Joint Surg Br. 1954; 36-B (2):230–237.

[7] Weinstein JN, Tosteson TD, Lurie JD, et al. Surgical versus nonoperative treatment for lumbar spinal stenosis four-year results of the spine patient outcomes research trial. Spine (Phila Pa 1976). Zdeblick TA. A prospective, randomized study of lumbar fusion. Preliminary results. Spine. 1993; 18(8):983–991.

第8章 退行性腰椎滑脱

Craig Forsthoefel, Kris Siemionow

摘要

退行性腰椎滑脱是腰椎关节炎改变的结果，通常发生在L4~L5，由于椎管狭窄的存在可导致轴性腰痛和神经源性跛行。椎管狭窄是由于不稳定椎体半脱位的后方结构对椎管的侵占所致。椎间孔的狭窄是由于椎间盘高度的丢失和小关节病变所导致。患者经常会主诉由于椎管狭窄导致的腿和臀部的疼痛以及由于椎体不稳定导致的在身体前倾时出现的下背部疼痛。评估方面包括腰椎站立正侧位、过屈过伸位X线片以及腰椎磁共振成像（MRI）。初始治疗有保守治疗，包括物理治疗、非甾体抗炎药和改变不良的活动。如果保守治疗3个月无效，建议手术治疗。腰椎椎板切除加后外侧融合仍然是治疗的金标准。其他技术，如椎间融合，也有类似的结果，但椎间融合可以通过增加椎间孔的面积达到间接减压的效果。微创技术有一些额外的获益，如减少失血、降低疼痛评分，以及更短的恢复时间。在功能评分、腰痛和腿痛的缓解方面，手术效果有利于非手术治疗。

关键词：腰椎滑脱，椎间融合，后外侧融合，椎管狭窄，内固定

8.1 引言

退行性脊椎滑脱（DS）是指一个椎体在另一椎体上滑移的疾病，可导致脊柱相关症状，最常发生在L4~L5节段。侧位X线片显示，L4椎体位于L5椎体前方。然而，这种情况几乎可以发生在任何脊柱节段，或者出现后滑移，并伴有上位椎体向后方半脱位。这种病理变化的出现是由于存在椎间盘的退变，导致脊柱节段不稳定，从而出现影像学上的滑脱表现（图8.1）。同参与腰椎过度伸展活动的年轻运动员所发生的峡部裂性腰椎滑脱相比，退行性滑脱保留了后部结构和椎体的连接。在高度滑脱的病例中，这会导致更严重的椎管狭窄。由于这种差异，DS被称为假性腰椎滑脱。

流行病学

DS的发病率约为4.1%，但只有一小部分患者需要手术治疗。50岁以下的患者很少受到影响，因为这种情况发生在椎间盘退行性病变的情况下。女性较男性更为常见，发病率为4∶1，这被认为是由于与月经周期有关的激素变化引起的韧带松弛所致的。此外，非裔美国人往往更容易受到影响，这被认为是继发于腰椎前凸减少和L5椎体骶骨化增加，导致更大的力传递到L4~L5节段。

8.2 发病机制

正如前面所述，其病理变化起始于腰椎退变导致的不稳定。影像学上，表现为椎间盘高度的丢失和关节突关节炎性改变，从而进一步形成不稳定。这导致上位椎体相对于下位椎体向前沉降，在大约70%的时间里都会发生这种情况。除此之外，还会出现反向滑脱的情况，但不太常见。此外，当不稳定节段以冠状变形的方式沉降时，可发生退行性脊柱侧凸，这可导致椎间孔狭窄恶化。

矢状位方向的关节突可以增加不稳定性，因为这种形态降低了"骨钩"对抗剪切力的功效（图8.2），这种异常被认为是继发于退行性改变，而不是先天性异常。除了冠状位朝向的关节突关节外，L5骶化（图8.3）、椎体和L5~S1的冠状面排列也与DS有关。这

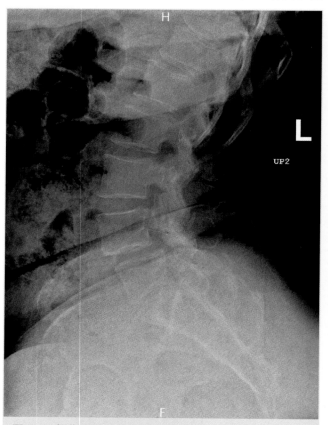

图8.1 侧位X线片显示L4~L5滑脱

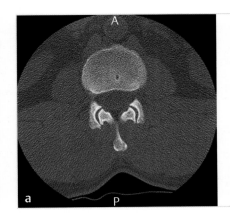
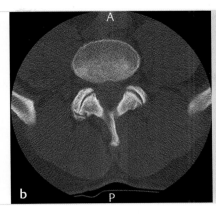

图8.2　（a）轴位 CT 显示矢状位排列的小关节突。（b）轴位 CT 显示更多冠状位排列的小关节突

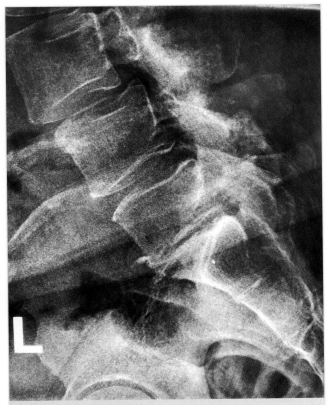

图8.3　滑脱椎体的侧位片

些变异产生更大的力传递到 L4~L5 节段，导致更大的滑移力，再加上该节段的退行性改变，可导致 L4~L5 节段的整体前移。

L4~L5 前滑脱的症状可能与椎间盘源性疼痛、小关节疼痛或神经系统疼痛有关。神经系统症状与特定的神经根受压以及其在椎管或椎间孔内的位置有关。如果由于 L4~L5 小关节的肥大性关节炎改变而导致侧隐窝狭窄，则 L5 神经根受压。这会导致脚背疼痛和蹲长伸肌无力。此外，如果 L4 椎体半脱位导致椎间孔狭窄，并伴有 L4~L5 椎间盘突出和卡压，则 L4 神经根会受到影响。这可能引起胫骨区域疼痛以及胫骨前肌无力，可能导致垂足。如果 L4~L5 节段高度滑脱，肥厚

的黄韧带和膨胀的椎间盘可侵犯椎管，导致椎管狭窄，表现为典型的神经源性跛行。

8.3　临床表现

退行性滑脱患者最常见的主诉是腰痛。疼痛通常由前屈位站直而加剧，这源于脊柱节段的不稳定，导致椎体终板的异常负荷，称为机械性腰痛。许多患者会用手撑着大腿行走，以避免加剧疼痛。此外，小关节退行性变过程中的下背部伸展可能导致疼痛加剧。

当 Meyerding 滑脱程度较高时，后结构因素可导致椎管狭窄和神经源性跛行。压迫会导致受累神经根的缺氧，腰部后伸加重，前倾减轻，因为前倾增加了神经孔的表面积。疼痛通常会从患者的臀部扩散到大腿。常见的临床体征是"购物车"征，它是指与挺直行走比起来，斜靠购物车时疼痛会改善。通常，这须与血管性跛行鉴别，在这种情况下，腿部活动时有类似的疼痛，但直立休息时会改善。相应地，骑自行车与血管性跛行相比，引起的神经性疼痛更小。

患者也可能由于神经根受压而出现神经根症状。根据受影响的神经根，会有不同的运动和感觉异常表现。当 L4~L5 节段受累时，侧隐窝狭窄会影响行走根，会累及 L5 神经根。椎间盘极外侧突出和小关节肥大会导致椎间孔狭窄，影响出口根，也就是 L4 神经根。当 L4 神经根受累时，胫骨上会有疼痛并伴有胫骨前肌无力。同样的，L5 神经根压迫会导致脚背疼痛，以及蹲长伸肌和髋外展肌无力。

临床表现

患者可以弯腰行走，也被称为腰椎前倾，其特征是臀部弯曲，膝盖弯曲，腰椎前凸不足。滑脱节段与脊柱的其他退行性椎间盘改变一起导致腰椎前凸降低和随后的矢状位不平衡。同样，这使患者采取弯腰姿势，以减少狭窄症状。为了矫正不平衡，提高负重时的肌肉效率，患者会先伸展髋部，然后弯曲膝关节，增加骨盆后倾。体检将显示髋关节屈曲挛缩和紧绷的

腘绳肌。腰椎触诊可能会在高度滑脱中发现骨性台阶，但这种情况在 DS 中仍然很少见。大多数患者的运动和感觉检查正常，但根据神经根病的严重程度，也可能有症状。然而，侧隐窝狭窄比中央隐窝狭窄有更严重的运动功能障碍。让患者直立起来会进一步引起疼痛，这会引起神经根出口的狭窄。

由于许多患者会抱怨腿部或臀部疼痛，并可能有膝关节或髋关节炎并存，所以应该进行一个完整的髋关节和膝关节的检查。大多数情况下，髋关节炎性疼痛的患者会抱怨腹股沟疼痛，而椎管狭窄和椎间盘源性腰痛的患者会出现臀部疼痛。为了得到正确的检查和诊断，鉴别这些部位是至关重要的。同样，膝关节骨性关节炎可表现为膝关节疼痛，严重时可表现为近端和远端放射状疼痛，可与神经根病混淆。在这种情况下，活动膝盖会引起疼痛，而直腿抬高也会引起疼痛。在模棱两可的情况下，诊断和治疗性的皮质类固醇注射可以帮助阐明主要的疼痛来源。

8.4　影像学检查

包括屈伸位在内的 X 线片将显示退行性滑脱患者是否存在潜在的不稳定性。与相邻节段相比，动态不稳定节段将会有大于 4 mm 的平移或 10° 的角度变化。磁共振成像（MRI）上存在的真空椎间盘现象和小关节融合也与节段的不稳定性有关。侧位 X 线片可显示腰椎滑脱的存在。

当有神经根病或椎管狭窄症的相关症状和体征时，磁共振成像可确定病理来源。在轴位和矢状位 T2 MRI 上可以最好地确定神经受压。另外，轴位 MRI T2 像可以显示小关节积液，这是一个有报道的节段不稳定的发现。计算机断层扫描（CT）也可以用来收集更多的骨骼细节，特别是在手术计划方面。疑似骨质疏松症的患者应该进行 DXA 扫描，以确定他们是否需要在手术前进行骨质健康程度优化，或者他们是否适合行椎间融合术。

8.5　分型

8.5.1　Wiltse 分型

Wiltse 分型根据发现的病因将腰椎滑脱分为两组。在本分类方案下，DS 为 III X 型。以下简要描述了分类系统：
1. Ⅰ 型：发育不良
2. Ⅱ 型：峡部裂（分为 3 个 Ⅱ 型）
　　（1）A：峡部疲劳断裂
　　（2）B：峡部因应力骨折多次愈合
　　（3）C：急性峡部骨折

3. Ⅲ 型：退行性变
4. Ⅳ 型：创伤性
5. Ⅴ 型：肿瘤

8.5.2　Meyerding 分型

Meyerding 分类根据不稳定椎体的椎体长度与下位椎体长度的百分比对前脱位程度进行分型。
1. Ⅰ 型：0~25%
2. Ⅱ 型：26%~50%
3. Ⅲ 型：51%~75%
4. Ⅳ 型：76%~100%
5. Ⅴ 型：>100%，也称为脊椎下垂

与峡部裂型腰椎滑脱不同，考虑到后弓保持完整，大于 Ⅱ 型的 DS 滑脱是罕见的。此外，随着退行性变的进行发展，不稳定节段趋向于稳定的变化，包括骨赘、韧带肥厚和软骨下硬化的形成。

8.6　治疗

8.6.1　非手术治疗

除非情况严重，否则通常首先采用非手术措施。一个物理治疗的过程，重点是核心肌群力量和肌腱灵活性的加强，改善运动方式，而且非甾体类抗炎药对于大多数有症状的患者是有效的。如果这些最初的保守治疗方案失败，硬膜外类固醇注射是下一个候选治疗方案。如果有神经根病伴皮肤痛的症状和体征，加巴喷丁可在上述方案之外使用。

8.6.2　手术适应证

保守治疗在 DS 的治疗中往往非常有效，只有10%~15% 的患者需要手术治疗。6 个月的适当物理治疗和止痛方案被认为是保守治疗失败的临界时间。但是，如果患者出现进行性神经功能缺损、肠道或膀胱症状，或出现马尾综合征等外科急症，应立即进行外科减压。

8.6.3　手术方式

手术治疗的目的是神经减压和稳定脊柱。在节段相对稳定的情况下，可以单独行椎板切除术。相对稳定性定义为无机械性腰痛，关节突角度 <50°，腰椎滑脱运动 <1.25 mm，椎间盘高度 <6.5 mm，广泛骨赘和关节突肥大伴硬化。这对于治疗风险较高的患者尤其有吸引力，因为由于有限的手术暴露和器械使用可以缩短手术时间和减少失血。此外，它具有较低的花费，但代价是不能解决固有的不稳定性。多项研究表明，与后外侧融合术相比，滑脱进展伴有持续的椎管狭窄

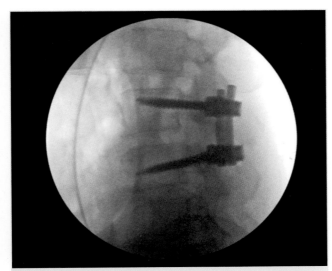

图 8.4　后外侧融合脊柱内固定的侧位透视图像。腰椎滑脱复位采用后路脊柱内固定

症状的患者再手术率更高。这些病例成功地用后外侧融合和内固定治疗。

减压后外侧融合术仍然是治疗 DS 的金标准（图8.4）外科手术包括标准的椎板切除术，然后在受累椎体的横突和下位椎体的横突（通常是 L4~L5）之间融合。这可以用内固定和非内固定进行，两者在短期结果上没有区别。有研究报道，器械融合率较高，在非器械融合中，假性关节病继发的长期并发症较高。出于这个原因，大多数外科医生选择器械融合而不是非器械融合。为了获得足够的表面积进行融合，后外侧融合需要暴露横突而不是单纯的椎板减压。与单纯椎板切除术相比，后外侧融合再次手术率明显降低，翻修病例需处理相邻节段的退变。此外，与单纯椎板切除术相比，融合有更高的 SF-36 评分改善。

腰椎融合的邻近节段退变被认为是由于邻近节段对融合节段的反应而增加运动的结果。较新的技术，包括减压椎板切除术加插入能稳定节段但允许运动的椎板间装置。据报道，与部分患者的腰椎融合术相比，保留腰椎运动有较高的成功率和相当的疗效。失败的病例随后改为腰椎融合术，成功率高。棘突骨折是可能的并发症，发生率大约 14%，但这尚未被证明会影响结果。

椎体间融合取代了横突间融合，取得了很高的成功率。有许多方法来实现这项技术，但成功的原因是其与后外侧融合相比增加了融合面积。一些外科医生建议对翻修病例保留使用椎间融合。椎间融合器置入后，会重建原始椎间盘高度，减少腰椎滑脱，恢复腰椎前凸，进一步的实现节段的减压。这些目标的实现往往取决于技术方面。这个过程进一步稳定了前柱，可以矫正后凸畸形。然而，椎间装置硬度的增加会导

致邻近节段疾病。当有骨质疏松时，薄弱的椎体终板会导致植入物下沉和压缩性骨折。

经椎间孔腰椎椎间融合（TLIF）与后外侧融合术的手术入路非常相似；然而，目前更加追求单侧的做法。椎间盘间隙准备好，允许置入椎间装置，同时通过椎间孔切开术和部分小关节切除术直接减压受影响的神经根。此外，考虑到可以辅助后路内固定，这种单一入路可以实现全面的融合。与后路腰椎椎体间融合术（PLIF）相比，这种方法确实有一些优点。由于椎间装置和置入物从外侧入路插入椎间盘间隙，硬膜牵拉较少，因此潜在的神经并发症较少。此外，还有机会实现节段的直接和间接减压。然而，这种方法也有一些挑战，因为它将神经根直接暴露于手术区域，然后通过狭窄的通道置入椎间融合器。

采用类似的方法，PLIF 采用直接后入路放置带移植骨的椎间融合器。与 TLIF 非常相似，它可以矫正后凸，神经减压和环形融合。这就需要广泛的椎板切除术和部分小关节切除，以允许椎间融合器的放置，从而实现神经的直接减压。此外，这种方法需要牵拉硬膜，通常比 TLIF 手术的牵拉程度更大，这可能导致硬膜损伤和神经根损伤。与 TLIF 的旁正中入路相比，这种方法利用了大家熟悉的后入路。

前路手术进行腰椎椎间融合（ALIF）避免了任何后路解剖和椎旁肌肉组织的破坏（图 8.5）。这种方法利用腹膜后空间，往往需要普通外科或血管外科医生的帮助。由于存在大血管，通常 L4~L5 和 L5~S1 是前路最容易到达的水平。然而，腰大肌前方入路利用腰大肌和大血管之间的自然间隙，可以进入 L2~L5。这种方法存在一些风险：特别是副交感神经丛受损时的

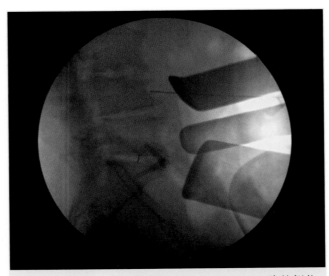

图 8.5　L5 和 S1 之间置入椎间装置的 ALIF 入路的侧位术中透视图像

逆行射精，与自体移植相比，BMP 相关的发生率更高（7.2% ∶ 0.6%）。此外，考虑到这些结构的邻近性，存在内脏和血管损伤以及交感神经链损伤的风险。

外侧腰椎间融合（LLIF 或 XLIF）是另一种可用于前方进入椎间盘间隙的技术。这种方法与 ALIF 入路相比是有优势的，因为它保留了前纵韧带。恢复椎间盘高度有助于减少腰椎滑脱。这还为整个结构提供了更多的前部稳定性。与 ALIF 手术非常相似，保留了后部结构，椎旁肌肉组织保持完整。然而，考虑到髂骨翼的存在，进入 L4~L5 可能有困难。手术入路需要牵拉腰大肌或穿过其肌腹，这可能导致术后腹股沟和大腿疼痛。而且，腰丛可能受损。如果血管或内脏损伤发生，由于手术通道的原因，处理起来极为困难。

微创技术在脊柱外科中越来越受到医生的青睐。与传统开放技术相比，围手术期指标（包括失血量、住院时间和活动恢复）在统计学上有所提高。随着对术中透视的依赖性增加，这些手术中的辐射暴露增加

了。此外，与通常的后入路相比，微创手术学习曲线长。

8.6.4　术后护理

术后 3 个月内不能提超过 10lb（1lb=0.45kg）的物体，以保护融合。大多数方案是在术后 6 周开始物理治疗，这时骨性愈合变得明显。如果恢复顺利，随访应持续到术后 2 年。并发症应长期随访，可能需要更多的随访研究，包括 CT 和 MRI。

8.6.5　预期结果

无论融合方法和途径如何，与非手术方式相比，所有接受手术的患者的功能结果评分、腰痛和腿部疼痛都会显著改善。这些发现在里程碑式的 SPORT 研究中有报道。其他研究报告了椎间融合（IBF）的短期疗效稍好，但长期随访 IBF 和 PLF 是差不多的。比较两种融合方法的荟萃分析得出结论，在结果方面没有差异。据报道，PLF 的一个优点是住院时间较短。

要点		

- DS 几乎总是发生在 L4~L5。
- 神经弓完好无损（与峡部裂性脊椎滑脱相比），可能导致椎管狭窄。
- 患者年龄几乎不低于 50 岁。
- 动态位影像的不稳定性定义为大于 4 mm 的平移或 10° 的角度变化。
- DS 通常不超过 30% 以上的滑移率，这是由于发病机制中发生的稳定退行性改变。
- 在考虑手术选择之前，保守治疗（包括非甾体抗炎药、物理治疗和运动改善）应至少持续 3 个月。
- 外科治疗 DS 的金标准是减压椎板切除术伴后外侧融合。
- IBF 可增加融合面积，间接减压，恢复椎间盘高度，矫正矢状位平衡。
- 与 ALIF 相比，LLIF 具有保留前纵韧带的额外优势。
- 微创手术与更快的恢复和更少的组织损伤相关，但具有更陡峭的学习曲线。

8.7　病例分析

8.7.1　病例 1

患者是一位 59 岁的女性，在接受手术前，她已

经在诊所治疗了 2 年。她最初的主诉是腰背部疼痛和双侧 L5、S1 的神经根性疼痛。她的运动和感觉检查不明显。在她第一次就诊时拍摄的腰椎 X 线片，显示 L4~L5 轻度 Ⅰ 级腰椎滑脱（图 8.6a）。她的症状最初是通过物理治疗、类固醇注射、美多乐和抗炎药来控制的。

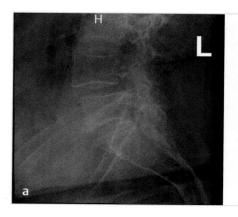
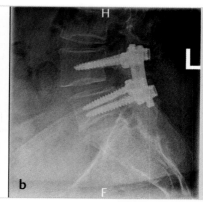

图 8.6　（a）L4~L5 腰椎滑脱的术前 X 线片。（b）术后 X 线片

然而，没有明显的缓解。她选择手术治疗，包括 L4 椎板切除减压、L5 半椎板切除，L4~L5 后外侧融合，后路脊柱内固定。在 10 周的随访中，患者报告双侧神经根疼痛完全缓解，但腰痛仍有少量残留。她术后 10 周的 X 线片如图 8.6b 所示。

8.7.2　病例 2

患者是一位 52 岁的女性，因数年的腰痛和偶发的右腿疼痛而就诊。非手术治疗方案尝试了多年，其中包括一些硬膜外类固醇注射，多个疗程的物理治疗和抗炎药物治疗。患者没有得到任何缓解，反而症状加重。她选择手术治疗，包括 L4 椎板切除术和减压，L4~L5 后外侧脊柱融合，L4~L5 后路脊柱内固定。她的术前 X 线片如图 8.7a 所示。采用双侧 Wiltse 后外侧入路。在 1 年的随访中，患者的神经根症状完全消失，

但有轻微的间歇性腰痛。她接受了物理治疗，反应良好。她的术后 X 线片如图 8.7b 所示。

8.7.3　病例 3

患者为 57 岁女性，有多年的腰痛和右腿痛病史。她曾在 L4~L5 进行过椎间盘显微切除术，手术时间为 10 年前。患者的腰痛和右腿痛在过去几年里逐渐恶化。她目前的 X 线片如所示图 8.8a。她尝试过类固醇注射、物理治疗、加巴喷丁和抗炎药。X 线片显示 L4~L5 腰椎 Ⅱ 度滑脱。在她接受腰椎手术治疗之前，患者还有多个颈椎问题。在她从颈椎手术中恢复后，她进行了 L4~L5 椎板切除和减压，S1 半椎板切除，L4~L5 后外侧融合，以及后路脊柱内固定。在 4 个月的随访中，神经根症状得到了缓解，尽管有持续的轻度腰痛。随访 X 线照片如所示图 8.8b。

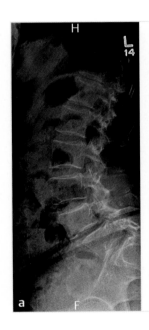
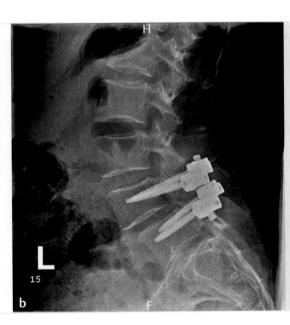

图 8.7　（a）术前显示 L4~L5 腰椎 Ⅰ 度滑脱和关节突关节病。（b）术后影像，后路脊柱内固定

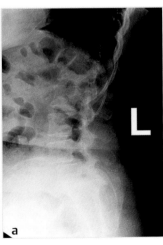
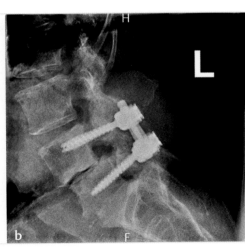

图 8.8　（a）显示 L4~L5 腰椎 Ⅱ 度滑脱的术前 X 线片。（b）术后 X 线片

8.8 模拟执业考题

1. 一位 65 岁的非裔美国女性出现腰痛。神经血管检查显示她的髂腰肌、股四头肌、腘绳肌、胫前肌、蹋长伸肌和腓肠肌复合肌有 5/5 的运动强度。髌腱和跟腱反射为 2/4。X 线片显示 L4~L5 前移伴弥漫性椎间盘退行性变。治疗的下一步是什么？
   - a. ALIF
   - b. 无内固定后外侧融合术
   - c. 内固定后外侧融合术
   - d. 物理治疗、非甾体抗炎药和调整运动
   - e. 减压不融合

2. 一位 73 岁男性的 X 线片显示 L4~L5 为 II 度前滑脱。什么发现表明运动节段不稳定？
   - a. 黄韧带肥大和椎间盘屈曲的 MRI 表现
   - b. CT 扫描的矢状面
   - c. 腰椎侧屈伸位片显示大于 4mm 的半脱位
   - d. 腰椎侧位片骨盆入射角增加
   - e. 侧位片椎间盘高度丢失

3. 一位 59 岁男性患者，因 L4~L5 滑脱而有左侧神经根症状。他的体检结果最有可能是什么？
   - a. L5 神经根分布区域皮肤疼痛、麻木和刺痛
   - b. 腰椎触诊明显台阶感
   - c. 蹋长伸肌运动强度的 4/5
   - d. 胫骨前肌 4/5 运动强度
   - e. 双侧 Babinski 征

4. 与 ALIF 相比，LLIF 在治疗 DS 方面有额外的益处？
   - a. 神经孔直接减压术
   - b. 更好地暴露 L4~L5 节段
   - c. 后方结构的保存
   - d. 恢复椎间盘高度
   - e. 保留前纵韧带

5. 一位 77 岁女性 L4~L5 DS 患者因腰痛和左腿神经根症状接受了 2 个月的保守治疗，包括物理治疗、活动调节和非甾体抗炎药。尽管采取了这些措施，她的 L4 神经根分布区域皮肤仍然持续疼痛。治疗的下一步是什么？
   - a. 硬膜外类固醇注射和加巴喷丁
   - b. 椎板切除术不融合

   - c. 无内固定后外侧融合术
   - d. 内固定后外侧融合术
   - e. 椎间融合

6. 以下哪一项不被普遍接受为 DS 发展的风险因素？
   - a. 年龄超过 50 岁
   - b. 矢状面关节突关节
   - c. L5 骶化
   - d. 白人男性
   - e. 韧带松弛

7. 一位 62 岁的非裔美国女性 6 个月前出现腰部和右腿疼痛。她被诊断为 L4~L5 DS，屈伸位片分级为 Meyerding II，随后接受保守治疗，包括硬膜外类固醇注射。最近的屈伸位片显示 L4 椎体半脱位 7mm。尽管做出了这些努力，她仍然会经历 6/10 的疼痛，这限制了她的日常功能能力。治疗的下一步是什么？
   - a. 额外 3 个月的保守治疗和重新评估
   - b. 腰椎 MRI
   - c. 腰椎 CT
   - d. 椎板切除术不融合
   - e. 椎板切除术后外侧融合术

8. 以下哪一项是 PLF 使用和不使用内固定的最大并发症？
   - a. 假性关节病
   - b. 感染
   - c. 神经系统损伤风险增加
   - d. 术中出血量增加
   - e. 后纵韧带缺失

9. 以下哪项是 DS 手术的绝对指征？
   - a. 神经根症状
   - b. 尽管采取了保守措施，但仍有 3 个月的持续腰痛
   - c. 屈伸位片上的不稳定性
   - d. 马尾综合征
   - e. Meyerding II 级前滑移

10. PLF 与 IBF 治疗 DS 的疗效比较？
    - a. SF-36 评分提高
    - b. 具有统计学意义的融合率增加
    - c. 疼痛评分降低
    - d. 术中出血量增加
    - e. 结果无差异

答案

1. d: 新诊断的 DS 应首先进行保守治疗。如果症状在适当的保守治疗下持续 6 个月，那么可以选择手术治疗。所有其他的选择都是外科手术。

2. c: L4~L5 运动节段的不稳定性可能是屈伸位片上存在大于 4 mm 的平移或大于 10°的角度。已经描述的其他迹象是真空现象。所有其他选择都是与 DS 相关的参数，但与不稳定性不一致。

3. a: L5 神经根是 DS 最常见的受累神经根。这是由于侧隐窝狭窄压迫 L5 神经根所致。L5 压迫最常见的表现是根性疼痛，其次是 L5 肌节无力。其他的选择并不反映这一点。

4. e: LLIF 的另一个好处是保留了前纵韧带。这可以增加 DS 中不稳定运动段的稳定性。所有其他选择都是这两种技术的共同优点。

5. a: 尽管接受了 2 个月的保守治疗，患者仍出现与 DS 相关的症状。然而，她没有尝试硬膜外类固醇注射，这是保守领域的二线治疗。如果经过 3~6 个月的彻底保守治疗后仍有症状，可以考虑手术治疗。

6. d: 除 d 外，所有的选择都被认为是 DS 发展的危险因素。与白人男性相比，非裔美国女性患 DS 的风险更高。

7. e: 尽管经过 6 个月的充分保守治疗，该干的患者仍有神经压迫的症状。此外，患者在最近的 X 线片上有不稳定性，这使得在外科治疗中有必要进行融合。

8. a: 与辅助内固定的 PLF 相比，无内固定的 PLF 最大的并发症是假性关节病。内固定增加了节段的刚度，以便于融合。尽管假性关节病的发病率增加，但一些研究表明两者之间没有差异。然而，长期的结果表明假性关节病会导致不良的结果。

9. d: 马尾综合征是急诊手术的绝对指征。所有其他的选择都是相对的和强烈的手术适应证，但没有马尾综合征那么强烈。

10. e: 与 PLF 相比，IBF 具有更高的融合率。然而，许多研究还没有建立这两种技术之间的统计意义。此外，由于需要增加暴露，IBF 与 PLF 相比，失血量通常增加。总的来说，还没有任何既定的一个对另一个的好处。

参考文献

[1] Steiger F, Becker HJ, Standaert CJ, et al. Surgery in lumbar degenerative spondylolisthesis: indications, outcomes and complications. A systematic review. Eur Spine J. 2014; 23 (5):945–973.

[2] Sengupta DK, Herkowitz HN. Degenerative spondylolisthesis: review of current trends and controversies. Spine. 2005; 30(6) Suppl:S71–S81.

[3] Vibert BT, Sliva CD, Herkowitz HN. Treatment of instability and spondylolisthesis: surgical versus nonsurgical treatment. Clin Orthop Relat Res. 2006; 443(443):222–227.

[4] Lamartina C, Berjano P, Petruzzi M, et al. Criteria to restore the sagittal balance in deformity and degenerative spondylolisthesis. Eur Spine J. 2012; 21 Suppl 1:S27–S31.

[5] Simmonds AM, Rampersaud YR, Dvorak MF, Dea N, Melnyk AD, Fisher CG. Defining the inherent stability of degenerative spondylolisthesis: a systematic review. J Neurosurg Spine. 2015; 23(2):178–189.

[6] Lattig F, Fekete TF, Grob D, Kleinstück FS, Jeszenszky D, Mannion AF. Lumbar facet joint effusion in MRI: a sign of instability in degenerative spondylolisthesis? Eur Spine J. 2012; 21(2):276–281.

[7] Blumenthal C, Curran J, Benzel EC, et al. Radiographic predictors of delayed instability following decompression without fusion for degenerative grade I lumbar spondylolisthesis. J Neurosurg Spine. 2013; 18(4):340–346.

[8] Ghogawala Z, Dziura J, Butler WE, et al. Laminectomy plus fusion versus laminectomy alone for lumbar spondylolisthesis. N Engl J Med. 2016; 374(15):1424–1434.

[9] Davis RJ, Errico TJ, Bae H, Auerbach JD. Decompression and Coflex interlaminar stabilization compared with decompression and instrumented spinal fusion for spinal stenosis and low-grade degenerative spondylolisthesis: two-year results from the prospective, randomized, multicenter, Food and Drug Administration Investigational Device Exemption trial. Spine. 2013; 38(18):1529–1539.

[10] Davis R, Auerbach JD, Bae H, Errico TJ. Can low-grade spondylolisthesis be effectively treated by either coflex interlaminar stabilization or laminectomy and posterior spinal fusion? Two-year clinical and radiographic results from the randomized, prospective, multicenter US investigational device exemption trial: clinical article. J Neurosurg Spine. 2013; 19(2):174–184.

[11] Lindley EM, McBeth ZL, Henry SE, et al. Retrograde ejaculation after anterior lumbar spine surgery. Spine. 2012; 37 (20):1785–1789.

[12] Wu A-M, Hu Z-C, Li X-B, et al. Comparison of minimally invasive and open transforaminal lumbar interbody fusion in the treatment of single segmental lumbar spondylolisthesis: minimum two-year follow up. Ann Transl Med. 2018; 6(6):105–105.

[13] Weinstein JN, Lurie JD, Tosteson TD, et al. Surgical compared with nonoperative treatment for lumbar degenerative spondylolisthesis: four-year results in the Spine Patient Outcomes Research Trial (SPORT) randomized and observational cohorts. J Bone Joint Surg Am - Ser A. 2009; 91(6):1295–1304.

[14] Campbell RC, Mobbs RJ, Lu VM, Xu J, Rao PJ, Phan K. Posterolateral fusion versus interbody fusion for degenerative spondylolisthesis: systematic review and meta-analysis. Global Spine J. 2017; 7(5):482–490.

[15] McAnany SJ, Baird EO, Qureshi SA, Hecht AC, Heller JG, Anderson PA. Posterolateral fusion versus interbody fusion for degenerative spondylolisthesis: a systematic review and meta-analysis. Spine. 2016; 41(23):E1408–E1414.

第 9 章　脊髓损伤

Jakub Sikora-Klak, Ryan O'Leary, R. Todd Allen

摘要

脊髓损伤（Spinal Cord Injuries，SCI）是一组危及生命的严重损伤事件。脊髓解剖对理解脊髓损伤类型及预后至关重要。依据损伤部位或临床表现对脊髓损伤分类，两种分类方法对预后均有指导意义。无论具体损伤原因是什么，每一位创伤性脊髓损伤患者都应在高级创伤生命支持（Advanced Trauma Life Support，ATLS）方案后进行复苏，并注意维持足够的血压，以防止脊髓受到进一步损伤。随后进行完善的体格检查和适当的影像学检查。脊柱不稳定和神经功能进行性损害是手术干预的重要指征，具体手术入路由损伤类型决定。对现有文献的回顾发现，早期手术干预已成为趋势。

本章节对当前的争议和未来的方向进行讨论。在脊髓损伤中应用大剂量类固醇激素的热情逐渐消退，很多新的治疗方案正在探索中。

关键词：脊髓损伤，脊髓解剖，治疗干预

9.1　引言

脊髓损伤是危及生命的严重损伤，对患者独立生活、功能和生活质量有重大影响。据估计，美国每年新发脊髓损伤患者 17 700 例，发病率为 54/100 万人。脊髓损伤是治疗费用最昂贵的第二大疾病，仅次于早产儿呼吸窘迫（表 9.1）。损伤水平、损伤位置和患者基线信息的高度异质性，决定了脊髓损伤具有不同临床表现及治疗结局。脊髓损伤机制包括高能量交通事故、高处坠落、运动损伤，损伤程度从脊髓挫伤到脊髓完全性横断伤均可发生。

9.2　脊髓解剖

脊髓上行和下行束包含于白质中（图 9.1）。正是通过这些传导束，运动和感觉信息得以传递。下行束通过外侧和前皮质脊髓束、红核脊髓束、网状脊髓束和前庭脊髓束将信息从皮质传递到周围。外侧皮质脊髓束和红核脊髓束调节大肌肉群的自主运动和精细运动控制。前皮质脊髓束、网状脊髓束和前庭脊髓束调节平衡和姿势运动。上行束包括背侧柱及外侧和腹侧脊髓丘脑束。上行束将信息从周围传递到中枢神经系统。背柱传递深触觉、振动觉和本体感觉信息。外侧脊髓丘脑束从对侧传递痛温觉。腹侧脊髓丘脑束负责传递浅触觉。

9.3　治疗方案

必须根据高级创伤生命支持方案进行初步评估和复苏。在初步评估期间，评估者应假设患者存在不稳定的创伤性脊髓损伤，必须采取适当的预防措施，包括颈托和稳定脊髓的预防措施。

C3 椎体或其头侧的损伤可能伴有呼吸停止，因此，应给予插管紧急处理。如需插管，脊柱应保持中立。气道管理和摆放体位（尤其是俯卧位）过程中过度屈曲或伸展会加重脊髓损伤。颈脊髓低位损伤会通过受损的横膈膜和相关肌肉降低呼吸功能。

低血压是创伤患者初诊时的常见现象。排除出血后，神经源性休克是低血压的原因。低血压必须积极复苏，应避免收缩压低于 90mmHg。急性脊髓损伤后最初 7 天的平均动脉压在 85~90mmHg 可改善预后。然而，脊髓损伤患者肺水肿风险高，必须避免患者液体负荷过重。

通过中心静脉置管诱导全身性低温能适度改善运动功能，但存在呼吸系统并发症和尿路感染，需进一步研究确定其作用。

脊髓损伤后应评估四肢的所有自主运动、脊柱

表 9.1　脊髓损伤治疗费用

损伤程度	年平均治疗费用		按受伤年龄估算的终生治疗费用	
	第一年	随后每年	25 岁	50 岁
高位四肢瘫（C1~C4）AIS ABC	$1 102 403	$191 436	$4 891 398	$2 688 229
低位四肢瘫（C5~C8）AIS ABC	$796 583	$117 437	$3 573 960	$2 198 305
截瘫 AIS ABC	$537 271	$71 172	$2 391 872	$1 569 714
任意平面运动功能损伤 AIS D	$359 783	$43 700	$1 634 139	$1 153 420

注：ASIA 损伤量表（ASIA Impairment Scale，AIS）用于对脊髓损伤后的神经损伤程度进行分级

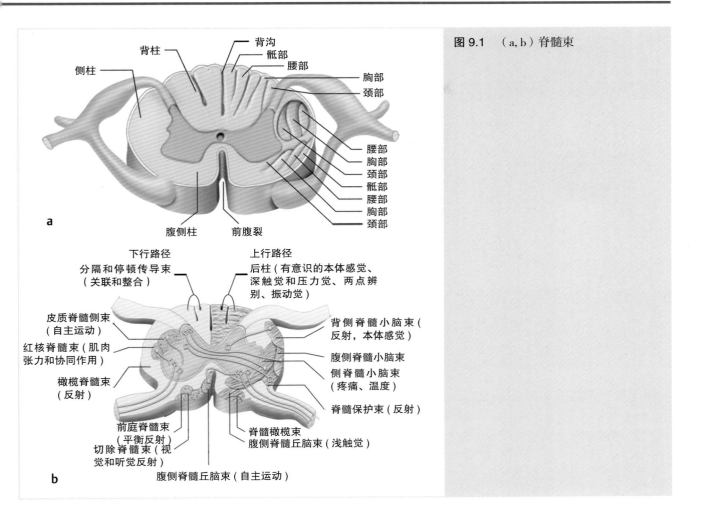

图 9.1　(a,b) 脊髓束

完整性触诊、肛周感觉、直肠指检和球海绵体反射。球海绵体反射是对挤压阴茎头或阴蒂的反应。它通过 S2~S4 局部脊髓反射弧，启动球海绵体收缩。球海绵体反射通常是脊髓损伤后出现的第一个反射。因此，缺少球海绵体反射表明存在脊髓休克，但不能对脊髓损伤水平做出明确诊断。在完全性脊髓损伤时，反射的存在意味着上运动神经元损伤，失去上位脊髓的抑制功能。

9.4　损伤类型

脊髓损伤的水平和程度决定了损伤的程度及其分类。美国脊髓损伤协会（American Spinal Injury Association，ASIA）制定了脊髓损伤神经分类检查的国际标准，对神经损伤的程度和功能范围进行分类（图 9.2）。当脊髓休克恢复后，S4~S5 无感觉或运动功能为完全性损伤。完全性神经功能缺损（ASIA 分型：A 型）在胸椎损伤中最常见，可能是因为胸椎的中央管与颈椎或腰椎相比较小。

不完全性损伤是高度可变的。使用 ASIA 分型或相关综合征对其进行分组。不完全性脊髓损伤综合征包括：脊髓中央管综合征、脊髓半切综合征、前脊髓综合征和后脊髓综合征。基于综合征分类有助于医护沟通，提高诊断能力，帮助预测结局，并指导治疗决策。

脊髓中央管综合征表现为四肢无力，上肢重于下肢，可存在感觉分离。合并颈椎管狭窄的老年患者过伸或过屈伤是典型案例。其他常见原因包括急性椎间盘突出、骨折或脱位。

脊髓中央管综合征过去常行保守治疗。目前研究认为一周内行手术干预可促进早期康复、缩短住院时间并降低住院费用。充分减压是治疗脊髓中央管综合征合并颈椎病或椎管狭窄的有效方法。脊髓中央管综合征合并骨折常行 ACCF 术，合并椎间盘突出常行 ACDF 术。尽管尚无证据表明早期手术可改善最终 ASIA 评分，但患者年龄越小，术后功能恢复越好，评分越高。

脊髓半切综合征（Brown-Sequard Syndrome，BSS）为脊髓半侧横断损伤，利器所致的脊髓半侧损伤尤为多见，出血、椎间盘突出及水肿是其他潜在原因。BSS 患者典型表现为同侧运动与本体感觉丧失及对侧痛温觉丧失。BSS 的"阳性"变异更常见，指同侧部分偏

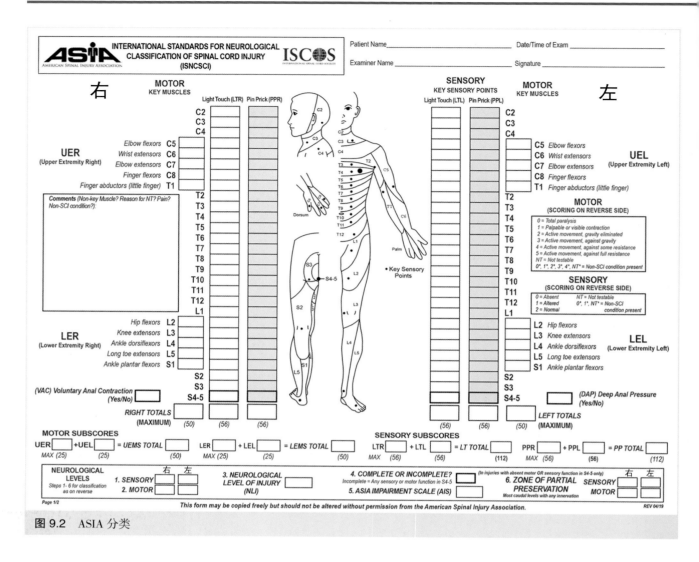

图9.2　ASIA 分类

瘫和对侧部分感觉丧失，而非完全丧失。治疗方法因发病原因及损伤类型而异。穿透性 BSS 常采用非手术治疗（参见穿透性损伤部分），而椎间盘突出引起的 BSS 采用 ACDF 治疗，神经功能恢复正常。BSS 在所有不完全性脊髓损伤中预后最好，高达 75% 的患者恢复了独立行走。

前脊髓综合征（Anterior Cord Syndrome，ACS）发生时，由于脊髓前动脉损伤或前脊髓损伤导致缺血，脊髓前 2/3 受损。患者出现运动功能及痛温觉丧失，但仍保留本体感觉和浅触觉。此类综合征功能恢复预后差，死亡率高。由于前脊髓综合征罕见，用于指导治疗的资料也相对有限。目前的治疗策略旨在尽量减少对脊髓的进一步损伤。对于血管源性前脊髓综合征，维持脊髓灌注以防止额外缺血至关重要。创伤源性前脊髓综合征必要时行减压和固定手术治疗。急性损伤控制后，康复锻炼对功能恢复发挥重要作用。

后脊髓综合征是一种罕见损伤，占脊髓损伤的 1% 不到。脊柱损伤后患者出现振动觉与本体感觉丧失，而运动功能、痛温觉及轻触觉保留。

最后，依据损伤节段不同，骨折、椎间盘突出或肿瘤引起的腰骶神经根损伤可表现为直肠或膀胱功能障碍、不同程度的下肢功能障碍和可变的球海绵体反射。马尾综合征、进行性神经功能损伤和脊柱不稳定是外科治疗的指征。

9.5　外科干预和时机

手术干预的适应证和方法基于损伤机制和相关病理而定。所有存在脊髓损伤和压迫征象的患者均需减压与固定。近期出现对急性脊髓损伤患者进行早期外科干预的趋势，益处包括早期活动和康复，数据表明可改善神经功能。

颈椎外伤合并脊髓损伤患者早期减压和固定（24h 内）与后期干预相比，ASIA 评分改善更显著。这项研究纳入所有 ASIA 分类水平和不完全性损伤综合征，具有影像学压迫证据，并排除穿透性创伤患者。

胸腰椎创伤早期减压证据较少。胸腰椎骨折早期手术会增加脊髓损伤发病率。而对于病情稳定的患者，8h内减压与固定可改善术后 ASIA 评分并缩短住院时间。

胸腰椎损伤严重程度评分（Thoracolumbar Injury Severity Score，TLICS）可用于明确胸腰椎损伤手术时机与手术策略。患者的神经功能、后方韧带复合体完整性和骨折形态是指导手术干预的 3 个主要决定因素。

在确定手术方案时，需考虑一般手术原则。例如，来自椎管前方结构的压迫常需前入路，而后方韧带复合体断裂常需后入路。

总之，24h 内的早期减压和固定对颈椎有明显益处，多家研究中心均支持颈椎和胸腰椎脊髓损伤的早期减压与固定。

9.6　穿透伤

枪伤是最常见穿透伤类型，胸腰段为最常见受累部位。这些损伤通常由直接创伤、冲击波效应、局部缺血和出血共同导致完全性脊髓损伤。创面应根据需要进行局部冲洗和清创，抗生素覆盖范围取决于其他结构的损伤，如果累积全身系统，则最多使用 2 周抗生素。伴有脊柱不稳定、马尾神经损伤或神经学检查恶化的不完全性脊髓损伤可从手术干预中获益，但其他穿透性损伤行保守治疗，其结果亦可接受或更好。

9.7　影像学检查

彻底的神经学检查是诊断成像的关键。脊髓损伤延迟诊断进一步推迟适当的研究与护理。对于关注的区域，X 线片通常是基础影像学检查方式。颈部影像学检查必须包括 C7~T1 交界处。通常颈椎前屈后伸平片没有帮助，因为大多数患者会自我保护减少活动，从而掩盖了韧带损伤。胸腰椎 X 线片应包括正位和侧位片，并确保 C7~T1 交界处清晰可见。如果标准的侧位片不能显示 T1，则可通过"游泳者视角"（Swimmer's View）拍摄侧位片。然而，随着计算机断层扫描（CT）变得更便宜、更普及，CT 正取代 X 线片成为许多创伤中心的标准颈椎影像学检查。与 X 线片相比，CT 具有更高分辨率和骨骼损伤诊断能力。在依靠 X 线片进行初步筛查的中心，对于阳性的影像学检查结果、可疑区域或任何高能量损伤，推荐进一步使用 CT。许多创伤中心都有腹部或盆腔影像学检查方案，这些检查应一起进行以避免重复辐射暴露。考虑资源有限和危重

患者不宜长时间扫描，磁共振成像（MRI）的作用仍存在争议。对于存在原因不明的神经功能损伤、进行性脊髓压迫和无法行其他检查的患者，建议紧急行 MRI 检查。MRI 也可用来明确后方韧带损伤，有助于制订手术计划，包括手术时间和手术方案。基于影像学的最新发展，出血与脊髓水肿已被用于构建预后评分和预测结果。例如上述研究中，初次 MRI 检查为单节段脊髓水肿患者的神经功能与弥漫性脊髓水肿的患者相比，会得到更好的改善。

9.8　类固醇

动物模型显示甲泼尼龙对抗炎症和氧化应激，具有神经保护作用。一系列前瞻性国家急性脊髓损伤研究试验质疑甲泼尼龙的给药剂量和时间。第 3 项试验发现，伤后 3~8h 接受甲泼尼龙治疗 48h 的患者，其神经功能预后与接受 24h 剂量的患者相比有所改善，但严重脓毒症和肺炎的发生率较高。2013 年，AANS/CNS 指南建议不使用甲泼尼龙，而 2017 年的 AOSpine 指南建议对无明显禁忌证的非穿透性脊髓损伤患者进行 24h 甲泼尼龙治疗。

颈椎研究学会成员的一项调查强调了急性脊髓损伤中类固醇使用呈减少趋势，仅半数成员支持此类患者使用类固醇。在进一步的研究证实此问题之前，停止高风险老年患者使用类固醇，而年轻健康的创伤患者继续使用类固醇似乎是合理的。

9.9　静脉血栓栓塞

脊髓损伤后静脉血栓栓塞（Venous Thromboembolism，VET）事件的发生率为 3%~5%，但 70 岁以上患者 VET 发生率可能高达 20%，且更常发生于上胸椎脊髓损伤中。低分子量肝素优于普通肝素，与下肢静脉压缩泵同时使用预防 VET 作用更为显著。排除使用禁忌证后，考虑到硬膜外血肿的风险，作者建议预防性抗凝治疗到术后第 3 天，治疗性抗凝治疗到术后第 7 天。

9.10　未来方向

未来研究重点应结合影像学和生物标志物以改善预后和结果。正在进行的研究着眼于白细胞介素、炎症蛋白、细胞因子、微小核糖核酸、星形胶质细胞增生，并通过 MRI 序列评估微观结构及其损伤。

要点
● 遵循 ATLS 共识，颈托固定，轴位翻身。 ● 避免低血压（收缩压＜90mmHg），伤后 5~7 天前维持动脉压＞90 mmHg，重视全身低温，避免低氧血症。 ● 某些炎症过程可能会影响脊髓损伤的愈合，因此要平衡甲泼尼龙给药的风险和益处。 ● 必须对所有脊髓损伤治疗或预防文献进行批判性分析。 ● 颈椎 X 线片必须拍摄 C7~T1 交界处。 ● 手术计划因人而异，取决于损伤程度，对稳定性的需要，和在不降低稳定性的情况下尽可能行短节段手术。 ● 有压迫征象的神经受损患者需要减压和 / 或固定。 ● 经皮螺钉置入行透视成像，螺钉平行于上终板为置入成功。 ● 经皮螺钉置入切口应放置在椎弓根侧缘外侧 1cm 处。

9.11　病例分析

9.11.1　病例 1

82 岁女性，摔倒后 T4 椎体爆裂性骨折伴后方韧带复合体断裂，及骨盆骨折。体格检查因骨盆疼痛下肢活动受限，双侧下肢力量 4~5 级。T2~T6 行经皮椎弓根螺钉置入骨水泥强化以稳定胸椎。考虑 T4 椎体骨折情况、椎弓根大小和不稳定，右侧 T4 椎弓根置钉并非安全。图 9.3a 示骨质疏松患者 T4 椎体爆裂性骨折伴后方韧带复合体断裂。术中透视显示 Jamshidi 针位于椎弓根外侧壁（图 9.3b）。图 9.3（c、d）为术中最后影像。术后 9 个月，患者胸椎结构稳定（图 9.3e，f），唯一主诉是园艺工作后疼痛加重。

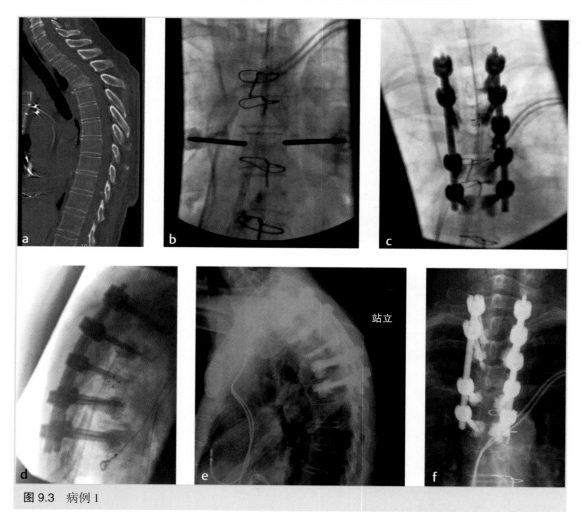

图 9.3　病例 1

9.11.2　病例 2

62 岁女性，交通事故后被送到创伤室。查体颈部疼痛，无神经症状。影像学提示 C6~C7、C7~T1 椎间盘损伤，C7 椎体前下方泪滴样骨折，C4~C6 棘突骨折（图 9.4a）。磁共振成像（图 9.4b）提示后方韧带复合体全层撕裂。行 C6~C7 和 C7~T1 双节段颈椎间盘切除术减压与椎间融合术，术后无并发症（图 9.4c~e）。术后 1 年恢复可，无颈痛（图 9.4f，g）。

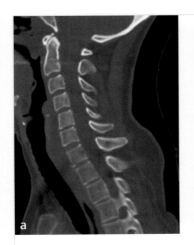
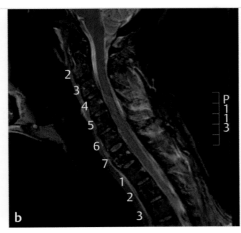
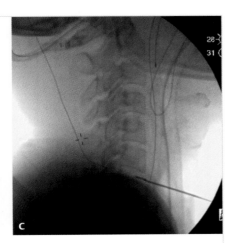
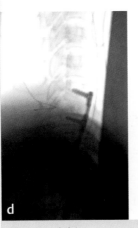
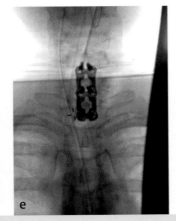
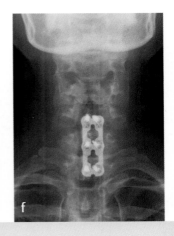
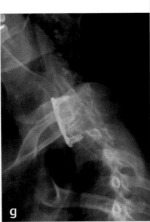

图 9.4　病例 2

9.12　模拟执业考题

1. 24 岁男性，血液酒精含量 0.12（每分升血液含酒精 0.12 g），X 线片示 C6~C7 双侧关节突关节脱位。查体患者四肢肌力均为 5 级，无局部感觉障碍。下一步管理是什么？
   a. 颈椎 CT 扫描
   b. 立即将患者转移至手术室行开放或闭合复位与固定
   c. 立即闭合复位，颈椎 MRI 检查后行手术固定
   d. 颈椎 MRI 检查后行手术固定

2. 74 岁女性，交通事故伤，透析和严重心脏病史。查体神经系统正常，无局部运动或感觉缺陷。CT 扫描示轻度移位的二型齿状突骨折。最好的治疗方法是什么？
   a. 硬颈托颈椎固定
   b. 前齿状突螺钉固定
   c. 后路 C1~C2 融合
   d. Halo 架固定

3. 47 岁男性，冲浪时头部撞到海底，颈椎轴向损伤。诉颈部疼痛，无法走动，只能拉动床上扶手。查体四肢大部分肌肉肌力为 2 级。球海绵体反射存在，四肢感觉过敏。影像学提示 C5 椎体爆裂骨折。使用 ASIA 分类，患者的损伤程度如何？
   a. 1 级
   b. 2 级
   c. 3 级
   d. 4 级

　　　　e. 5 级

4. 24 岁男性，背部约 T12 处刺穿后就诊。影像学提示脊髓半侧横断。患者预计会出现什么症状？

　　　　a. 同侧运动缺失、对侧温痛觉缺失

　　　　b. 单独本体感觉缺失

　　　　c. 腿部灼烧感，双侧运动缺失

　　　　d. 振动和同侧运动缺失

　　　　e. 双脚和同侧本体感觉运动缺失

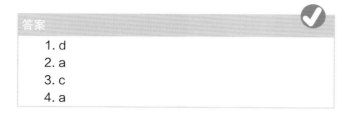

答案

1. d

2. a

3. c

4. a

参考文献

[1] Winslow C, Bode RK, Felton D, Chen D, Meyer PR, Jr. Impact of respiratory complications on length of stay and hospital costs in acute cervical spine injury. Chest. 2002; 121(5): 1548–1554. Accessed February 3, 2019.

[2] Wang JC, Hatch JD, Sandhu HS, Delamarter RB. Cervical flexion and extension radiographs in acutely injured patients. Clin Orthop Relat Res. 1999(365):111–116. Accessed February 3, 2019.

[3] Vale FL, Burns J, Jackson AB, Hadley MN. Combined medical and surgical treatment after acute spinal cord injury: results of a prospective pilot study to assess the merits of aggressive medical resuscitation and blood pressure management. J Neurosurg. 1997; 87(2):239–246.

[4] Ryken TC, Hurlbert RJ, Hadley MN, et al. The acute cardiopulmonary management of patients with cervical spinal cord injuries. Neurosurgery. 2013; 72 Suppl 2:84–92.

[5] Dididze M, Green BA, Dietrich WD, Vanni S, Wang MY, Levi AD. Systemic hypothermia in acute cervical spinal cord injury: a case-controlled study. Spinal Cord. 2013; 51(5): 395–400.

[6] Ko H-Y, Ditunno JF, Jr, Graziani V, Little JW. The pattern of reflex recovery during spinal shock. Spinal Cord. 1999; 37 (6):402–409.

[7] Austin N, Krishnamoorthy V, Dagal A. Airway management in cervical spine injury. Int J Crit Iln Inj Sci. 2014; 4(1):50–56.

[8] Kirshblum SC, Burns SP, Biering-Sorensen F, et al. International standards for neurological classification of spinal cord injury (revised 2011). J Spinal Cord Med. 2011; 34(6):535–546.

[9] Wang H, Zhang Y, Xiang Q, et al. Epidemiology of traumatic spinal fractures: experience from medical universityaffiliated hospitals in Chongqing, China, 2001–2010. J Neurosurg Spine. 2012; 17(5):459–468.

[10] Eckert MJ, Martin MJ. Trauma: spinal cord injury. Surg Clin North Am. 2017; 97(5):1031–1045.

[11] Guest J, Eleraky MA, Apostolides PJ, Dickman CA, Sonntag VKH. Traumatic central cord syndrome: results of surgical management. J Neurosurg. 2002; 97(1) Suppl:25–32. Accessed February 3, 2019.

[12] Chen TY, Dickman CA, Eleraky M, Sonntag VK. The role of decompression for acute incomplete cervical spinal cord injury in cervical spondylosis. Spine. 1998; 23(22):2398–2403. Accessed February 3, 2019.

[13] Chen L, Yang H, Yang T, Xu Y, Bao Z, Tang T. Effectiveness of surgical treatment for traumatic central cord syndrome. J Neurosurg Spine. 2009; 10(1):3–8.

[14] Roth EJ, Park T, Pang T, Yarkony GM, Lee MY. Traumatic cervical Brown-Sequad and Brown-Sequad-plus syndromes: the spectrum of presentations and outcomes. Paraplegia. 1991; 29(9):582–589.

[15] Kobayashi N, Asamoto S, Doi H, Sugiyama H. Brown-Sèquard syndrome produced by cervical disc herniation: report of two cases and review of the literature. Spine J. 2003; 3(6): 530–533.

[16] Matos JR, George RM, Wilson SH. It is not always the epidural: a case report of anterior spinal artery ischemia in a trauma patient. A A Pract. 2018; 11(6).

[17] Nasr DM, Rabinstein A. Spinal cord infarcts: risk factors, management, and prognosis. Curr Treat Options Neurol. 2017; 19(8):28.

[18] Foo D, Subrahmanyan TS, Rossier AB. Post-traumatic acute anterior spinal cord syndrome. Paraplegia. 1981; 19(4):201–205.

[19] McKinley W, Santos K, Meade M, Brooke K. Incidence and outcomes of spinal cord injury clinical syndromes. J Spinal Cord Med. 2007; 30(3):215–224.

[20] Fehlings MG, Vaccaro A, Wilson JR, et al. Early versus delayed decompression for traumatic cervical spinal cord injury: results of the Surgical Timing in Acute Spinal Cord Injury Study (STASCIS). PLoS One. 2012; 7(2):e32037.

[21] Cengiz ŞL, Kalkan E, Bayir A, Ilik K, Basefer A. Timing of thoracolumbar spine stabilization in trauma patients; impact on neurological outcome and clinical course: a real prospective (rct) randomized controlled study. Arch Orthop Trauma Surg. 2008; 128(9):959–966.

[22] Vaccaro AR, Lehman RA, Jr, Hurlbert RJ, et al. A new classification of thoracolumbar injuries: the importance of injury morphology, the integrity of the posterior ligamentous complex, and neurologic status. Spine. 2005; 30(20): 2325–2333. Accessed February 3, 2019.

[23] Rosenfeld JV, Bell RS, Armonda R. Current concepts in penetrating and blast injury to the central nervous system. World J Surg. 2015; 39(6):1352–1362.

[24] Sidhu GS, Ghag A, Prokuski V, Vaccaro AR, Radcliff KE. Civilian gunshot injuries of the spinal cord: a systematic review of the current literature. Clin Orthop Relat Res. 2013; 471 (12):3945–3955.

[25] Blackham J, Benger J. "Clearing" the cervical spine in the unconscious trauma patient. Trauma. 2011; 13(1):65–79.

[26] Bozzo A, Marcoux J, Radhakrishna M, Pelletier J, Goulet B. The role of magnetic resonance imaging in the management of acute spinal cord injury. J Neurotrauma. 2011; 28(8): 1401–1411.

[27] Wilson JR, Grossman RG, Frankowski RF, et al. A clinical prediction model for long-term functional outcome after traumatic spinal cord injury based on acute clinical and imaging factors. J Neurotrauma. 2012; 29(13):2263–2271.

[28] Hall ED, Braughler JM. Glucocorticoid mechanisms in acute spinal cord injury: a review and therapeutic rationale. Surg Neurol. 1982;

18(5):320–327. Accessed February 3, 2019.

[29] Braughler JM, Hall ED. Lactate and pyruvate metabolism in injured cat spinal cord before and after a single large intravenous dose of methylprednisolone. J Neurosurg. 1983; 59 (2):256–261.

[30] Bracken MB, Shepard MJ, Hellenbrand KG, et al. Methylprednisolone and neurological function 1 year after spinal cord injury: results of the National Acute Spinal Cord Injury Study. J Neurosurg. 1985; 63(5):704–713.

[31] Sparkes ML. Methylprednisolone or naloxone treatment after acute spinal cord injury: 1-year follow-up data. J Emerg Med. 1992; 10(5):656.

[32] Bracken MB, Shepard MJ, Holford TR, et al. Administration of methylprednisolone for 24 or 48 hours or tirilazad mesylate for 48 hours in the treatment of acute spinal cord injury: results of the Third National Acute Spinal Cord Injury Randomized Controlled Trial. National Acute Spinal Cord Injury Study. JAMA. 1997; 277(20):1597–1604. Accessed February 3, 2019.

[33] Walters BC, Hadley MN, Hurlbert RJ, et al. American Association of Neurological Surgeons, Congress of Neurological Surgeons. Guidelines for the management of acute cervical spine and spinal cord injuries: 2013 update. Neurosurgery. 2013; 60 CN_suppl_1:82–91.

[34] Fehlings MG, Kwon BK, Tetreault LA. Guidelines for the management of degenerative cervical myelopathy and spinal cord injury: an introduction to a focus issue. Global Spine J. 2017; 7(3) Suppl:6S–7S.

[35] Schroeder GD, Kwon BK, Eck JC, Savage JW, Hsu WK, Patel AA. Survey of Cervical Spine Research Society members on the use of high-dose steroids for acute spinal cord injuries. Spine. 2014; 39(12):971–977.

[36] Jain NB, Ayers GD, Peterson EN, et al. Traumatic spinal cord injury in the United States, 1993–2012. JAMA. 2015; 313 (22):2236–2243.

[37] Jones T, Ugalde V, Franks P, Zhou H, White RH. Venous thromboembolism after spinal cord injury: incidence, time course, and associated risk factors in 16,240 adults and children. Arch Phys Med Rehabil. 2005; 86(12): 2240–2247.

[38] Maung AA, Schuster KM, Kaplan LJ, Maerz LL, Davis KA. Risk of venous thromboembolism after spinal cord injury: not all levels are the same. J Trauma. 2011; 71(5):1241–1245.

[39] Spinal Cord Injury Thromboprophylaxis Investigators. Prevention of venous thromboembolism in the acute treatment phase after spinal cord injury: a randomized, multicenter trial comparing low-dose heparin plus intermittent pneumatic compression with enoxaparin. J Trauma. 2003; 54(6): 1116–1124, discussion 1125–1126.

[40] Teasell RW, Hsieh JT, Aubut J-AL, Eng JJ, Krassioukov A, Tu L, Spinal Cord Injury Rehabilitation Evidence Review Research Team. Venous thromboembolism after spinal cord injury. Arch Phys Med Rehabil. 2009; 90(2):232–245.

[41] Aito S, Pieri A, D'Andrea M, Marcelli F, Cominelli E. Primary prevention of deep venous thrombosis and pulmonary embolism in acute spinal cord injured patients. Spinal Cord. 2002; 40(6):300–303.

[42] Kwon BK, Casha S, Hurlbert RJ, Yong VW. Inflammatory and structural biomarkers in acute traumatic spinal cord injury. Clin Chem Lab Med. 2011; 49(3):425–433.

[43] Kwon BK, Streijger F, Fallah N, et al. Cerebrospinal fluid biomarkers to stratify injury severity and predict outcome in human traumatic spinal cord injury. J Neurotrauma. 2017; 34(3):567–580.

[44] Nieto-Diaz M, Esteban FJ, Reigada D, et al. MicroRNA dysregulation in spinal cord injury: causes, consequences and therapeutics. Front Cell Neurosci. 2014; 8:53.

[45] Stroman PW, Wheeler-Kingshott C, Bacon M, et al. The current state-of-the-art of spinal cord imaging: methods. Neuroimage. 2014; 84:1070–1081.

第 10 章　颈椎创伤

Azeem Tariq Malik, Nikhil Jain, Jeffery Kim, Safdar N. Khan

摘要

　　颈椎创伤是高发病率致死性损伤，因此临床上颈椎创伤是一种相对少见的疾病。本章简要概述了颈椎的临床解剖结构、各种类型的表现、这些损伤的相关急诊处理和手术处理以及它们的预后。

　　关键词： 创伤，颈椎，损伤，骨折，脱位，手术技术

10.1　流行病学

10.1.1　引言

　　颈椎创伤相对罕见，但非常重要，与钝性创伤相关的疾病，常被送往急诊科。尽管这种损伤的患病率较低，但是它常伴随着高治疗成本、脊髓损伤和高死亡率。据研究报道，在全球范围内，颈椎损伤的总发病率为 2~12/10 万人。但是，由于复合伤的复杂性，实际发生率甚至可能更高，高达 30% 的颈椎创伤常常因为影像学检查不完善被漏诊，还有儿童的未成熟的脊柱也常导致颈椎创伤漏诊。最近的一项大规模数据库（全国住院病例 NIS 数据库）分析了美国超过 480 000 例患者，结果显示颈椎骨折总发生率从 2005 年的 4.1% 增加到 2013 年的 5.4%。由于缺乏大规模的关于该疾病的流行病学的全国范围的研究，很难确定这些损伤的发生率的确证数字，过去报告的大多数研究均基于区域性的单项研究样本量的估计，而这些研究可能难以推广到全国人口。基于分类系统的每种类型的颈椎损伤的发病率已在本章的后续相关小章节中进行阐述。

10.1.2　疾病特点和损伤机制

　　颈椎创伤的发生率通常随着年龄的增长而增长，发生率分布上表现为双峰，高峰分布在年龄介于 15~45 岁之间的年轻人或 60 岁以上的老年人。以往文献表明 2/3 的颈椎损伤为下颈椎损伤，然而最近的美国研究表明 32% 的损伤是 C2 附近的骨折，21% 为 C7 附近的骨折。其中大约 1% 合并脊髓损伤。1%~9% 的脊髓损伤发生在儿童。一项针对小于 18 岁的儿童颈椎损伤的大规模研究 [国家急诊放射使用率研究（NEXUS）] 表明，46% 的损伤发生在 C5~C7。同时，Platzer 等研究 56 例年轻患者的病例，发现小于 8 岁的年轻患者更容易发生上颈椎损伤，而 9~16 岁的年轻患者更容易发生下颈

椎损伤。重要的是儿童患者常常合并颅脑损伤，死亡率高达 40%。儿童的常见受伤原因是车祸伤，而年纪稍微大的儿童的常见受伤原因是体育运动。老年人的下颈椎损伤的很大比例是因为车祸损伤，然而，因为世界范围内的交通规则的推广，此损伤的趋势有所下降。

10.2　解剖学

　　颈椎包含 7 个椎骨（C1~C7），每个都有其独特的关节参与颈部的功能和活动。主要分为两部分：上颈椎（C1 和 C2）和下颈椎（C3~C7）。

10.2.1　上颈椎

　　上颈椎有寰椎（C1）和枢椎（C2）组成，通过关节和相关韧带与枕骨形成了一个复杂的三关节单元，从而在颅颈交界处产生重要的运动功能。上颈椎共有 6 个关节 [寰枕关节（2 个）、寰枢关节（2 个）、寰齿关节（2 个）]，它们在确定颈部运动范围方面起着重要的作用。

　　寰椎是一个独特的环形骨骼结构，没有椎体也没有棘突。寰椎的两侧的侧块由上关节面（与枕骨髁相连）、下关节面（与枢椎的上关节突相连）、横突包含横突孔（椎动脉穿过）。寰枕关节是由颅骨的凸出的枕骨髁和寰椎凹进去的上关节面形成的滑膜关节。寰枕关节是颈椎屈曲/伸展（13°~15°）和侧屈（3°~8°）运动的关键因素。此关节不包含旋转功能。

　　与寰椎不同的，类似于下颈椎，枢椎具有椎体和棘突，枢椎具有独特结构齿状突，齿状突通过寰齿关节附着在寰椎上，并且通过韧带附着在枕骨髁上。此关节提供旋转功能（45°~50°），其中的韧带复合体提供了稳定性。

　　当"描述"上颈椎的临床解剖结构时，有必要描述上颈椎的韧带结构。上颈椎有 3 种主要的韧带复合体，即寰枕关节囊韧带（寰枕前膜、寰枕后膜和覆膜）、枢枕关节（齿突尖韧带、寰椎"十"字形韧带和翼状韧带）、寰枢椎复合体（"十"字韧带中的横韧带、黄韧带和寰枢椎副韧带）和项韧带（与棘上韧带融合，并提供颈部屈伸运动），彼此和椎骨相互作用，有助于稳定性。

10.2.2　下颈椎

　　下颈椎（C3~C7）在形态和功能上非常相似，但

C7 椎体除外。由于 C7 与第一胸椎在颈胸交界处形成重要的关节，因此 C7 承受着从颅骨传递到胸腔的大量应力。下颈椎椎体的大小也随着向尾端而增加，其中 C7 的棘突较长，两侧的韧带附着。在每个椎体的上表面具有钩突，随着年龄的增长，钩突肥大，并可导致明显的椎间孔狭窄。

下颈椎通过椎间盘、上下关节面和关节突关节相互铰链。前纵韧带和后纵韧带两个大韧带复合体负责维持下颈椎的稳定性。与上颈椎相反，韧带损伤在下颈椎较为常见。前纵韧带来自胸椎前纵韧带的延续，终止于 C2。而后纵韧带在 C2 上方继续，作为上颈椎的覆膜复合体，附着在颅骨大孔的底部。

10.3　影像学检查

当前有多种影像学检查，例如，普通 X 线片、计算机断层扫描（CT）和磁共振成像（MRI），以诊断上下颈椎损伤。多达 10% 的颈椎损伤具有多个节段水平的损伤，因此影像学检查必须包含上颈椎和下颈椎，以防漏诊。X 线检查是首选，90% 的损伤在颈椎侧位片是可以检查到，但是必须确保颈椎正位、侧位和张口位 3 个位置的检查都具备，这 3 个位置的检查同时具有可以确保损伤检查敏感性高达 93%，而只有侧位片的只能达到 82%。当首次评估一个侧位片时，使用系统流程会有利于我们读片。首先，应该通过在椎体的前后界连线、棘突椎板交界线和棘突连线来整体评估颈椎的序列对齐情况。如果发现异常，应看一下棘突是否有任何的变宽，这表明韧带的损伤。最后，脊柱的角度也是需要评估的，大于 11° 的角度常常提示韧带损伤或者骨折，上颈椎韧带众多且复杂，损伤很少见，而且很难恢复。因此在颈椎侧位 X 线片上评估软组织肿胀至关重要，这可能是评估韧带损伤的唯一指标。颈椎正位片对骨折诊断的作用较小，棘突的对齐可能是判断颈椎是否有旋转损伤的指标。CT 扫描仍然是评估可疑的颈椎损伤的最敏感方式。CT 的优越性是由其能够准确预测部位（如颅颈交界处和 C1）的骨折类型 / 模式而建立的，这可能很难用标准 X 线解释和可视化。MRI 在颈椎损伤中的用途主要限于评估软组织 / 韧带断裂和 / 或脊髓损伤。

10.4　临床表现和初步处理

在入院前，急救人员到达现场要牢记一些问题。首先，给患者戴上颈托，以防在转移过程中对脊髓造成额外的甚至灾难性损害，如果颈部和面部区域具有浅表伤口，比如擦伤、割伤和出血，应怀疑是否存在深部伤口的可能性。颈托要固定到位，直到通过确切的影像学检查排除了可能的颈椎不稳定。初步评估应

该包括对伤口的评估，然后使用美国脊髓损伤协会标准进行全面的神经系统检查。基于临床症状和体征，进行彻底的评估来排除颈椎的问题。使用 NEXUS 或加拿大颈椎法则（CCR）可以排除无症状患者，这两种方法都具有很好的敏感性。认知功能受损或其他肢体同时受伤的患者应在 24~48h 尽快排除颈椎问题。如果需要立即排除颈椎问题，如表现迟钝的患者，则首选 CT 或 MRI 成像方式以发现潜在的颈椎损伤。有症状的患者可以进行常规 X 线片或 CT 扫描以排除可能的损伤。

10.5　分型和治疗

10.5.1　上颈椎损伤

枕骨髁骨折

通常，这种骨折是由涉及高能创伤的事故引起的，例如车祸和运动有关的伤害。尤其是正处于青壮年的男性最易遭受该类骨折。枕骨髁骨折的发生率为 3%~16%。上颈椎的过伸主要受翼状韧带中的横韧带部分限制，当头屈曲旋转时候，翼状韧带被最大拉伸，此时颈椎容易受伤。

这些损伤的临床表现各异，从最小的疼痛功能障碍到四肢瘫痪。症状和体征包括高位颈椎疼痛、斜颈、头痛和行动不便。最严重的神经功能缺损通常在合并头部损伤的情况下出现，多达 31% 的患者可能患有急性低位脑神经损伤。

CT 重建是这些骨折诊断和分型的首选影像学检查。MRI 可以用来评估翼状韧带和覆膜的损伤，但是对于指导治疗远不如 CT 检查，而对于颅颈移行处要仔细评估，特别对于伴有面部和颅骨损伤的患者。

1988 年，Anderson 和 Montesano 通过局部解剖、损伤机制和骨折形态将枕骨髁骨折分为 3 种类型（图 10.1）。

Ⅰ 型和 Ⅱ 型骨折可以通过佩戴坚固颈围进行保守治疗。Ⅲ 型可以通过 Halo 支架进行治疗。但是对于慢性疼痛、神经功能受损或者不稳定是需要后路枕颈融合治疗。Ⅰ 型损伤常常导致较大的关节不协调，常常导致有症状的创伤后关节炎，这是导致颈痛、枕部头痛、枕颈运动受限和斜颈。而 Ⅱ 型和 Ⅲ 型损伤因为关节不协调的可能性较小，导致创伤后关节炎的风险较低。但是，如果这些损伤包含枕颈分离，则预后较差。

寰枕关节损伤（寰枕分离）

寰枕关节损伤在致命性交通事故中发生率为 5%~8%。12 岁以前的儿童更容易发生此类损伤，因为寰枕关节相对平坦且儿童头颅体重比例高。

影像学上，在 C3 处可见明显的咽后软组织肿胀。多条解剖线标记枕骨与 C1 的正常关系。Wackenheim 线是一条沿枕骨斜坡后下缘作一直线，正常情况下此线延长线应与齿状突后 1/3 相交或与齿状突后缘相切，距离在成人超过 10mm 即被视为异常。Powers 比值（图 10.2）为枕骨大孔前缘到寰椎后弓的距离，与颅底后

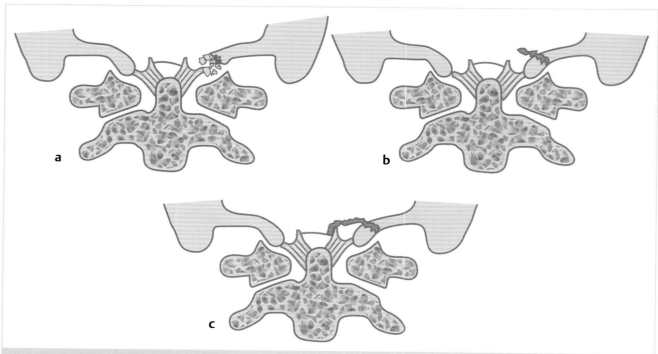

图 10.1 Anderson 和 Montesano 枕骨髁骨折分型。（a）Ⅰ型损伤是枕骨髁压缩性骨折。（b）Ⅱ型损伤是延伸到枕骨髁的颅底骨折，通常是稳定的。（c）Ⅲ型损伤是指翼状韧带撕脱性骨折，是颅颈交界处不稳定的牵张性损伤

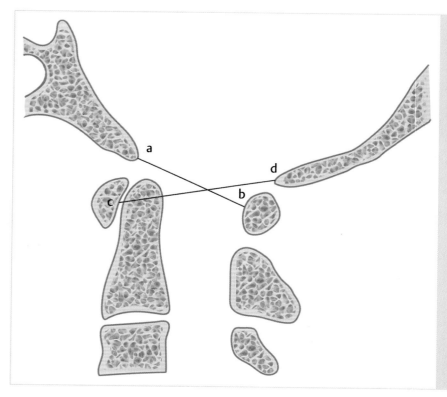

图 10.2 Power 比值。a. 枕骨大孔前缘；b. 寰椎后弓；c. 寰椎前弓；d. 颅底后点；ab/cd 的值应小于 1，如果大于 1，则表示患者可能发生枕颈半脱位或脱位

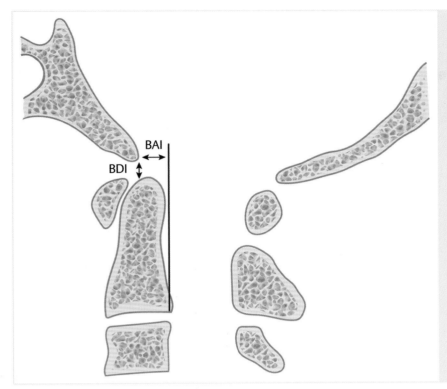

图 10.3　Harris 线［Wholey 颅底 – 齿突尖间距（BDI）和 Harris 颅底 – 枢椎间距（BAI）］可以用来评价枕颈的相对位置。如果在 CT 或者 X 线片上可以看到 BDI 或者 BAI 的值大于 12mm，则应该怀疑枕颈分离。由于这些测量敏感性大于特异性，所以正常参数并不能排除枕颈分离的存在

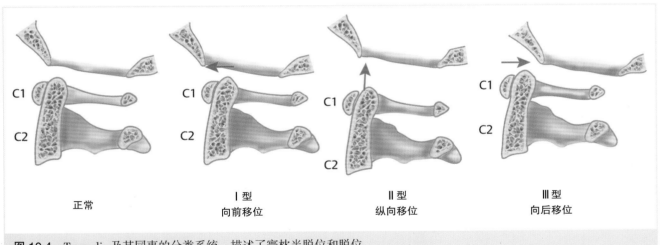

图 10.4　Traynelis 及其同事的分类系统，描述了寰枕半脱位和脱位

点到寰椎前弓的距离的比值。若寰枕关节前脱位，此比值将小于 1。还有一种测量方法是，枕骨大孔前缘到枢椎后壁的切线距离（Harris 颅底 – 枢椎间距）大于 12mm 或者枕骨大孔前缘到齿突尖端的距离（Wholey 颅底 – 齿突尖间距）大于 12mm，都提示寰枕关节不稳定（图 10.3）。

寰枕分离最常用的分型系统是 Traynelis 及其同事提出来的（图 10.4）。在 Ⅰ 型损伤中，枕骨移位到寰椎的前方。Ⅱ 型损伤是纵向分离的结果。此种

类型损伤若施加牵引可能导致神经损伤的继续进展。Ⅲ 型损伤涉及后半脱位或脱位。对于 Ⅰ 型和 Ⅲ 型的损伤施加约 5lb 的非常轻的牵引力将有助于减少脱位并改善神经功能。但这必须在 X 线下进行，以确保不会过度牵引。

任何平面上的平移或分离超过 2mm，伴有神经系统损伤以及脑血管损伤被视为不稳定的征象。寰枕分离分为两组：①相对稳定的损伤，可以通过非手术治疗；②高度不稳定但是可以复位的患者，尽管位移程度不

高，但仍需要手术治疗稳定性。手法牵引测试适用于轻度移位损伤的患者，表明有广泛的颅颈损伤（韧带损伤、软组织肿胀、神经系统或脑血管异常）。根据Harborview分类系统，Ⅱ型和Ⅲ型损伤的患者需要手术来维持稳定性（表10.1）。

所有颅颈损伤必须要立即使用Halo支架固定，因为他们的大部分损伤都是不稳定的，后路颅颈融合是常规手术方式，此手术有很多技术，包括后路钢丝加植骨，带接线环的钢丝固定和板棒螺钉系统加植骨，第一种技术术后需要使用Halo支架固定，后两种只需要术后使用颈围固定即可。枕骨钢板的发展让在枕骨上的多点固定成为可能，特别是中线的枕骨皮质很厚，为那些非中线的板棒系统提供一个很好的把持强度。

寰椎骨折

寰椎骨折约占所有脊柱椎体骨折的2%。损伤机制主要是枢椎向颅骨挤压，垂直压力导致寰椎前弓后弓等薄弱点发生破裂，并且导致骨折横向分离，称为Jefferson骨折，施加在寰椎上的压力不仅可以导致前弓后弓的骨折，而且可能导致横韧带的断裂，横韧带是使寰椎具有稳定性防止其在轴上活动的主要结构。因

此，在Jefferson骨折中，横韧带的状态对于预后至关重要。Levine和Edwards描述了一种四部分分类系统：①后弓骨折；②侧块骨折；③孤立性前弓骨折；④爆裂型骨折。

在C3处咽后软组织肿胀大于5mm并伴有C1后弓骨折常提示是爆裂性骨折。张嘴位的正位片可见侧块分离6.9mm提示横韧带损伤，但是这个方法不够敏感以诊断所有的不稳定损伤。当横韧带损伤情况不明确的时候，需要做MRI检查来明确横韧带的连续性。在图10.5中可以看到的寰椎前后弓骨折的例子。

大多数C1骨折可以非手术治疗。手术的指征是主要与横韧带的损伤有关，合并侧块分离6.9mm或更大，这常提示侧块会进一步分离、C1~C2不稳定和假关节形成。单独的Halo支架和硬质颈围不足以维持颈椎的序列，如果直立状态下的影像学图像，侧块进一步移位或者ADI大于3mm，则必须对患者进行长期的颅骨牵引或者常规后路C1~C2内固定术。

通常，对于没有横韧带损伤的患者，非手术治疗包括颈托或者Halo支架，具体取决于外科医生的喜好。严重的并发症比较少。但是，对于非手术治疗，患者可能会有17%的骨折不愈合和80%的残留颈部疼痛，这可能是由于创伤后关节炎引起的。不稳定的寰椎骨折的严重畸形可能会导致斜颈，这需要重新矫形和后路枕颈融合手术。手术稳定包括C1~C2经关节螺钉固定或者C1~C2钉棒内固定，后者可以通过横杆来调整C1侧块横向变宽的情况。如果使用经关节螺钉，则必须在内固定前使用复位钳执行该操作。

通过简单的侧块钉连接到横向杆，使侧块彼此靠拢，C1的单独固定理论上保持了C1~C2的活动度。直接修复C1骨折的潜在问题是可能存在持续的C1~C2关节不稳定，但是，不同于剪切损伤和分离损伤，轴向

表10.1　颅颈损伤的Harborview分型

分期	描述
1	MRI上有证据表明颅颈韧带的损伤 复位前颅颈分离在2mm以内，牵引后在2mm以内
2	MRI上有证据表明颅颈韧带的损伤 有证据表明复位前颅颈分离在2mm以内，牵引后在2mm以内
3	颅颈分离大于2mm

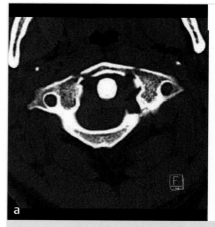 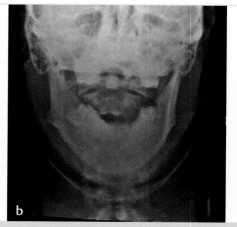 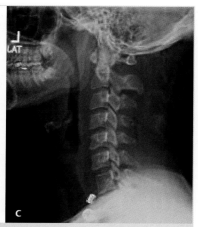

图10.5　28岁的男性C1前后弓骨折。（a）轴向CT图像显示双侧前弓骨折和左后弓骨折。（b）张口位，显示C1侧块侧移。（c）颈椎的X线片，显示咽后部肿胀

损伤导致的 C1 环骨折引起的横韧带撕脱机制随着骨折愈合可以再次保持完整，从而使得寰椎后方的不稳定降低到最低。

寰枢椎半脱位和脱位

3 种类型寰枢椎不稳可能表现为单独损伤或合并伤（表 10.2）。

成人的寰枢椎半脱位或脱位最常见的原因是交通事故。和儿童一样，成年人也会出现"公鸡"颈外观，头部倾斜或者转向远离脱位的位置。最常用的是 Fielding-Hawkins 分型。Ⅰ型是纯旋转脱位；Ⅱ型是除了旋转移位还有寰椎前移小于 3~5mm，提示横韧带仅有轻度损伤；Ⅲ型损伤除了有旋转脱位和大于 5mm 的寰椎前移位，表明横韧带完全断裂；Ⅳ型损伤是既有旋转畸形还有寰椎的后脱位（图 10.6）。

横韧带断裂

如果在侧位片上可见寰椎和齿状突的间隙大于 3.5mm，儿童大于 5mm，则怀疑横韧带断裂伴 C1~C2 不稳定，在张口位的正位片上，C2 上的 C1 侧块横向分离大于 6.9mm，则也怀疑横韧带断裂，然而，普通的 X 线片通常不足以评估可疑的横韧带损伤。通常需要结合 MRI、CT 和动力位 X 线片来全面评估损伤的类型和程度。

Dickman 和同事将横韧带损伤分为两型。Ⅰ型损伤包括韧带本身的断裂，ⅠA 型损伤发生在韧带的中部，ⅠB 型损伤发生在韧带和寰椎止点的移行部。当 C1 侧块的横韧带止点发生撕脱骨折时，则发生了Ⅱ型损伤。如果侧块粉碎，则发生了ⅡA 型损伤，如果侧块完整，则发生了ⅡB 损伤。

Ⅰ型损伤应通过后路 C1~C2 融合术进行手术治疗。比如 Brooks 和 Gallie 使用线缆技术，此类融合技术在 90% 的时候是有效的，但是在生物力学上稳定性最低，并且术后通常需要 3 个月的佩戴颈托。

经关节螺钉固定可以提供足够的额外稳定性，颈托佩戴可以减少到 6 周，甚至可以让患者佩戴软质的颈圈。但是经关节螺钉有损伤椎动脉的风险。C1 侧块螺钉和 C2 椎弓根螺钉相比经关节螺钉可以减少椎动脉损伤的风险，但是会提高颈动脉损伤的风险，如果有必要的话，可以牺牲 C2 神经根后直接观察到 C1 的侧块和 C1~C2 关节间隙，然后在直视下进行操作。将 C1 侧块螺钉和 C2 的椎板钉组合起来也是一种固定替代方

表 10.2　寰枢椎损伤

损伤类型	特点	治疗
A	齿状突在旋转中心 TAL 完整	闭合复位加固定 注意合并骨折
B	C1~C2 错位 TAL 损伤	Ⅰ型：横韧带中段断裂，需要 C1~C2 融合 Ⅱ型：TAL 撕裂骨折，Halo 支架和 C1~C2 融合
C	分离损伤	切开复位后路内固定融合
TAL. 横状韧带		

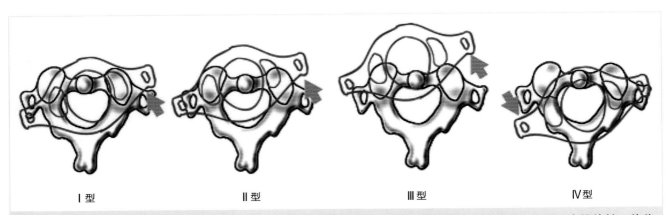

图 10.6　寰枢椎不稳的 Fielding-Hawkins 分类。Ⅰ型：寰椎旋转，无前移，齿状体作为旋转轴；Ⅱ型：寰椎旋转，前移 3~5mm，一个外侧关节突作为旋转轴；Ⅲ型：寰椎旋转，前移 >5 mm；Ⅳ型：寰椎旋转，后移位脱位

法，可以提供同样的稳定性。C1~C2 融合也可以通过前入路螺钉来实现。这项技术的支持者认为和后路相比，前路所涉及的软组织解剖更少。Ⅱ型损伤可以通过外固定治疗 3 个月。74% 的 Ⅱ型损伤可以通过非手术治疗治愈。

齿状突骨折

这些骨折的分类基于其在齿状突中的位置。最常用的分类方案由 Anderson 和 D'Alonzo 描述。Ⅰ型骨折由齿突尖部的撕脱伤组成；Ⅱ型骨折发生在齿状突的底部和中心的交界处（颈部）；Ⅲ型裂缝延伸到枢椎椎体内（图 10.7）。

Ⅰ型齿状突骨折的治疗涉及其对枕颈稳定性的影响。Ⅱ型齿状突骨折的手术指征仍然存在争议。可以明确提倡手术稳定的骨折包括移位性骨折和与脊髓损伤相关的骨折。相对适应证包括合并闭合性颅脑损伤的多发性损伤，初始移位 >4mm，角度 >10°，迟发性

表现（> 2 周），具有骨折不愈合的多种危险因素，因为高龄或生活习惯无法接受 Halo 支架治疗，伴有颅脑或胸腹损伤，其他并发症，以及伴有上颈椎骨折。

通常不要求对 Ⅲ型损伤进行手术稳定，但对于合并脊髓损伤或粉碎性不稳定的患者，则必须进行手术稳定。相对适应证包括高度移位的无法复位的骨折，无法接受 Halo 支架治疗的患者初始移位为 5mm 或更大的骨折，这些骨折很可能导致骨不连（表 10.3）。案例示例可见于图 10.8。

枢椎的创伤性滑脱（Hangman 骨折）

Hangman 骨折最早由 Effendi 及其同事提出，后经过 Starr 和 Eismont 修改，后再经过 Levine 和 Edwards 改良，主要分为 3 种损伤类型和 2 种非典型亚型（图 10.9）

Ⅰ型：因过伸和轴向负荷而引起的峡部骨折，较稳定，移位小（≤ 3mm）。

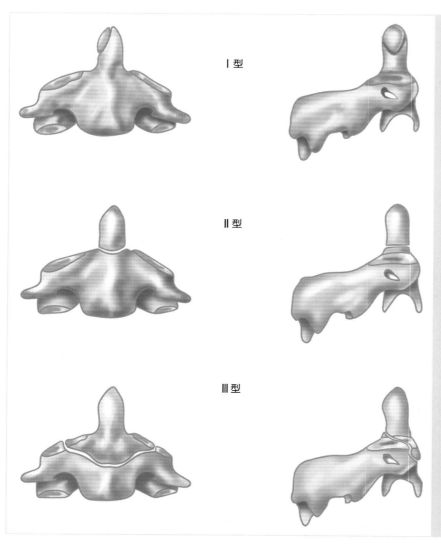

图 10.7 Anderson–D'Alonzo 齿状突骨折分型

Ⅰ型

Ⅱ型

Ⅲ型

ⅠA 型：因侧屈引起的不典型不稳定骨折，一侧峡部骨折，另一侧延伸到椎体。

Ⅱ型：因过伸和轴向负荷引起的骨折，同时屈曲力导致移位 >3mm，仰卧位时移位会减小，而直立时移位增大可见。

ⅡA 型：伴有 C2~C3 椎间盘的不稳定损伤，由屈曲机制引起的棘突间韧带破坏，其中后凸畸形是主要的畸形而不是平移。

Ⅲ型：高度不稳定的损伤，其中 C2~C3 关节突关节骨折与脱位有关。

大部分损伤可以通过硬质颈围或者 Halo 支架治疗，其中假关节发生率较低，约为 5%。手术治疗通常针对非典型性骨折（ⅠA 型）、ⅡA 型和Ⅲ型骨折，由于非典型性骨折的移位方向，移位距离或相关的韧带损伤，这给治疗带来了更大的挑战。有人质疑对Ⅱ型 Hangman 骨折使用后路内固定技术是否有效。因为非手术治疗是如此有效，并且手术也不能解决 C2~C3 椎间盘的相关损伤。

对于ⅠA 型和ⅡA 型骨折的治疗，相比于需要置入 C2 椎弓根螺钉或者跨关节螺钉的 C2~C3 后路内固定融合术，为了尽量减少融合节段，选择包括 C2~C3 颈椎前路椎间盘切除钢板内固定术。而 C2~C3 颈椎前路减压融合内固定术的缺点是破坏前方的前纵韧带和

表 10.3 齿状突骨折

损伤类型	特点	治疗
Ⅰ	翼状韧带撕脱	如果枕颈不稳定需要手术治疗
Ⅱ	齿状突的颈部骨折	骨不连风险 根据具体情况决定使用 Halo 支具还是前路螺钉固定还是后路 C1~C2 固定融合
Ⅲ	骨折延续到枢椎椎体的松质骨	Halo 支架和颈托 分离损伤需要 C1~C2 的融合

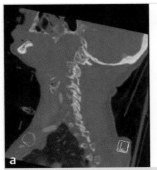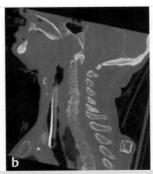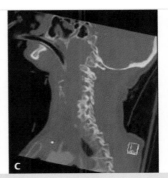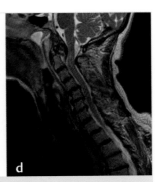

图 10.8 一名 55 岁女性因摔倒 C2 齿状突骨折脱位并完全脊髓损伤。（a~c）颈椎 CT 的矢状位显示 C2 骨折和双侧的 C1~C2 关节脱位。（d）颈椎的磁共振矢状中段显示局灶性水肿和脊髓信号改变

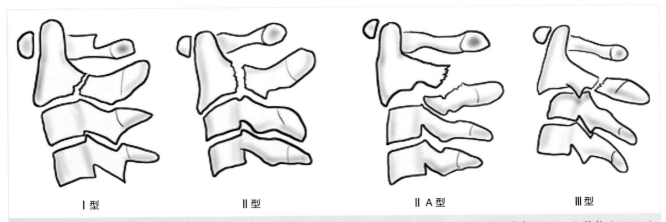

图 10.9 创伤性枢椎滑脱的分型。Ⅰ型 C2 和 C3 之间无成角且骨折移位 <3mm；Ⅱ型 具有明显成角（>11°）移位（>3mm）的骨折。ⅡA 型 骨折位移较小，但成角明显（>11°），骨折从前方前纵韧带韧带开始，整个椎间盘间隙会收到破坏，即使很小的牵引力都容易使其过度分散。Ⅲ型 Hangman 骨折合并 C2~C3 之间的双侧关节突关节脱位。这类患者常需要手术来复位脱位的关节突关节

纤维环，这是 C2~C3 唯一保留的完整的主要韧带结构。吞咽困难、发音困难和暴露难也是此手术的缺点。

后路内固定融合术更具通用性和稳定性，除非 C2 的骨折在关节间，需要将固定扩展到 C1，导致寰枢椎运动丧失。Ⅲ型损伤的稳定则需要 C1~C3 的融合，C2 使用长螺钉来固定骨折位置。一般 ACDF 在闭合能够复位的情况下才使用。图 10.10 和图 10.11 展示了典型病例。

10.5.2 下颈椎损伤

分型

尽管仍没有一个被普遍接受，但已经有许多下颈椎损伤的分类系统。这些系统基于骨折的形态，推测的损伤机制、损伤的力量或严重等级，例如稳定与不稳定。

SLIC 评分系统，包括损伤的严重程度和神经状态，能帮助手术决策。3 个重要部分进行独立评估和分级：骨折形态、韧带复合体情况和神经功能（表 10.4）。根据骨折的形态描述进行分级：压缩、爆裂、分离和旋转。对这 3 个部分的每一个部分进行评分然后求和，得出的 SLIC 范围是 0~9 分。3 分以下的分数不需要手术治疗，大于 5 分的需要进行手术治疗。4 分或者 5 分则可以非手术或手术治疗。在许多情况下，常常需要复位获得颈椎的序列对齐，如果出现神经症状或进行性的后凸畸形或半脱位，则需要手术治疗。

AO 分型系统使用 4 个标准：损伤形态、关节突损伤、神经系统状态和具体情况修订。使用系统时，用户应记录损伤节段，形态类型和继发损伤。此外，修订（例如，关节突损伤、神经系统状态和病例特殊）放在括号中。AO 分型系统已经过更新，以简化其使用，促进更好的治疗指导，并且基于包括 MRI 在内的

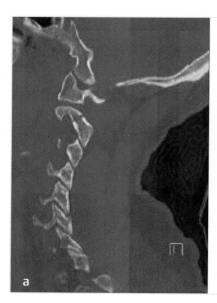
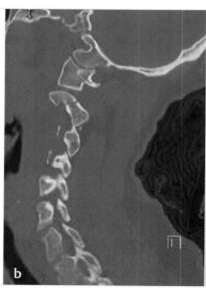

图 10.10 （a）24 岁男性，交通事故，双侧的 C2 峡部断裂。（b）左侧 C2~C3 关节突脱位

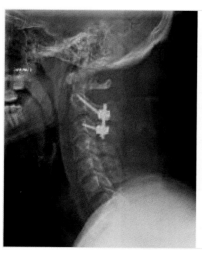
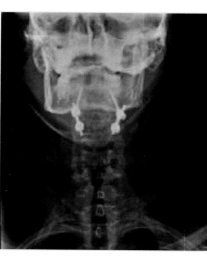

图 10.11 术后正侧位片显示 C2~C3 颈椎后路融合。C2 椎弓根螺钉和 C3 侧块螺钉

表 10.4　SLIC 评分系统

骨折形态	分数
压缩	1
爆裂	2
分离	3
旋转	4
韧带复合体	
完整	0
部分断裂	1
完全断裂	2
神经功能	
无神经损伤	0
根损伤	1
完全脊髓损伤	2
不完全脊髓损伤	3
进行性神经损伤加重	+1
总分	0~9

表 10.5

A 型	A0	无骨损伤或轻微损伤
	A1	累及一侧椎体终板压缩性骨折
	A2	累及椎体上下终板的劈裂骨折
	A3	爆裂性骨折累及累及一侧椎体终板
	A4	爆裂性骨折累及椎体上下终板
B 型	B1	前后张力带完整的骨损伤
	B2	后纵韧带牵张性损伤伴或不伴骨折
	B3	前纵韧带连续性断裂
C 型	C	平移或旋转损伤
关节突损伤	F1	无移位型关节突损伤，半脱位的可能性低（<1cm，且 <40% 关节面）
	F2	移位型关节突损伤，半脱位的可能性高（>1cm 且，>40% 关节面）
	F3	侧块骨折分离
	F4	关节突嵌插骨折
神经损伤	N0	神经功能完整
	N1	暂时性神经功能缺失
	N2	持续性神经根损伤
	N3	不完全脊髓损伤
	N4	完全脊髓损伤
修订	M1	韧带断裂可能
	M2	创伤性椎间盘突出
	M3	强直性脊柱骨折
	M4	椎动脉损伤

现代成像技术。3 种主要类型描述了原发性损伤（表 10.5）。A 型是由具有完整后张力带的压缩力引起的；B 型是后张力带或前张力带的牵拉损伤；C 型损伤被描述为在任何轴上的平移位移，包括前后、侧向、旋转或垂直。如果存在多种类型的伤害，则骨折的评分最高。

　　手术干预的基本原则是通过神经减压使最终的神经功能恢复最大化，并在可能的情况下，保留运动节段的同时恢复脊柱的排列和稳定性。一般来说，手术入路的选择，无论是前入路还是后入路，都是根据病变部位和不稳定程度来选择的。如果损伤程度允许，可能需要前后联合入路。

　　下颈椎的压缩和爆裂骨折通常是由轴向载荷引起的。这些损伤可以导致终板和椎体的损伤，并伴有或不伴有椎间盘复合体的破坏。神经系统状况和残余脊髓压迫的存在通常决定了治疗。在爆裂性骨折中，骨折块进入椎管并导致神经损伤，首选的治疗方法是前路椎体切除和固定。这种治疗方法可以直接切除造成压迫的骨质、重新排列和稳定颈椎。在具有完整的后路结构的情况下，前路椎体切除，植骨固定提供了合适的稳定性。

　　过伸伤常常发生在僵硬的脊柱炎或者强直性脊柱炎，这种损伤高度不稳定。这些损伤是通过前柱的牵张，中柱和后柱的序贯传播而发生的。影像学上，这种损伤通常表现为前柱分离，椎间盘间隙常有缺口。后方

骨折通常是椎板或小关节后方压缩所导致。这些损伤通常高度不稳定，常伴有不完全的中央损伤综合征。椎间盘间隙增宽可能是唯一比较明显的影像学异常，CT 可以显示双侧椎弓根骨折。这种损伤也可以在晚期的退变性脊柱患者中见到。外科治疗应根据患者具体的损伤和外科医生的喜好进行选择。当损伤发生在强直性脊柱炎患者时，后路固定是必要的，以实现损伤的上方和下方足够的固定点，从而提供足够的脊柱稳定性。由于这些损伤表现为"长骨干骨折"，骨折上方和下方的单节段固定可能是不够的。

　　对于发生在正常活动非强直性脊柱炎的患者的过伸伤，考虑单纯前路椎间盘切除术和单纯钢板融合可能就足够了。如果是局部或者固定性后凸，或由于椎间盘突出或椎体峡部前路压迫，应行前路手术减压融合术。

　　与过伸伤不同的是，屈曲损伤开始于后方结构的

牵张损伤，并向前扩展。在这些病例中，棘上韧带和棘间韧带断裂并损伤关节突关节导致以下损伤：单侧关节突关节不移位骨折、侧块分离以完成双侧关节突关节骨折脱位。对于关节突关节半脱位或脱位，术前闭合复位牵引的作用存在争议。它可以决定是否进行前路或后路手术。其中一个主要的争议集中在在关节突关节脱位复位前是否有必要行 MRI 评估存在的隐匿性椎间盘突出。1991 年，Eismont 及其同事报告了 1980—1987 年间 86 例患者中的 6 例，这些患者颈椎关节突骨折或脱位，伴有椎间盘突出和脊髓压迫。这些研究者建议用 MRI 排除髓核突出症患者在外伤后神经症状恶化或神经功能缺损，在接受手术干预的患者中在哪些患者行闭合复位是困难的。相反，Vadera 和他的同事坚持认为，在闭合复位之前，清醒、警觉、合作的患者无须进行 MRI 检查，前提是在复位过程中对患者进行密切的神经监控。这些研究人员断言，复位后的 MRI 是确定髓核变性的存在和帮助确定合适手术入路的必要条件。

不管复位前 MRI 是否完成，减压解除脊髓压迫是最有效的方法。对神经功能损伤的患者应尽快进行手术治疗。决定使用开放手术复位还是闭合复位取决于患者就诊的机构以及医生的经验和喜好。闭合复位取决于清醒且合作的患者。为了闭合复位成功，必须对可疑的区域进行影像学检查，并对患者进行一系列的神经系统检查。在这些情况下，闭合复位是安全的，MRI 可能是不必要的。闭合复位是通过在颅骨牵引或者 Halo 支架上按顺序增加重量来完成的。

随着重量的增加，会进行一系列的影像学检查和神经系统检查。在闭合复位后，传统上推荐通过后路侧块螺钉和钉棒系统固定融合，但是前路钢板内固定融合也是一个可行的选择。应该记住的是，前路手术残留了破坏的后路结构，其生物力学稳定性不如张力带结构。然而，在大多数临床情况下，如果在非骨质疏松性骨和术后支撑使用颈托，前路结构是足够有效的。

当 MRI 显示椎间盘碎片位于椎体后壁背侧，同时伴有关节突关节脱位或半脱位时，在脱位复位前，首选前路椎间盘切除减压术。此手术可以前路复位小关节脱位，放置植骨块和颈椎前路钢板，因为这个损伤主要是一个后纵韧带损伤，关节突完全复位后，椎间隙植骨块的放置，钢板重建颈椎前曲度优化了颈椎结构的稳定性。

Razack 和他的同事们进行了一项为期 6 年的回顾性研究，研究对象是在单一机构接受治疗的患者，他们患有创伤性双侧颈椎关节突骨折脱位。所有能与牵引力一致的骨折脱位，后用 ACDF 稳定下来。22 例

患者平均随访 32 个月。在最后的随访中，所有患者影像学融合的证据。如果前面脱位的复位不能安全完成，椎间盘切除术后在椎间盘间隙放置移植物，并进行后路复位和固定。如果在复位过程中移植物移位，可能需要在前面重新放置移植物。可以考虑使用前路防滑钢板，这样可以减少后路复位时移植物移位的风险。

手术治疗无椎间盘突出的关节突脱位时，前路或后路稳定都是可选择的。手术方式的选择可能会受到可用设备和外科医生偏好的影响。然而，考虑到前面的问题，如吞食障碍和内脏结构潜在损伤的风险，应与额外的肌肉剥离和伤口感染风险相权衡。此外，前路手术可以避免后路手术是摆体位对颈椎不稳定性的影响，对于关节突关节脱位、同侧椎弓根骨折或者侧块分离者前路手术只需要单节段固定，而后路需要多节段融合。

前路手术治疗单侧或双侧关节突损伤的其他特殊注意事项包括仔细的术前影响学检查，以评估是否存在细微的椎体终板骨折或者关节突骨折移位，对此可能需要考虑 360° 固定，考虑到多节段前路固定可以获得足够的初始脊柱稳定性。前路固定术的另一个潜在隐患是放置过大的 Cage，这种情况可以通过拉伸型机制引起神经损伤，关节突可见分离。典型案例可见图 10.12。

10.6 手术技术

10.6.1 寰枢椎固定

寰枢椎不稳定的手术适应证包括 C1~C2 急性损伤引起的不稳定、进行性神经损伤。其他适应证包括 ADI 成人 >3mm，儿童 >5mm。由慢性不稳定 C2 神经根刺激或撞击引起的颈部疼痛或枕部头痛也是手术稳定的另一个适应证。如果有骨骼和血管走行异常，那么 C1 的侧块钉和 C2 椎弓根螺钉的置入会有一定危险性。在 C1 有时候会有寰椎椎动脉沟环畸形，约 15% 患者可以在 X 线片上发现。椎动脉常通过此孔向后走行，如果尝试 C1 侧块螺钉置入（偏上）可能会导致椎动脉损伤。

C1 侧块螺钉置入术

患者采取俯卧位，颈部和头颅支架保持一个水平。寰枢椎的位置由透视确定。可通过颅骨牵引对寰枢椎序列不齐进行复位。后路切开后，电刀从枕骨底部到 C3 水平暴露颈椎后路。从 C1 后弓和 C2 椎板的下部暴露到外侧缘。应谨慎解剖 C1~C2 关节处，因为硬膜外静脉丛可能会大量出血，从而导致 C1~C2 关节处视野模糊。使用双极电凝、可吸收明胶海绵和凝血酶混

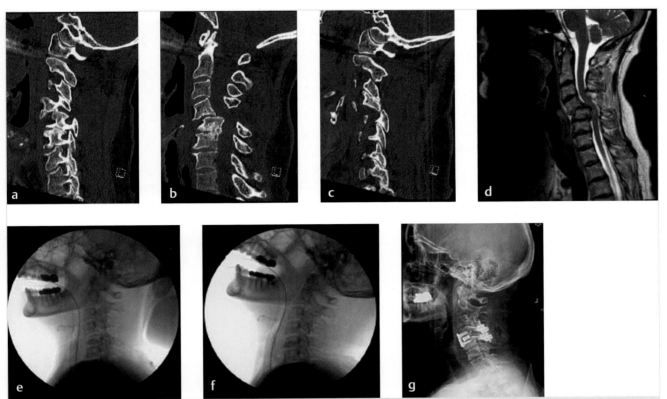

图 10.12　一名 66 岁女性因摔倒导致 C4~C5 双侧关节突关节骨折脱位。（a~c）CT 矢状位图像；（d）颈椎复位前 MRI 示无髓核突出。（e, f）术中透视图像显示她的损伤和复位。（g）患者接受了前路 C4~C5 椎间盘切除和融合，随后进行了 C4~C5 的后路颈椎融合

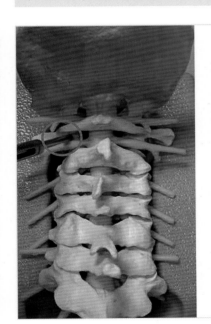

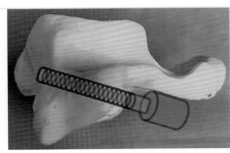

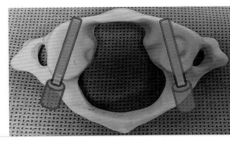

图 10.13　C1 侧块螺钉进针点的模型展示，该螺钉位于外侧侧块与 C1 后弓交界处的中点

合物可以有效地控制出血。C1~C2 关节的暴露对于准确置入 C1 侧块螺钉至关重要。拨开 C2 神经根，露出 C1 螺钉的开口处，位于 C1 侧块后下方的中点处（图 10.13）。开口处要用一个高度磨转开口，以防止螺钉开口器打滑。进针点常位于 C1 的侧块和后弓交界处，

此处是 C2 神经根的位置，所以有时需要切除。另外一个偏上的进针点，选择在 C1 的后弓边缘处 1mm，这样 C2 神经根就不会阻碍进针。然后，外展 10° 进钉，头尾倾的角度是和 C1 的后弓平行的。侧位片上必须看到椎尖朝向 C1 的前弓，在 C1~C2 和枕 ~C1 处是不能强

行暴力置钉。术中透视和术前的 CT 是安全放置螺钉不可缺少的辅助手段。用钝性探针检查钉孔的完整性。然后使用攻丝，并将适当长度的 3.5mm 多轴双皮质螺钉地置入 C1 侧块。

术前 CT 测量结果可以确定 C1 螺钉的长度。通常，C1 螺钉的尾部的 10mm 光滑处（无螺纹）要保持在侧块上方。这使得螺钉的多轴部分（钉尾）位于寰椎后弓上方，同时也减少了对 C2 神经根的刺激。和放置所有内固定一样，螺钉位置通过术中透视进行验证。

接下来，使用一个小工具，比如 4 号 Penfield 解剖刀，可以用来确定 C2 峡部的内侧边界。这项技术有助于勾画出 C2 椎弓根螺钉的进针点，即在四分法的头侧和内侧象限（图 10.14）。之后进针点用高速磨转开口，钉孔采用双皮质钻孔。钻头的轨迹约为外展 20° 且头倾 30°。通常由 C2 峡部的上表面和内侧面做参考。用钝探针检查钉道的完整性。攻丝后，一个适当长度的 3.5mm 万向螺钉双皮质置入。此时，寰枢椎关节的复位可通过调整颅骨牵引或者头架来调整患者头部或直接用螺钉操纵 C1 和 C2 椎体来完成。一旦达到适当的复位，螺钉就被固定在杆上以保持这个位置。为了达到最终融合，C1 和 C2 的后部需要去皮质化，在打磨好的去皮质表面放置自体骨或同种异体骨。关节内融合也被描述过，包括 C1 和 C2 之间关节表面的去皮质化。然而，这一步骤对神经血管结构构成额外的风险，只能在直视下进行。

后路线缆技术

有些外科医生可能喜欢使用 C1~C2 后路线缆技术，在 C1~C2 之间放置移植骨块，以便在寰枢椎不稳定的情况下进行融合。虽然 Jenkins 等所描述的后路线缆技术已经被改进，但是基本原理仍然保持不变。在置入

C1~C2 螺钉后，同时将 C1 后弓的下表面和 C2 棘突的上表面去皮质化，C2 椎板的下侧表面两侧开槽，以便放置金属丝。然后从髂嵴获得自体三皮质移植骨。移植骨块的制备方法是用咬骨钳去除移植骨边缘的皮质骨，形成一个双皮质的稍弯曲的支撑物，此移植物可以使得 C1 后弓和 C2 棘突之间的高度得到适当的恢复。骨块中线下方做一个缺口，以确保骨块和 C2 棘突的形态良好吻合，然后将骨块先取出来，放置并固定线缆。线缆的环绕过 C1 后弓后，再绕过植骨块后方，固定于 C2 棘突下，将线缆收紧，使得骨块在 C1 和 C2 之间压紧，并进一步去皮质化和植松质骨，患者术后佩戴颈托，直到融合在影像学上可以看到。

10.6.2 C2 内固定其他选择

C2 有几种固定方法，包括前面描述的 C2 椎弓根螺钉。其他固定选择包括 C2 峡部螺钉和 C2 椎板螺钉。

C2 峡部螺钉：C2 峡部螺钉的入口点大约在 C2~C3 关节突关节的头部 3~4mm 处，并且在侧块的中点（图 10.15）。在入口点用高速磨钻标记后，开口器钻导向孔。传统上，峡部螺钉的轨迹方向类似于经关节螺钉的轨迹方向，其背部和前方更直。用钝探针检查导孔的完整性。攻丝孔后，插入适当长度的螺钉。

C2 椎板螺钉：C2 椎板螺钉的入口点位于棘突和椎板的交界处（图 10.16）。如果使用双侧椎板螺钉，应相应地规划入路点，以允许放置两个螺钉的放置，一个起始点更靠近颅侧，另一个更靠近尾端。在入口点用高速磨钻标记后，钻导向孔。螺钉轨迹方向可与对侧的椎板的角度对齐。为了避免可能的皮质穿透椎管，轨迹可以保持略小于椎板的斜坡角度。攻丝孔后，插入适当长度的螺钉。

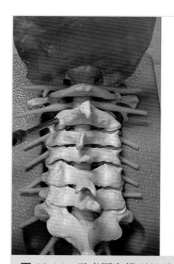
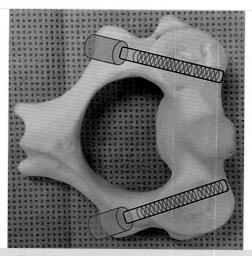
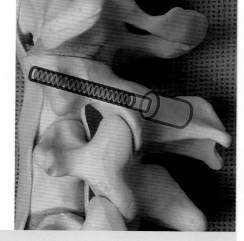

图 10.14 示意图和模型显示 C2 椎弓根螺钉位置和轨迹方向

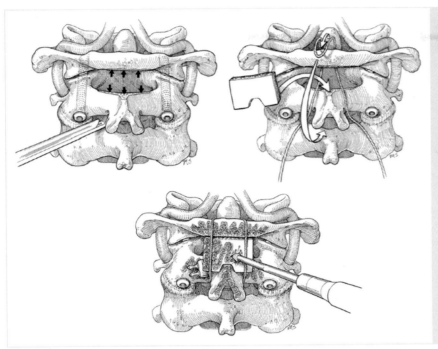

图 10.15 模型图示：C2 峡部螺钉位置和轨迹

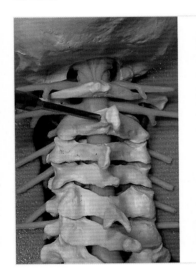

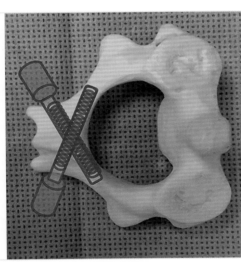

图 10.16 模型视图显示 C2 椎板螺钉的位置和轨迹

10.6.3 侧块螺钉

技术

图 10.17 描述了几种用于放置侧块螺钉的不同技术。所有这些技术都是试图平衡解剖安全性、机械强度性能与操作方便性的折中方案。神经根、椎动脉、关节突关节和脊髓在放置侧块螺钉的过程中都有风险。Roy-Camille 是直接向前的轨迹，但是螺钉长度较短，在 C6~C7 进入下关节突的概率较高。有一定的头倾角度的螺钉会提供一个较长、器械强度更大的螺钉，但它们会有更大的机会进入上关节突关节进一步损伤神经根。更向外角度（内倾）的螺钉方向，比如 An 技术

可以避开椎动脉，但是螺钉可以穿过的骨量较少（导致螺钉长度较短），而且发生侧块骨折的概率较高。这些方法依赖于外科医生对侧块螺钉置入角度的感觉，可以是徒手的，也可以是是机械角度引导或 C 臂机透视下。

安全的侧块螺钉置入需要熟悉关节突关节侧块柱的解剖。应在侧块柱的边缘暴露，多余骨赘应切除，以更好地勾画侧块柱的边缘。4 号 Penfield 解剖刀可插入关节突关节以确定其角度。通过确定薄椎板和侧块之间的缺口来确定侧块的中心。Roy-Camille 技术描述了在侧块凸起顶点处的螺钉置入。目的：减少神经根损伤的危险性。为了减少关节突骚扰，Magerl 建议入路点在顶点内侧和上方 2~3mm，侧向角度为 25°（内

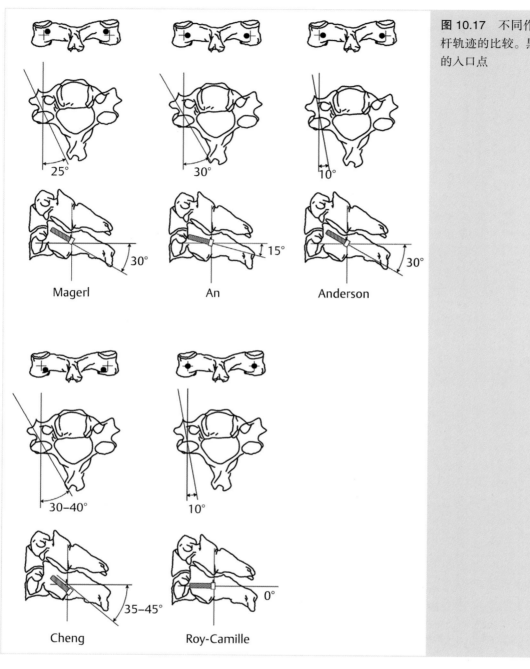

图 10.17 不同作者描述的入口点和螺杆轨迹的比较。黑点表示侧向质量螺钉的入口点

Magerl

An

Anderson

25° 30° 10°

30° 15° 30°

Cheng

Roy-Camille

30-40° 10°

35-45° 0°

倾），并与关节面平行（通常为 45°）。An 和他的同事建议进针点在侧块中心内侧 1mm 处。钻头的角度是内倾 30°，头倾 15°。

双皮质穿透减少 20% 的失败率，但增加了神经根损伤的风险。在骨质疏松性骨、可固定点比较少、脊柱不稳定，尤其是在前柱塌陷和轴向承载能力下降的患者，需要放置双皮质螺钉。操作过程中，逐渐增加钻头的固定深度以触碰到对侧皮质，为了避免螺钉滑丝，务必攻丝整个螺钉深度。

要点

- 所有的创伤患者都要排除颈椎部位的损伤，10%的颈椎损伤是多节段的，因此应该同时对上颈椎和下颈椎进行影像学检查，以防漏诊。
- 患者的体位需要严格预防医源性的再发神经损伤，颈椎的最佳的复位位置至关重要。
- 一个小的器械，比如4号Penfield解剖刀，可以用来确定C2的侧块柱的内侧边界。这项技术有助于勾画出C2椎弓根螺钉的进针点，位于侧块柱的四象限的头侧内侧象限。
- 显露C1~C2关节处要小心，硬膜外静脉丛出血会是的关节处显露模糊。
- 术中透视和术前的CT评估是安全置入螺钉必不可少的辅助手段。
- 对于C2椎板螺钉，如果使用双侧交叉椎板螺钉，进针点应该上下错开，这样允许放置两个螺钉，一个起始点更靠近头侧，另一个起始点更靠近尾侧。
- 安全的侧块螺钉置入需要熟悉关节突关节的侧块柱解剖。暴露应该一直到侧块柱的边缘，切除多余的骨赘这样可以更好勾画出侧块柱的边缘。
- 对于侧块螺钉，双皮质螺钉可以提高20%的把持能力，但是会增加神经根损伤的风险。在骨质疏松、可固定位置少、脊柱不稳定，尤其是在前柱塌陷和轴向承载能力下降到情况下，应该考虑双皮质螺钉。

10.7 病例分析

10.7.1 病例1

24岁的右手优势的男性在AVT（全地形车）受伤后被送往医院。X线片显示C2的Hangman骨折，随后接受C2~C3固定（图10.18）。

10.7.2 病例2

75岁女性，因跌倒导致C2齿状突骨折，同时双侧C1~C2关节突关节半脱位。手术由C1侧块螺钉和C2峡部螺钉组成的C1~C2后路融合。使用同种异体三皮质髂骨，置于C1后弓与C2椎板之间，用FibreWire编织线缝合固定。应用Fibergraft生物活性玻璃填充于同种异体骨周围的残余间隙，以求进一步融合。

参考文献

[1] Umana E, Khan K, Baig MN, Binchy J. Epidemiology and characteristics of cervical spine injury in patients presenting to a regional emergency department. Cureus. 2018; 10(2): e2179.

[2] Baaj AA, Uribe JS, Nichols TA, et al. Health care burden of cervical spine fractures in the United States: analysis of a nationwide database over a 10-year period. J Neurosurg Spine. 2010; 13(1):61–66.

[3] Kamravan HR, Haghnegahdar A, Paydar S, Khalife M, Sedighi M, Ghaffarpasand F. Epidemiological and clinical features of cervical column and cord injuries: a 2-year experience from a large trauma center in Southern Iran. Bull Emerg Trauma. 2014; 2(1):32–37.

[4] Clayton JL, Harris MB, Weintraub SL, et al. Risk factors for cervical spine injury. Injury. 2012; 43(4):431–435.

[5] Lowery DW, Wald MM, Browne BJ, Tigges S, Hoffman JR, Mower WR, NEXUS Group. Epidemiology of cervical spine injury victims. Ann Emerg Med. 2001; 38(1):12–16.

[6] Goldberg W, Mueller C, Panacek E, Tigges S, Hoffman JR, Mower WR, NEXUS Group. Distribution and patterns of blunt traumatic cervical spine injury. Ann Emerg Med. 2001; 38(1):17–21.

[7] Hu R, Mustard CA, Burns C. Epidemiology of incident spinal fracture in a complete population. Spine. 1996; 21(4): 492–499.

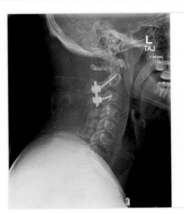
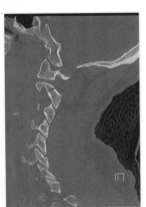

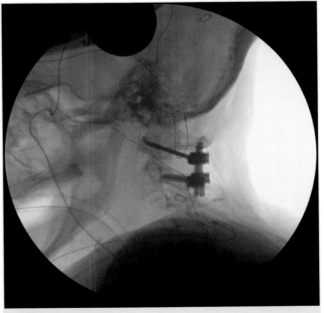

图10.18 病例1

[8] Passias PG, Poorman GW, Segreto FA, et al. Traumatic fractures of the cervical spine: analysis of changes in incidence, cause, concurrent injuries, and complications among 488,262 patients from 2005 to 2013. World Neurosurg. 2018; 110:e427–e437.

[9] Fredø HL, Rizvi SA, Lied B, Rønning P, Helseth E. The epidemiology of traumatic cervical spine fractures: a prospective population study from Norway. Scand J Trauma Resusc Emerg Med. 2012; 20:85.

[10] Bohlman HH. Acute fractures and dislocations of the cervical spine: an analysis of three hundred hospitalized patients and review of the literature. J Bone Joint Surg Am. 1979; 61 (8):1119–1142.

[11] Reid DC, Henderson R, Saboe L, Miller JD. Etiology and clinical course of missed spine fractures. J Trauma. 1987; 27(9): 980–986.

[12] Avellino AM, Mann FA, Grady MS, et al. The misdiagnosis of acute cervical spine injuries and fractures in infants and children: the 12-year experience of a level I pediatric and adult trauma center. Childs Nerv Syst. 2005; 21(2): 122–127.

[13] Gornet ME, Kelly MP. Fractures of the axis: a review of pediatric, adult, and geriatric injuries. Curr Rev Musculoskelet Med. 2016; 9(4):505–512.

[14] Schoenfeld AJ, Sielski B, Rivera KP, Bader JO, Harris MB. Epidemiology of cervical spine fractures in the US military. Spine J. 2012; 12(9):777–783.

[15] Tee JW, Chan CH, Fitzgerald MC, Liew SM, Rosenfeld JV. Epidemiological trends of spine trauma: an Australian level 1 trauma centre study. Global Spine J. 2013; 3(2):75–84.

[16] Platzer P, Jaindl M, Thalhammer G, et al. Cervical spine injuries in pediatric patients. J Trauma. 2007; 62(2):389–396, discussion 394–396.

[17] Viccellio P, Simon H, Pressman BD, Shah MN, Mower WR, Hoffman JR, NEXUS Group. A prospective multicenter study of cervical spine injury in children. Pediatrics. 2001; 108(2):E20.

[18] Givens TG, Polley KA, Smith GF, Hardin WD, Jr. Pediatric cervical spine injury: a three-year experience. J Trauma. 1996; 41(2):310–314.

[19] Kirshblum SC, Burns SP, Biering-Sorensen F, et al. International standards for neurological classification of spinal cord injury (revised 2011). J Spinal Cord Med. 2011; 34(6): 535–546.

[20] Tran J, Jeanmonod D, Agresti D, Hamden K, Jeanmonod RK. Prospective validation of modified NEXUS cervical spine injury criteria in low-risk elderly fall patients. West J Emerg Med. 2016; 17(3):252–257.

[21] Saragiotto BT, Michaleff ZA. The Canadian C-spine rule. J Physiother. 2016; 62(3):170.

[22] Bolender N, Cromwell LD, Wendling L. Fracture of the occipital condyle. AJR Am J Roentgenol. 1978; 131(4):729–731.

[23] Blacksin MF, Lee HJ. Frequency and significance of fractures of the upper cervical spine detected by CT in patients with severe neck trauma. AJR Am J Roentgenol. 1995; 165(5): 1201–1204.

[24] Bloom AI, Neeman Z, Slasky BS, et al. Fracture of the occipital condyles and associated craniocervical ligament injury: incidence, CT imaging and implications. Clin Radiol. 1997; 52(3):198–202.

[25] Dvorak J, Panjabi MM. Functional anatomy of the alar ligaments. Spine. 1987; 12(2):183–189.

[26] Anderson PA, Montesano PX. Morphology and treatment of occipital condyle fractures. Spine. 1988; 13(7):731–736.

[27] Bucholz RW, Burkhead WZ, Graham W, Petty C. Occult cervical spine injuries in fatal traffic accidents. J Trauma. 1979; 19(10):768–771.

[28] Wholey MH, Bruwer AJ, Baker HL, Jr. The lateral roentgenogram of the neck, with comments on the atlanto-odontoid-basion relationship. Radiology. 1958; 71(3): 350–356.

[29] Powers B, Miller MD, Kramer RS, Martinez S, Gehweiler JA, Jr. Traumatic anterior atlanto-occipital dislocation. Neuro-surgery. 1979; 4(1):12–17.

[30] Harris JH, Jr, Carson GC, Wagner LK. Radiologic diagnosis of traumatic occipitovertebral dissociation: 1. Normal occipitovertebral relationships on lateral radiographs of supine subjects. AJR Am J Roentgenol. 1994; 162(4): 881–886.

[31] Harris JH, Jr, Carson GC, Wagner LK, Kerr N. Radiologic diagnosis of traumatic occipitovertebral dissociation: 2. Comparison of three methods of detecting occipitovertebral relationships on lateral radiographs of supine subjects. AJR Am J Roentgenol. 1994; 162(4):887–892.

[32] Traynelis VC, Marano GD, Dunker RO, Kaufman HH. Traumatic atlanto-occipital dislocation. Case report. J Neurosurg. 1986; 65(6):863–870.

[33] Dvorak J, Schneider E, Saldinger P, Rahn B. Biomechanics of the craniocervical region: the alar and transverse ligaments. J Orthop Res. 1988; 6(3):452–461.

[34] Song WS, Chiang YH, Chen CY, Lin SZ, Liu MY. A simple method for diagnosing traumatic occlusion of the vertebral artery at the craniovertebral junction. Spine. 1994; 19(7): 837–839.

[35] Bellabarba C, Mirza SK, West GA, et al. Diagnosis and treatment of craniocervical dislocation in a series of 17 consecutive survivors during an 8-year period. J Neurosurg Spine. 2006; 4(6):429–440.

[36] Eismont FJ, Bohlman HH. Posterior atlanto-occipital dislocation with fractures of the atlas and odontoid process. J Bone Joint Surg Am. 1978; 60(3):397–399.

[37] Montane I, Eismont FJ, Green BA. Traumatic occipitoatlantal dislocation. Spine. 1991; 16(2):112–116.

[38] Frush TJ, Fisher TJ, Ensminger SC, Truumees E, Demetro-poulos CK. Biomechanical evaluation of parasagittal occipital plating: screw load sharing analysis. Spine. 2009; 34(9): 877–884.

[39] Levine AM, Edwards CC. Fractures of the atlas. J Bone Joint Surg Am. 1991; 73(5):680–691.

[40] Spence KF, Jr, Decker S, Sell KW. Bursting atlantal fracture associated with rupture of the transverse ligament. J Bone Joint Surg Am. 1970; 52(3):543–549.

[41] Dickman CA, Greene KA, Sonntag VK. Injuries involving the transverse atlantal ligament: classification and treatment guidelines based upon experience with 39 injuries. Neuro-surgery. 1996; 38(1):44–50.

[42] Bellabarba C, Bransford RJ, Chapman, JR. Occipitocervical and upper cervical spine fractures: textbook of the cervical spine. Saunders, Elsevier Inc.; 2014:167–183.

[43] Fielding JW, Hawkins RJ. Atlanto-axial rotatory fixation: fixed rotatory subluxation of the atlanto-axial joint. J Bone Joint Surg Am. 1977; 59(1):37–44.

[44] Tay BKB, Eismont FJ. Injuries of the upper cervical spine. Rothman-Simeone and Herkowitz's the spine. Elsevier, Inc.; 2017:1285–1309.

[45] Anderson LD, D'Alonzo RT. Fractures of the odontoid process of the axis. J Bone Joint Surg Am. 1974; 56(8):1663–1674.

[46] Clark CR, White AA, III. Fractures of the dens: a multicenter study. J Bone Joint Surg Am. 1985; 67(9):1340–1348.

[47] Bednar DA, Parikh J, Hummel J. Management of type II odontoid process fractures in geriatric patients: a prospective study of sequential cohorts with attention to survivorship. J Spinal Disord. 1995; 8(2):166–169.

[48] Levine AM, Edwards CC. Traumatic lesions of the occipitoatlantoaxial complex. Clin Orthop Relat Res. 1989(239): 53–68.

[49] Starr JK, Eismont FJ. Atypical Hangman's fractures. Spine. 1993; 18(14):1954–1957.

[50] Effendi B, Roy D, Cornish B, Dussault RG, Laurin CA. Frac-tures of the ring of the axis: a classification based on the analysis of 131 cases. J Bone Joint Surg Br. 1981; 63-B(3): 319–327.

[51] Vaccaro AR, Hulbert RJ, Patel AA, et al. Spine Trauma Study Group. The subaxial cervical spine injury classification system: a novel approach to recognize the importance of mor-phology, neurology, and integrity of the disco-ligamentous complex. Spine. 2007; 32(21):2365–2374.

[52] Vaccaro AR, Koerner JD, Radcliff KE, et al. AOSpine subaxial cervical spine injury classification system. Eur Spine J. 2016; 25(7):2173–2184.

[53] Dvorak MF, Fisher CG, Fehlings MG, et al. The surgical approach to subaxial cervical spine injuries: an evidence-based algorithm based on the SLIC classification system. Spine. 2007; 32(23):2620–2629.

[54] Eismont FJ, Arena MJ, Green BA. Extrusion of an intervertebral disc associated with traumatic subluxation or disloca-tion of cervical facets. Case report. J Bone Joint Surg Am. 1991; 73(10):1555–1560.

[55] Vadera S, Ratliff J, Brown Z, et al. Management of cervical facet dislocations. Semin Spine Surg. 2007; 19:250–255.

[56] Grant GA, Mirza SK, Chapman JR, et al. Risk of early closed reduction in cervical spine subluxation injuries. J Neurosurg. 1999; 90(1) Suppl:13–18.

[57] Wiseman DB, Bellabarba C, Mirza SK, Chapman J. Anterior versus posterior surgical treatment for traumatic cervical spine dislocation. Curr Opin Orthop. 2003; 14:174–181.

[58] Razack N, Green BA, Levi AD. The management of trau-matic cervical bilateral facet fracture-dislocations with unicortical anterior plates. J Spinal Disord. 2000; 13(5):374–381.

[59] Banagan K, Gelb D. Surgical management of cervical spine fractures. In: Bridwell KH, eds. The Textbook of Spinal Surgery. Philadelphia: Lippincott Williams & Wilkins; 2011.

[60] Seal C, Zarro C, Gelb D, Ludwig S. C1 lateral mass anatomy: proper placement of lateral mass screws. J Spinal Disord Tech. 2009; 22(7):516–523.

[61] Puttlitz CM, Goel VK, Traynelis VC, Clark CR. A finite element investigation of upper cervical instrumentation. Spine. 2001; 26(22):2449–2455.

[62] Harms J, Melcher RP. Posterior C1-C2 fusion with polyaxial screw and rod fixation. Spine. 2001; 26(22):2467–2471.

[63] Schulz R, Macchiavello N, Fernández E, et al. Harms C1-C2 instrumentation technique: anatomo-surgical guide. Spine (Phila Pa 1976). 2011; 36(12):945–950.

[64] Yeom JS, Buchowski JM, Park KW, Chang BS, Lee CK, Riew KD. Lateral fluoroscopic guide to prevent occipitocervical and atlantoaxial joint violation during C1 lateral mass screw placement. Spine J. 2009; 9(7):574–579.

[65] Ebraheim NA, Misson JR, Xu R, Yeasting RA. The optimal transarticular c1–2 screw length and the location of the hypoglossal nerve. Surg Neurol. 2000; 53(3): 208–210.

[66] Punyarat P, Buchowski JM, Klawson BT, Peters C, Lertudom-phonwanit T, Riew KD. Freehand technique for C2 pedicle and pars screw placement: is it safe? Spine J. 2018; 18(7): 1197–1203.

[67] Ma W, Feng L, Xu R, et al. Clinical application of C2 laminar screw technique. Eur Spine J. 2010; 19(8):1312–1317.

[68] Merola AA, Castro BA, Alongi PR, et al. Anatomic consideration for standard and modified techniques of cervical lateral mass screw placement. Spine J. 2002; 2(6):430–435.

[69] An HS. Internal fixation of the cervical spine: current indications and techniques. J Am Acad Orthop Surg. 1995; 3(4): 194–206.

第 11 章　胸腰椎损伤

Andrew Sinensky, William T. Li, Matthew Meade, Mayan Lendner, Barrett Boody, Dhruv K.C. Goyal, Mark Kurd

摘要

本章概述了胸腰椎损伤的流行病学特点、发病机制、临床表现、分类和治疗。在美国，胸腰椎损伤（TLI）是脊柱骨折最常见的原因。胸腰椎损伤最常发生在创伤后，并且通常发生在脊柱活动度或不稳定性增加的区域，我们称为胸腰椎交界区（T11~L2）。胸腰椎损伤会导致患者出现严重的残疾。胸腰椎损伤最常见的分型是压缩型骨折、爆裂型骨折、屈曲－牵张型骨折和骨折－脱位型。马尾综合征、脊髓休克和神经源性休克是胸腰椎损伤的其他可能的后遗症。胸腰椎损伤的形式主要取决于施加在脊柱上的力的大小和类型。影像学是诊断胸腰椎损伤的最主要方法，包括X线、CT 和 MRI。目前还没有一个统一的胸腰椎损伤的分类系统。最常用的是胸腰椎损伤分类及损伤程度评分系统（TLICS）、AO 分型和 AOSpine 分类系统。公认的胸腰椎损伤的手术指征包括脊柱不稳和存在神经功能障碍。稳定性骨折且无神经功能障碍的患者可以通过使用支具和石膏等非手术治疗来缓解症状。对于这些患者，有一些存疑的证据表明手术干预优于非手术治疗。有关胸腰椎损伤的最佳手术入路的证据很少，入路的选择取决于医生或机构本身。最后，有关胸腰椎损伤患者长期预后的资料是有限的，并且高度依赖于胸腰椎损伤的分型。

关键词：创伤，脊柱，胸椎，腰椎，胸腰椎损伤，TLICS 评分系统，AO 分型，AOSpine 分类系统，骨科，损伤

11.1　人口统计学和流行病学

在美国，胸腰椎骨折是脊柱骨折中最常见的类型。据报道，北美每年约有 16 万例胸腰椎骨折患者。这些损伤通常发生在健康的年轻人身上，而且往往会有严重的后遗症。胸腰椎损伤最常发生在 20~40 岁的人群中，男性的发病率是女性的 2 倍。40%~80% 的损伤由高能创伤造成，如机动车事故、高处坠落以及对脊柱的直接打击。这些损伤中有许多是不稳定的，有可能导致残疾、畸形和神经功能障碍。一项多中心研究表明，与脊柱损伤相关的神经功能障碍的发生率为 22%~51%，这取决于具体的骨折类型。胸腰椎骨折患者出现多发伤的比例高达 47%，这是因为很大一部分脊柱损伤与高能创伤的机制有关。

11.2　功能解剖学

胸腰段脊柱包括胸椎、胸腰椎交界区（T11~L2）和腰椎。胸椎由于与肋骨相连接从而构成了独特的解剖学特点，这样的特点在提供了更高的稳定性的同时也限制了屈曲和伸展活动。与上胸椎相比，第 11 胸椎和第 12 胸椎由于第 11 肋骨和第 12 肋骨不与胸骨连接而增加了其活动性。胸腰椎交界区是比较固定的胸椎和相对活动的腰椎之间的一个独特的过渡区，承受着巨大的生物力学压力。胸椎的关节突关节面呈冠状位，限制了前后的运动，而腰椎的却呈矢状位，前后活动度显著增加。超过 50% 的胸腰椎骨折发生在这 3 个节段，并且是致残的主要原因。

11.3　损伤机制

对于胸腰椎骨折的病理机制，最容易理解的是 Dennis 的"三柱理论"。在这个分类系统中，Dennis 将单个椎体分为前柱、中柱和后柱（图 11.1）。患者的胸腰椎损伤的类型在很大程度上取决于他们所受的力的类型和大小。这些力在图 11.2 中说明，并在表 11.1 中汇总。

11.3.1　轴向压缩

当对脊柱的纵轴施加压力时就会发生轴向压缩。这种情况可在高处坠落，机动车事故或骨质疏松的老年人发生低能创伤后出现。压缩型骨折是最常见的脊柱骨折类型，占脊柱骨折总数的 50% 以上。在压缩型骨折中，压缩力通常位于椎骨旋转轴之前（中柱后方），主要是前柱压缩（图 11.2b）。在 X 线片或 CT 矢状位上可以看到，椎体前部高度丢失，后部椎体高度保持不变，形成"楔形"外观。不会有骨质退入椎管中，因此神经损伤的风险是很低的。由于脊柱中性对齐（缺乏曲率），施加在胸腰椎交界区的轴向压缩力均匀地分布在椎体上。这种在椎体表面均匀分布的力容易使胸腰椎交界区发生爆裂型骨折（图 11.2c）。爆裂型骨折是脊柱前柱和中柱的压缩型骨折。这会导致后方的椎体碎片后退至椎管内，并可能与马尾神经或脊髓损伤有关。在 X 线和 CT 矢状位上，椎体前高度丢失，骨折碎片呈放射状分布，在轴状位上可见到椎间隙增宽。

11.3.2 伸展 / 屈曲 / 牵张

损伤的形态取决于施加在脊柱上的力的类型。当向椎体前方施加力时，它们主要引起椎体前部的压缩以及脊柱后方的韧带和结构上的张力增加（这种张力被称为"牵张"力）。屈曲-牵张损伤与受约束乘客的突然减速有关，通常与机动车辆事故相关。前柱屈曲力产生的损伤模式可能导致前柱楔形压缩以及椎间盘的损伤。而中柱和后柱的牵引力会导致后纵韧带和关节突关节的断裂。这种组合称为屈曲-牵张型骨折（图11.2d）。屈曲-牵张型骨折经常与腹部损伤相关。矢状面成像可显示与压缩力类似的锥体前高度降低。此外，在冠状面和矢状面上棘突间距也变宽。当牵张骨折仅累及骨性结构时，称为Chance骨折。Chance骨折在矢状面上可视作仅累及椎骨。过伸损伤（图11.2e）是最不常见的胸腰椎交界区的骨折类型。这种损伤是由椎体旋转轴后方的力压缩后柱，使前柱和中柱移位所致。并且前纵韧带通常发生断裂。

11.3.3 旋转暴力

旋转暴力损伤（图11.2f）是在沿脊柱的长轴施加旋转力时发生的，通常也同时受到屈曲-牵张力和剪切力。巨大的旋转暴力通常会导致骨折伴脱位（图11.2g），这是一种不稳定的损伤，有很高的神经损害风险。这些损伤通常会导致由椎骨和韧带组成的三柱结构的破坏。在骨折伴脱位中，脊柱前柱通常是压缩和/或旋转剪切的，而中柱和后柱通常是牵张和/或旋转剪切的。从影像学上看，在矢状面上可以看到椎体前、后滑脱，而在冠状面上可以看到椎体的侧向滑脱。在骨折节段可常见到完全性的脊髓横断。

11.3.4 剪切力

剪切力会导致椎体向前、后或侧方移位，并可能导致严重的韧带断裂（图11.2h）。明显的剪切力通常与骨折-脱位损伤有关。

11.3.5 脊髓圆锥综合征和马尾综合征

脊髓圆锥综合征（CMS）和马尾综合征（CES）分别是脊髓尾端（L1~L2）和马尾神经（L2以下）受压的结果。这些都是典型的临床诊断，然后通过影像学来证实。关于鉴别这两种综合征的更多信息可以在本章末尾的"精粹"一节中找到。由于X线和CT不能充分显示脊髓和马尾神经，因此通常使用MRI检查。现在人们普遍认为立即进行手术减压是非常有必要的。

11.4 临床表现和初步评估

胸腰椎损伤通常发生在高能创伤之后，男性比女性更常见，在年轻（15~29岁）人群中也更常见。这些损伤大多发生在胸腰椎交界区（>50%），这些患者经

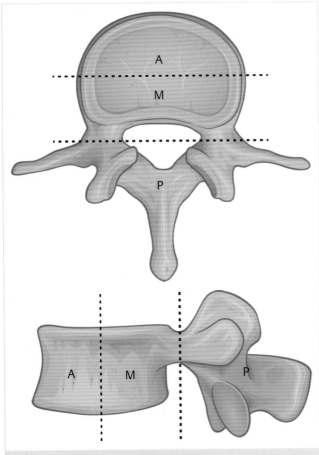

图11.1 根据Denis提出的"三柱概念"将腰椎分为前柱（A）、中柱（M）和后柱（P）

表11.1 胸腰椎不同柱的受力及其相关损伤总结

损伤类型	前柱	中柱	后柱
压缩型骨折	压缩	一般不受累	一般不受累
爆裂型骨折	压缩	压缩	一般不受累
屈曲-牵张型骨折	压缩	牵张	牵张
骨折-脱位	压缩 和/或 旋转剪切	牵张 和/或 旋转剪切	牵张 和/或 旋转剪切

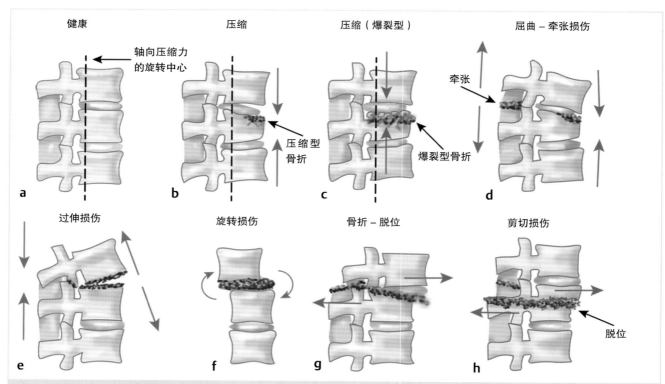

图11.2 如上所述，胸腰椎骨折中的表现的不同类型的力和损伤。红色箭头表示施加在胸腰椎上的力的方向和大致位置。（a）一个健康的脊柱，轴向压缩力集中在中柱的后方。（b）由前方压缩力造成的简单压缩型骨折。（c）爆裂型骨折，请注意，压力集中在中柱周围。（d）屈曲－牵张损伤。注意前柱受压，后纵韧带复合体（PLC）由于牵张力而撕裂。（e）过伸损伤，导致后柱受压，前柱和中柱伸展，并可合并前纵韧带断裂。（f）旋转损伤，由沿脊柱长轴的旋转力引起。（g）骨折－脱位损伤，主要由剪切力和旋转力造成。（h）剪切损伤，导致垂直于脊柱长轴的平移

常在损伤点出现疼痛和点状压痛。多发伤在胸腰椎损伤中非常常见，常见的相关损伤包括腹腔内出血、动/静脉破裂和肺损伤。因此，胸腰椎损伤经常被忽视，特别是在更紧迫、危及生命的伤害的情况下。对于疑似胸腰椎损伤的患者，应进行全面的神经学检查和影像学检查。在疑似脊柱损伤的情况下，必须稳定脊柱，例如使用颈托和背板，以避免进一步损伤。

神经功能应使用 ASIA 分级系统进行评估。如果神经功能障碍与怀疑的胸腰椎损伤的位置不一致（例如，可疑的 L1~L3 损伤出现的上肢功能障碍），则应进行全脊柱 MRI 检查以确定神经功能障碍的原因。

所有疑似脊柱创伤的患者都应该接受全脊柱的 X 线或 CT 检查。X 线片应包括正位和侧位。CT 在确定胸腰椎损伤的骨质形态方面优于 X 线片，但两者都不能充分显示软组织结构。MRI 在诊断后纵韧带复合体破裂等软组织损伤以及评估脊髓完整性方面优于 X 线片。

胸腰椎损伤的患者在发病时可能处于脊髓休克状态。脊髓休克是指脊髓神经元对损伤水平以下中枢神经系统的刺激处于暂时无反应状态。在脊髓休克中，

可能是由于脊髓挫伤的影响，胸腰椎损伤平面以下的所有运动、感觉和反射功能都会暂时丧失。脊髓休克通常持续 1~3 天，之后，在脊髓不完全损伤的情况下，感觉、运动和反射功能将开始恢复。球海绵体反射（BCR）是脊髓休克后最早恢复的反射之一，可以用来识别脊髓休克是否已经消退。BCR 是通过轻轻地拖拉龟头或阴蒂，并检测肛门括约肌张力是否反射性增加而实现的。BCR 检测阳性后，在胸腰椎损伤平面以下运动和感觉功能仍然缺失，表明脊髓完全损伤，没有恢复功能的希望。

特殊人群，如骨质疏松症和儿童患者，发生创伤时往往与典型的临床表现和影像学上的表现不同。胸腰椎损伤的骨质疏松患者最常见的是老年女性。通常在低能创伤如跌倒后出现。患者经常表现为放射性腿部疼痛和行动不便。儿童胸腰椎损伤的情况虽然罕见，但通常发生在创伤情况下，在 X 线上可能很难诊断，部分原因是他们未成熟的骨骺缺少钙化。

11.5 影像学检查

影像学是证实临床怀疑的胸腰椎损伤的主要手段。

影像类型的选择取决于所在机构的可用性、时间、临床表现和成本。

11.5.1　X 线

通常情况下，在怀疑胸腰椎损伤时，首先要获得完整的脊柱正位和侧位 X 线片。它们比 CT 和 MRI 等其他方式更经济、更快捷。尽管 X 线片具有时间和成本效益，但在识别胸腰椎骨折和对胸腰椎骨折进行分类方面，它们不如 CT 敏感。

11.5.2　CT

在确定胸腰椎损伤的骨损伤方面，CT 检查优于 X 线片。某些 CT 技术，如多层螺旋 CT 扫描，能够同时检查内脏和胸腰椎损伤。

11.5.3　MRI

出现神经功能障碍时，MRI 是首选的检查方式。MRI 在识别软组织方面更具优势，如脊髓和后纵韧带复合体。

11.5.4　CT 脊髓造影（MRI 禁忌患者）

对于 MRI 禁忌患者（如起搏器），CT 脊髓造影可用于显示软组织。它需要向椎管内注射造影剂，因此除非有 MRI 禁忌证，否则一般不会使用。表 11.2 中总结了最常见的胸腰椎骨折类型及其影像学表现。

11.6　分型系统

目前，有几个分型系统被用来对胸腰椎损伤进行分型，各机构之间使用的分型系统往往不同，而且很少有分型系统得到了系统验证。1983 年，Dennis 等出版了最早的分型系统之一，"三柱系统"对胸腰椎损伤进行分型（图 11.1）。目前，外科医生最常使用以下 3 种分型系统之一用于临床决策：AO 分型系统、TLICS 评分系统、AOSpine 分型系统。

11.6.1　AO 分型系统

1994 年，Magerl 等在 AO 分型系统的基础上提出了一个分型系统。根据损伤机制将损伤分为 3 个类型：A 型（压缩）、B 型（牵张）和 C 型（旋转）。虽然 AO 分型系统与以前相比有了很大的改进，但由于其复杂性和缺乏可靠性限制了它在临床环境中的实用性。

11.6.2　胸腰椎损伤分型系统（TLICS）

胸腰椎损伤分型系统（TLICS）是对 Vaccaro 等开发的胸腰椎损伤严重程度评分的修正。它是一种治疗算法，旨在使用 3 个主要类别来指导患者的管理和治疗：损伤机制、后韧带复合体的完整性和患者的神经功能状态。这些主要类别中的每一个都有细分，给反映损伤严重程度的特定变量分配一个数值（1~4）（表 11.3）。3 个主要类别的分数被汇总成有助于指导治疗的最终值（表 11.4）。研究表明，TLICS 评分系统的实施使外科医生能够更好地识别需要手术治疗的不稳定损伤，具有良好的评分者信度。尽管 TLICS 评分系统具有良好的外部效度，但一个普遍被发现的缺点是它在对于爆裂型骨折的分级与推荐的治疗具有不一致性。

11.6.3　AOSpine 损伤评分系统

AOSpine 胸腰椎损伤评分是通过对全世界的外科医生的调查制定的，旨在将 AO 分型和 TLICS 评分系统结合同时消除它们的缺点（特别是诊断时对 MRI 的依

表 11.2　胸腰损伤的影像学特征与治疗

损伤类型	影像学特征	治疗	备注
压缩型骨折	↓椎骨前柱高度，椎骨中、后柱高度保留。侧位片出现"楔形"样改变	若无 PLC 或神经系统受累，保守治疗	全部胸腰椎骨折中最常见（>50%），神经受损风险小
爆裂型骨折	↓后柱高度，↑椎间距离	若无 PLC 或神经系统受累，保守治疗否则选择后路或混合入路手术	神经受损风险高
屈曲－牵张型骨折	↑前柱高度，↑棘突间距	手术治疗。后路或混合入路手术	
屈曲脱位型骨折	脊柱前后或侧向滑脱	手术治疗。后路或混合入路手术	多数脊柱受损或合并马尾综合征
骨质疏松性压缩骨折	↓椎骨前柱高度，多数大于 50%	通常无须手术。若手术治疗，通常选择椎体成形术或后凸成形术	老年女性多见
马尾综合征与脊髓圆锥综合征	CT 或 MRI 可见马尾神经受压。通常临床疑诊，影像学检查确诊	患者一旦稳定，行减压手术	若患者出现鞍区感觉丧失或大小便功能受损，则高度怀疑此病

表 11.3　TLICS 评分系统

变量	限定词	得分
形态		
压缩		1
	爆裂	1
平移 / 旋转		3
牵张		4
PLC 完整度		
完好		0
可疑 / 不确定		2
受损		3
神经状态		
完好		0
神经根		2
脊髓 / 圆锥	完全	2
	不完全	3
马尾		3

表 11.4　基于 TLICS 的累积评分的治疗建议

得分	推荐
≤ 3	初始选择保守治疗
4	由医生慎重选择是否手术
≥ 5	推荐手术稳定

表 11.5　AOSpine 评分系统

分型	得分
A 型：压缩型损伤	
A0	0
A1	1
A2	2
A3	3
A4	4
B 型：韧带损伤	
B1	5
B2	6
B3	7
C 型：平移损伤	
C	8
神经状态	
N0	0
N1	1
N2	2
N3	4
N4	4
NX（神经状态未知）	3
患者：特殊调整	
M1	1
M2	0

表 11.6　基于 AOSpine 的累积评分的治疗建议

得分	推荐
< 4	初始选择保守治疗
4~5	是否手术由患者状况与医生偏向决定
> 5	推荐早期手术

赖）。它使用分级方法对 A、B 和 C 型骨折进行进一步划分为亚型，同时还对患者的神经功能状态进行了单独的分级（表 11.5）。与 TLICS 一样，AOSpine 损伤评分系统对骨折类型和神经状态进行评分，并将它们相加为最终得分，以帮助指导患者的治疗（表 11.6）。AO 脊柱损伤评分在骨折形态学分类（A~C）方面具有显著的评分者信度，在骨折亚型（A0~A4、B1~B3 和 C）方面表现出中等可靠性。

11.6.4　脊髓损伤分级：ASIA 损伤分级

虽然脊椎损伤有许多分级，但创伤性脊髓损伤的神经功能评估是根据美国脊髓损伤协会（ASIA）制定的损伤分级标准进行的。ASIA 损伤分级描述了损伤节段及以下的相对神经受累和神经功能损伤的特点以及定义了损伤的严重程度。ASIA 损伤分级根据损伤程度分为 A~E 级（表 11.7）。ASIA 损伤分级对于评估胸腰椎损伤后神经损伤的严重程度至关重要。

11.7　治疗

11.7.1　非手术治疗

压缩型骨折和稳定的爆裂型骨折通常采用非手术治疗。固定支具和伸展支具都被证实可以用来缓解这种胸腰椎损伤产生的症状。非手术治疗也避免了与手术治疗相关的费用和并发症问题。对于神经功能正常的爆裂型骨折的治疗是有争议的，在文献中有一些矛盾的观点。在一项前瞻性随机对照研究中，Wood 等发现对于没有神经功能损害的稳定的爆裂型骨折，手术治疗和非手术治疗的患者预后没有差异。相反，在另

表 11.7　ASIA 损伤分级

等级	意义	定义
A	完全受损	S4~S5 节段无感觉或运动功能保留
B	感觉不完全	在神经功能受损水平以下保留感觉功能，但不保留运动功能，包括 S4~S5 节段（在 S4~S5 处轻触或扎针或肛门深压）并且在运动水平以下身体的任一侧均不能保留超过 3 个节段的运动功能
C	运动不完全	大多骶尾节段保留运动功能，自主肛门收缩（VAC）保留，或患者达到感觉不全状态（S4~S5 节段感觉功能保留：粗触觉、针刺觉、肛门深压）。在身体两侧同侧运动水平以下的 3 个水平以上，运动功能有所保留（这包括确定运动不完全状态的关键或非关键肌肉功能）。对于 AIS –C，低于单个神经系统损伤水平以下关键肌肉功能的一半的肌肉，其肌肉等级 ≥ 3
D	运动不完全	运动不完全状态定义同上，至少有一半（一半或更多）的关键肌肉功能低于单个神经系统损伤水平（NLI）且肌肉等级 ≥ 3
E	正常	如果按照国际脊髓损伤神经分类标准（ISNCSCI）测试的感觉和运动功能在所有节段中均被评为正常，并且患者先前有缺陷，则 AIS 等级为 E。最初没有脊髓损伤的人不评价 AIS 等级

一项关于无神经功能损害的稳定的胸腰椎压缩型骨折的前瞻性研究中，Siebenga 等发现，与非手术治疗的患者相比，接受手术治疗的患者预后有所改善，并且重返了工作岗位。

11.7.2　手术适应证

胸腰椎损伤的手术治疗有两个主要的临床适应证：伴有神经功能损害和不稳定性骨折。外科医生的共识是，TLICS 评分大于 4 分的患者将从手术治疗中获益，因为这些患者通常有严重后纵韧带复合体损伤和神经功能损害。有神经功能损害的患者，对于在影像学上有神经压迫的征象伴有神经功能损害的患者应进行减压治疗。此外，对于机械不稳定的胸腰椎损伤的患者应接受手术固定，通常选择经后路椎弓根钉棒固定融合术。然而对于这些损伤的减压入路和固定的节段长度的选择仍存在很大争议。长节段内固定（＞骨折上下 1 个节段）可用于改善骨质疏松患者、三柱损伤和胸腰椎交界区损伤患者的生物力学稳定性。强直性脊柱炎的患者也推荐使用长节段内固定，但对此情况的进一步讨论超出了本章的范围。

11.7.3　手术治疗及其优缺点

缺乏高质量的前瞻性研究使得明确不同手术方法的临床适应证变得困难。尽管存在这一主要缺点，但通常仍遵循一些指南。涉及后纵韧带复合体或神经功能损害的胸腰椎损伤可以通过后路手术解决。通常情况下，骨折碎片引起的不到 50% 的椎管狭窄可以通过后路手术解决。通过牵引恢复椎体高度的间接减压对减少前椎管狭窄是一个非常有用的辅助手段，但仅仅在损伤的 48h 内有效。对于直接减压，椎扳切除术可以解除任何后方椎管的压迫，再加上小关节切除术伴或不伴有椎弓根切除都可以为前方的骨折碎片的取出

提供侧向通路。尽管一些外科医生对于明显的前方椎管的受压（＞50%）可能更喜欢前方入路，但对于多发伤或者前方入路有禁忌证时，仍可采用经椎弓根后路手术。此外，后路手术也是通过对椎骨节段的直接操作来减少旋转移位和剪切损伤的有效方法。

除了后纵韧带复合体损伤外，伴有明显的脊髓或马尾神经前方受压的损伤可考虑环形术式（基于前方入路和后路入路）。一般来说，当需要对前柱进行显著减压时，由于难以观察和接近前柱，仅采用后方入路可能是不够的。单独后路手术的另一个主要缺点是通常需要较长的固定器，这限制了脊柱的活动。

虽然前方入路在某些情况下是适用的，但它的手术时间通常较长且术中失血量也较大。前方入路可以直接减压椎管内的骨折后缘骨折碎片和软组织，也可以重建前柱。然而，前方入路通常也需要后方入路进行椎弓根螺钉内固定，这就增加了手术的时间和并发症的发生率。多项研究表明，与单纯后路手术相比，接受前后路联合手术的胸腰椎骨折的患者功能预后没有明显的改善。

由于保留了软组织和降低了手术的并发症，经皮穿刺入路正变得越来越受欢迎。与传统的开放式椎弓根螺钉植入相比，经皮穿刺技术术后疼痛的发生率更低，住院时间更短，术中出血更少。最近的一项 Meta 分析评估了神经功能完好且稳定的胸腰椎骨折的患者采用经皮穿刺手术和开放手术的差异，发现两组患者的长期预后没有差异。

11.7.4　手术技术和术后护理

可用的手术方式可以简单地分为 4 类：前路、后路、经椎旁入路、经皮穿刺入路。

前路手术可以与普通外科医生、血管外科医生或胸科医生一起进行。前方入路可用于进入从胸椎中段

到腰骶交界处的椎骨前方。胸椎前方入路可以从左侧或右侧进行，但通常采用左侧入路，因为下腔静脉比主动脉更易受到牵拉的影响。胸椎手术在损伤水平采用侧方斜形切口，在进到胸椎水平时通常需要进入胸腔。对于腰椎前路手术，从胸腰椎交界区到腰骶骨交界区可以采用开放式经腹膜后入路。对于胸腰椎交界区，其体位和入路与胸椎手术相似，采用侧位和延伸的斜形切口。相反，在需要进入腰骶交界处的下腰椎手术中，与侧卧位相比，对于开放式前方经腹膜后入路，仰卧位和延伸的中线切口可以更好地进入 L5~S1 椎间隙。尽管延伸的、开放式入路是前路治疗胸腰椎损伤的"主力"入路，但胸腰椎微创入路的发展，如极外侧经腰大肌或具有特定牵开系统的斜外侧经腰大肌入路，可以最大限度地减少前路治疗胸腰椎损伤的患者中与入路相关的并发症。后方入路需要在患者俯卧位时深至棘突水平的正中切口。Wiltse 椎旁入路是后方入路的一种常见亚型，通过更外侧途径进入受累椎体。经皮入路有多种，但其特点是较低的损伤性进入胸腰椎损伤水平。后方入路从正中纵向切口开始。术中 X 线片用于在广泛暴露前确认手术节段。通过电切逐步暴露脊柱，从棘突开始，深入到椎板、关节突，然后是横突。在融合术中应尽量避免破坏小关节囊。肌松剂有助于暴露，但在神经监测的情况下，脊髓减压术应禁止使用肌松药。因为标准解剖学结构可能不存在，在有椎板骨折或后纵韧带复合体断裂的水平上要小心，以防止在暴露过程中无意中造成硬脊膜或神经损伤。

螺钉轨道是中空的，在减压前用骨蜡封闭。脊髓水平椎板切除减压术是使用带有纵向沟槽的电动磨钻进行的。操作到黄韧带和 / 或硬脊膜水平，然后椎板被整块移除。用锋利的巾钳夹住棘突，轻轻提起，用神经钩和 2mm 克里森咬牙钳进行软组织的切除。如果同时进行融合术，则将椎板骨从软组织中分离出来，进行颗粒化，并用作自体局部植骨。在放置螺钉和钛棒之后，将横突去除皮质，并将植骨放置在侧沟内。间接减压的方法是使用单轴螺钉，在头部两侧较松地放置钛棒和螺帽，在尾部紧密地放置钛棒和螺帽。牵张器用于分散横跨受伤节段的螺钉之间的牵张力，并拧紧头部的松动螺帽。

要通过后方入路行前路减压，首先要在进入前方的一侧进行小关节切除术。椎板切除减压后，使用截骨器和克里森咬骨钳去除上下关节突。之后，使用潘菲尔德解剖器保护邻近的硬脊膜和神经根。

然后用磨钻将剥离椎弓根至椎体后部，直到椎弓根壁变得像纸一样薄。然后通过植入椎弓根腔来移除这些壁层。此时，可以进入马尾或脊髓的腹侧，以便取出骨折碎片。为了取出造成明显前方压迫的骨折碎

片，可以通过切除的椎弓根将椎体分离，骨折碎片可以被撞击到椎体腔内。

术后，患者应进行化学性（肝素）和物理性（连续压迫装置）的深静脉血栓的预防。如有可能，应在手术当天开始进行物理治疗。术后 24h 继续使用抗生素，并密切观察伤口，以监测术后引流量或是否有感染迹象。感染在胸腰椎损伤手术中相对常见，一些研究报道的发病率高达 10%。总体而言，考虑到胸腰椎损伤中手术选择的广泛性和多样性，没有普遍采用的术后管理措施，应针对患者的自身情况进行护理。

11.7.5 预后（基于最近的文献）

由于很难在创伤患者中进行良好的对照研究，有关患者长期预后的高质量文献仍然不足。此外，胸腰椎损伤的影像学和临床表现的异质性进一步使综合预后指标的生成变得复杂。尽管很难对这些损伤进行分类，但很明显，严重的胸腰椎损伤对功能状态和能否重返工作有实质性的影响。一项关于不稳定胸腰椎骨折研究发现，70% 的患者能够重返工作岗位，其中只有大约 50% 的患者能够恢复到受伤前的功能水平。

11.8 要点

11.8.1 马尾综合征（CES）和脊髓圆锥综合征（CMS）

马尾综合征明显比脊髓圆锥综合征更常见，并且最常见的原因是中央型腰椎间盘突出症。然而，马尾综合征和脊髓圆锥综合征也可以出现在胸腰椎损伤的情况下。临床表现有很大的重叠，因为只压迫脊髓圆锥的可能性很小。传统上，马尾综合征是由 L2 和 L4 椎体之间的椎管压迫引起的。患者出现不对称的明显的下肢感觉 / 运动丧失、鞍区感觉丧失和下运动神经元损害综合征。膀胱功能障碍是马尾综合征常见的晚期表现。脊髓圆锥综合征是由于脊髓尾端受压所致，表现为对称性的轻度下肢感觉 / 运动丧失，上下运动神经元损害的混合征象。与马尾综合征相比，膀胱功能丧失是统一的早期发现。这种脊髓圆锥综合征表现的解剖学基础在于 L5~S3 神经根神经元的胞体位于脊髓圆锥内，压迫导致失去通过阴部神经控制的自主排尿。在单纯脊髓圆锥综合征中，马尾神经根大部分未见到损伤。

11.8.2 骨质疏松患者

在骨密度正常的患者中，前部椎体压缩超过 40% 高度提示爆裂型骨折或屈曲 - 牵张型骨折。然而，在骨质疏松症的患者中，前部受压超过 50% 并不少见。

这些胸腰椎损伤的患者是独特的，因为他们通常之前没有受到过创伤，而且通常通过非手术或经皮入路（如骨水泥增强技术）进行治疗。

11.8.3　多节段脊椎骨折

多节段非相邻性椎体骨折是常见的，在明确的椎体骨折的胸腰椎损伤的患者中多达15%~20%。出于这个原因，任何明确骨折的患者都应该接受整个脊柱的影像学检查，特别是在多发伤的情况下。

11.8.4　治疗缺乏高等级的证据

尽管在手术技术和患者预后方面取得了进步，但对于胸腰椎损伤的患者，仍然缺乏关于治疗的具体证据。为此，胸腰椎损伤的治疗仍然高度取决于特定的外科医生，医生会根据他们对某些治疗方式的熟悉程度和经验进行治疗。

11.8.5　患者个体化选择

虽然手术治疗的比保守治疗的并发症的发生率高得多，但对于稳定型胸腰椎损伤的手术治疗也有一定的适应证。手术可以更快地恢复活动，这可能适用于不能接受长时间卧床休息的患者。

11.8.6　甲泼尼龙在脊髓损伤中的作用

大剂量类固醇类药物如甲泼尼龙在脊髓损伤治疗中存在很大争议。从理论上讲，这些类固醇可以预防和减少炎症，降低进一步损伤的风险，促进康复。然而，使用甲泼尼龙治疗患者并未显示出改善临床预后的作用，而且还与严重的并发症有关，如呼吸道和泌尿系统感染。鉴于此，在脊髓损伤中使用类固醇类药物的情况一直在减少。

11.8.7　神经源性休克

神经源性休克是指损伤平面以下交感神经支配的丧失，导致副交感神经的活动。这是一种临床诊断，常发生T6椎体水平以上的胸椎损伤。不受拮抗的副交感神经活动导致全身血管扩张和心脏窦性心率降低，导致低血压和心动过缓。维持正常的全身血压和窦性心律是避免脊髓和内脏低灌注的关键，这可以通过去甲肾上腺素等血管升压剂来实现。

11.8.8　如果无其他干扰症状，考虑该病的临床表现

胸椎的损伤会导致下肢无力和腹肌失去节段性神经支配。腰椎损伤中，除了下肢外，一般其他所有肢体都不会受累，并可能出现马尾神经综合征或脊髓圆锥综合征。同样，当存在鞍区感觉丧失和/或排尿功能障碍时应怀疑脊髓圆锥综合征。

11.9　模拟执业考题

1. 一位放射科医师正在讨论一张矢状位CT影像，该影像显示L4椎前柱压缩骨折50%。在没有更严重的胸腰椎损伤的情况下，以下哪个描述最符合可能会出现类似情况的患者？
    - a. 女性患者，47岁，从3楼摔下
    - b. 女性患者，74岁，未受到外伤（骨质疏松性骨折更容易导致压缩骨折）
    - c. 男性患者，30岁，车祸
    - d. 男性患者，6岁，车祸

2. 一名43岁的男性在被汽车撞击后于急诊就诊。他已大量失血，下背部可见明显隆起，强烈提示胸腰椎损伤。合并呼吸困难，转向困难，只面向人。下一步应该采取的最佳措施是？
    - a. 评估气道和生命体征（生命胜过一切）
    - b. 整个脊柱的X线片以确定脊柱损伤
    - c. 胸腰椎的X线片以确定胸腰椎损伤
    - d. MRI以检查脊髓完整性

3. 以下哪些胸腰椎骨折最有可能出现低于损伤平面的完全神经功能受损？
    - a. 压缩骨折
    - b. 爆裂骨折
    - c. 骨质疏松性压缩骨折
    - d. 屈曲 - 脱位

4. 一名35岁男性运动中受撞击后于急诊就诊，检查发现L1椎骨稳定压缩型骨折。无神经系统受累，生命体征平稳。以下哪项是该患者胸腰椎损伤的最佳治疗方法？
    - a. 后路椎体成形术
    - b. 前路椎体成形术
    - c. 保守治疗（稳定骨折，无神经损伤）
    - d. L1~L2固定和融合

5. 以下哪项最能说明压缩型骨折的机制？
    - a. 高能剪切力
    - b. 高能轴向负荷（压缩骨折几乎由此而定义）
    - c. 低能剪切力
    - d. 低能轴向载荷

6. 以下哪一项最能代表胸腰椎损伤的手术指征？
    - a. PLC受累（如果PLC受损，无血供且不能良好愈合，则需要进行手术）
    - b. 腰椎受累
    - c. T1~T6受累
    - d. 任何单个椎骨压缩率超过20%

7. 可以使用以下哪种成像方式最准确地评估脊髓损伤？

　　a. X 线片

　　b. 螺旋 CT

　　c. 超声

　　d. MRI

8. 一名 42 岁女性于急诊就诊，嗜睡。最初生命体征不稳定，但创伤护理设法稳定了她的生命体征。单纯从流行病学角度讲，在没有其他信息的情况下，最有可能发生的是以下哪一种胸腰椎损伤？

　　a. L2 爆裂型骨折（目前为止是最可能的选择）

　　b. T6 Chance 骨折

　　c. L1 屈曲 – 牵张型骨折

　　d. T8 Chance 骨折

9. 以下哪个胸腰椎损伤最有可能出现严重的 PLC 损伤？

　　a. 压缩型骨折

　　b. 屈曲 – 牵张型骨折

　　c. 爆裂型骨折

　　d. 骨质疏松性压缩骨折

10. 一名 34 岁的妇女出现爆裂型骨折，导致马尾神经综合征。下列哪一椎骨最可能与受损？

　　a. L3（脊柱终止在 L1~L2）

　　b. T7

　　c. T9

　　d. L1

答案

1. b
2. a
3. d
4. c
5. b
6. a
7. d
8. a
9. b
10. a

参考文献

[1] Holbrook TL, Grazier KL. The frequency of occurrence, impact, and cost of selected musculoskeletal conditions in the United States. American Academy of Orthopaedic Surgeons; 1984. https://books.google.com/books?id=u0xsAAAAMAAJ.

[2] Kato S, Murray J-C, Kwon BK, Schroeder GD, Vaccaro AR, Fehlings MG. Does surgical intervention or timing of surgery have an effect on neurological recovery in the setting of a thoracolumbar burst fracture? J Orthop Trauma. 2017; 31 Suppl 4:S38–S43.

[3] Zhang C, Ouyang B, Li P, et al. A retrospective study of thoracolumbar fractures treated with fixation and nonfusion surgery of intravertebral bone graft assisted with balloon kyphoplasty. World Neurosurg. 2017; 108:798–806.

[4] Ender SA, Eschler A, Ender M, Merk HR, Kayser R. Fracture care using percutaneously applied titanium mesh cages (OsseoFix®) for unstable osteoporotic thoracolumbar burst fractures is able to reduce cement-associated complications: results after 12 months. J Orthop Surg Res. 2015; 10: 175.

[5] Gertzbein SD. Scoliosis Research Society. Multicenter spine fracture study. Spine. 1992; 17(5):528–540.

[6] Denis F. The three column spine and its significance in the classification of acute thoracolumbar spinal injuries. Spine (Phila Pa 1976). 1983; 8(8):817–831.

[7] Knop C, Blauth M, Bühren V, et al. Operative treatment of fractures and dislocations of the thoracolumbar spine—Part 1: epidemiology. Unfallchirurg. 1999; 102(12):924–935.

[8] Reid DC, Hu R, Davis LA, Saboe LA. The nonoperative treatment of burst fractures of the thoracolumbar junction. J Trauma. 1988; 28(8):1188–1194.

[9] Magerl F, Aebi M, Gertzbein SD, Harms J, Nazarian S. A comprehensive classification of thoracic and lumbar injuries. Eur Spine J. 1994; 3(4):184–201.

[10] Dai LY, Yao WF, Cui YM, Zhou Q. Thoracolumbar fractures in patients with multiple injuries: diagnosis and treatment—a review of 147 cases. J Trauma. 2004; 56(2):348–355.

[11] Wood KB, Li W, Lebl DR, Ploumis A. Management of thoracolumbar spine fractures. Spine J. 2014; 14(1):145–164.

[12] Knop C, Fabian HF, Bastian L, et al. Fate of the transpedicular intervertebral bone graft after posterior stabilisation of thoracolumbar fractures. Eur Spine J. 2002; 11(3): 251–257.

[13] Saboe LA, Reid DC, Davis LA, Warren SA, Grace MG. Spine trauma and associated injuries. J Trauma. 1991; 31(1):43–48.

[14] Gray L, Vandemark R, Hays M. Thoracic and lumbar spine trauma. Semin Ultrasound CT MR. 2001; 22(2):125–134.

[15] Wilke HJ, Herkommer A, Werner K, Liebsch C. In vitro analysis of the segmental flexibility of the thoracic spine. PLoS One. 2017; 12(5):e0177823.

[16] Forseen SE, Gilbert BC, Patel S, Ramirez J, Borden NM. Use of the thoracolumbar facet transition as a method of identifying the T12 segment. Spine. 2015; 4(2):10–13.

[17] Ghobrial GM, Maulucci CM, Maltenfort M, et al. Operative and nonoperative adverse events in the management of traumatic fractures of the thoracolumbar spine: a systematic review. Neurosurg Focus. 2014; 37(1):E8.

[18] Dai LY, Jiang SD, Wang XY, Jiang LS. A review of the management of thoracolumbar burst fractures. Surg Neurol. 2007; 67(3):221–231, discussion 231.

[19] Kraemer WJ, Schemitsch EH, Lever J, McBroom RJ, McKee MD, Waddell JP. Functional outcome of thoracolumbar burst fractures without neurological deficit. J Orthop Trauma. 1996; 10(8):541–544.

[20] Ivancic PC. Hybrid cadaveric/surrogate model of thoracolumbar

spine injury due to simulated fall from height. Accid Anal Prev. 2013; 59:185–191.

[21] Nagaraja S, Awada HK, Dreher ML, Gupta S, Miller SW. Vertebroplasty increases compression of adjacent IVDs and vertebrae in osteoporotic spines. Spine J. 2013; 13(12): 1872–1880.

[22] Reinhold M, Knop C, Beisse R, et al. Operative treatment of 733 patients with acute thoracolumbar spinal injuries: comprehensive results from the second, prospective, Internetbased multicenter study of the Spine Study Group of the German Association of Trauma Surgery. Eur Spine J. 2010; 19(10):1657–1676.

[23] Raniga SB, Skalski MR, Kirwadi A, Menon VK, Al-Azri FH, Butt S. Thoracolumbar spine injury at CT: trauma/emergency radiology. Radiographics. 2016; 36(7):2234–2235.

[24] King AG. Burst compression fractures of the thoracolumbar spine: pathologic anatomy and surgical management. Orthopedics. 1987; 10(12):1711–1719.

[25] Roaf R. A study of the mechanics of spinal injuries. J Bone Joint Surg Br. 1960; 42-B(4):810–823.

[26] Zaryanov AV, Park DK, Khalil JG, Baker KC, Fischgrund JS. Cement augmentation in vertebral burst fractures. Neurosurg Focus. 2014; 37(1):E5.

[27] Yüksel MO, Gürbüz MS, Gök Ş, Karaarslan N, İş M, Berkman MZ. The association between sagittal index, canal compromise, loss of vertebral body height, and severity of spinal cord injury in thoracolumbar burst fractures. J Neurosci Rural Pract. 2016; 7(5) Suppl 1:S57–S61.

[28] Defino HLA, De Pádua MA, Shimano AC. Estudo experimental da aplicação das forças de compressão ou distração sobre o sistema de fixação pedicular. Acta Ortop Bras. 2006; 14(3): 148–151.

[29] Domenicucci M, Ramieri A, Lenzi J, Fontana E, Martini S. Pseudo-aneurysm of a lumbar artery after flexion-distraction injury of the thoraco-lumbar spine and surgical realignment: rupture treated by endovascular embolization. Spine. 2008; 33 (3):E81–E84.

[30] Grossbach AJ, Dahdaleh NS, Abel TJ, Woods GD, Dlouhy BJ, Hitchon PW. Flexion-distraction injuries of the thoracolumbar spine: open fusion versus percutaneous pedicle screw fixation. Neurosurg Focus. 2013; 35(2):E2.

[31] Weitzman G. Treatment of stable thoracolumbar spine compression fractures by early ambulation. Clin Orthop Relat Res. 1971; 76(76):116–122.

[32] Chance GQ. Note on a type of flexion fracture of the spine. Br J Radiol. 1948; 21(249):452.

[33] Tian NF, Mao FM, Xu HZ. Traumatic fracture-dislocation of the lumbar spine. Surgery. 2013; 153(5):739–740.

[34] Holdsworth FW. Fractures, dislocations, and fracturedislocations of the spine. J Bone Joint Surg Br. 1963; 45-B (1):6–20.

[35] Freeman BJC, Bisbinas I, Nelson IW. Shear fracture-dislocation of the lumbar spine without paraplegia. Injury. 1997; 28(8):563–564.

[36] Orendácová J, Cízková D, Kafka J, et al. Cauda equina syndrome. Prog Neurobiol. 2001; 64(6):613–637.

[37] Spector LR, Madigan L, Rhyne A, Darden B, II, Kim D. Cauda equina syndrome. J Am Acad Orthop Surg. 2008; 16(8): 471–479.

[38] Sherman SC. Simon's Emergency Orthopedics. McGraw-Hill; 2015.

[39] An HS, Singh K. Synopsis of spine surgery. In: An HS, Singh K, eds. Synopsis of Spine Surgery. Georg Thieme Verlag; 2016.

[40] Ghobrial GM, Jallo J. Thoracolumbar spine trauma: review of the evidence. J Neurosurg Sci. 2013; 57(2):115–122.

[41] Rajasekaran S, Kanna RM, Shetty AP. Management of thoracolumbar spine trauma: an overview. Indian J Orthop. 2015; 49(1):72–82.

[42] Dave S, Cho JJ. Neurogenic Shock. Treasure Island, FL: Stat-Pearls Publishing; 2018.

[43] Han S, Park H-S, Pee Y-H, Oh S-H, Jang I-T. The clinical characteristics of lower lumbar osteoporotic compression fractures treated by percutaneous vertebroplasty : a comparative analysis of 120 cases. Korean J Spine. 2013; 10 (4):221–226.

[44] Saul D, Dresing K. Epidemiology of vertebral fractures in pediatric and adolescent patients. Pediatr Rep. 2018; 10(1): 7232.

[45] Hauser CJ, Visvikis G, Hinrichs C, et al. Prospective validation of computed tomographic screening of the thoracolumbar spine in trauma. J Trauma. 2003; 55(2):228–234, discussion 234–235.

[46] Krueger MA, Green DA, Hoyt D, Garfin SR. Overlooked spine injuries associated with lumbar transverse process fractures. Clin Orthop Relat Res. 1996; 327(327):191–195.

[47] Leidner B, Adiels M, Aspelin P, Gullstrand P, Wallén S. Standardized CT examination of the multitraumatized patient. Eur Radiol. 1998; 8(9):1630–1638.

[48] Atlas SW, Regenbogen V, Rogers LF, Kim KS. The radiographic characterization of burst fractures of the spine. AJR Am J Roentgenol. 1986; 147(3):575–582.

[49] Klazen CA, Lohle PN, de Vries J, et al. LPNM. Vertebroplasty versus conservative treatment in acute osteoporotic vertebral compression fractures (Vertos II): An open-label randomised trial. Lancet. 2010; 376(9746):1085–1092.

[50] Link TM, Guglielmi G, van Kuijk C, Adams JE. Radiologic assessment of osteoporotic vertebral fractures: diagnostic and prognostic implications. Eur Radiol. 2005; 15(8):1521–1532.

[51] Liu JT, Liao WJ, Tan WC, et al. Balloon kyphoplasty versus vertebroplasty for treatment of osteoporotic vertebral compression fracture: a prospective, comparative, and randomized clinical study. Osteoporos Int. 2010; 21(2): 359–364.

[52] Patil S, Rawall S, Singh D, et al. Surgical patterns in osteoporotic vertebral compression fractures. Eur Spine J. 2013; 22 (4):883–891.

[53] Vaccaro AR, Lehman RA, Jr, Hurlbert RJ, et al. A new classification of thoracolumbar injuries: the importance of injury morphology, the integrity of the posterior ligamentous complex, and neurologic status. Spine. 2005; 30 (20):2325–2333.

[54] Vaccaro AR, Baron EM, Sanfilippo J, et al. Reliability of a novel classification system for thoracolumbar injuries: the Thoracolumbar Injury Severity Score. Spine. 2006; 31(11) Suppl:S62–S69, discussion S104.

[55] Bono CM, Vaccaro AR, Hurlbert RJ, et al. Validating a newly proposed classification system for thoracolumbar spine trauma: looking to the future of the thoracolumbar injury classification and severity score. J Orthop Trauma. 2006; 20 (8):567–572.

[56] Oner FC, Ramos LM, Simmermacher RK, et al. Classification of thoracic and lumbar spine fractures: problems of reproducibility. A study of 53 patients using CT and MRI. Eur Spine J. 2002;

11(3):235–245.

[57] Patel AA, Vaccaro AR, Albert TJ, et al. The adoption of a new classification system: time-dependent variation in interobserver reliability of the thoracolumbar injury severity score classification system. Spine. 2007; 32(3):E105–E110.

[58] Vaccaro AR, Zeiller SC, Hulbert RJ, et al. The thoracolumbar injury severity score: a proposed treatment algorithm. J Spinal Disord Tech. 2005; 18(3):209–215.

[59] Joaquim AF, Lawrence B, Daubs M, et al. Measuring the impact of the Thoracolumbar Injury Classification and Severity Score among 458 consecutively treated patients. J Spinal Cord Med. 2014; 37(1):101–106.

[60] Wood KB, Khanna G, Vaccaro AR, Arnold PM, Harris MB, Mehbod AA. Assessment of two thoracolumbar fracture classification systems as used by multiple surgeons. J Bone Joint Surg Am. 2005; 87(7):1423–1429.

[61] Raja Rampersaud Y, Fisher C, Wilsey J, et al. Agreement between orthopedic surgeons and neurosurgeons regarding a new algorithm for the treatment of thoracolumbar injuries: a multicenter reliability study. J Spinal Disord Tech. 2006; 19(7):477–482.

[62] Rihn JA, Yang N, Fisher C, et al. Using magnetic resonance imaging to accurately assess injury to the posterior ligamentous complex of the spine: a prospective comparison of the surgeon and radiologist. J Neurosurg Spine. 2010; 12(4): 391–396.

[63] Kepler CK, Vaccaro AR, Koerner JD, et al. Reliability analysis of the AOSpine thoracolumbar spine injury classification system by a worldwide group of naïve spinal surgeons. Eur Spine J. 2016; 25(4):1082–1086.

[64] Kepler CK, Vaccaro AR, Schroeder GD, et al. The thoracolumbar aospine injury score. Global Spine J. 2016; 6(4): 329–334.

[65] Schroeder GD, Harrop JS, Vaccaro AR. Thoracolumbar trauma classification. Neurosurg Clin N Am. 2017; 28(1): 23–29.

[66] Vaccaro AR, Schroeder GD, Kepler CK, et al. The surgical algorithm for the AOSpine thoracolumbar spine injury classification system. Eur Spine J. 2016; 25(4):1087–1094.

[67] Dukes EM, Kirshblum S, Aimetti AA, Qin SS, Bornheimer RK, Oster G. Relationship of American Spinal Injury Association impairment scale grade to post-injury hospitalization and costs in thoracic spinal cord injury. Neurosurgery. 2018; 83 (3):445–451.

[68] Weinstein JN, Collalto P, Lehmann TR. Thoracolumbar "burst" fractures treated conservatively: a long-term followup. Spine. 1988; 13(1):33–38.

[69] Mumford J, Weinstein JN, Spratt KF, Goel VK. Thoracolumbar burst fractures: the clinical efficacy and outcome of nonoperative management. Spine. 1993; 18(8):955–970.

[70] Shen WJ, Shen YS. Nonsurgical treatment of three-column thoracolumbar junction burst fractures without neurologic deficit. Spine. 1999; 24(4):412–415.

[71] Wood K, Buttermann G, Mehbod A, Garvey T, Jhanjee R, Sechriest V. Operative compared with nonoperative treatment of a thoracolumbar burst fracture without neurological deficit: a prospective, randomized study. J Bone Joint Surg Am. 2003; 85(5):773–781.

[72] Siebenga J, Leferink VJM, Segers MJM, et al. Treatment of traumatic thoracolumbar spine fractures: a multicenter prospective randomized study of operative versus nonsurgical treatment. Spine. 2006; 31(25):2881–2890.

[73] Whang PG, Vaccaro AR. Thoracolumbar fracture: posterior instrumentation using distraction and ligamentotaxis reduction. J Am Acad Orthop Surg. 2007; 15(11):695–701.

[74] Zhu Q, Shi F, Cai W, Bai J, Fan J, Yang H. Comparison of anterior versus posterior approach in the treatment of thoracolumbar fractures: a systematic review. Int Surg. 2015; 100 (6):1124–1133.

[75] Wu H, Fu C, Yu W, Wang J. The options of the three different surgical approaches for the treatment of Denis type A and B thoracolumbar burst fracture. Eur J Orthop Surg Traumatol. 2014; 24(1):29–35.

[76] Oprel P, Tuinebreijer WE, Patka P, den Hartog D. Combined anterior-posterior surgery versus posterior surgery for thoracolumbar burst fractures: a systematic review of the literature. Open Orthop J. 2010; 4(1):93–100.

[77] Smits AJ, Polack M, Deunk J, Bloemers FW. Combined anteroposterior fixation using a titanium cage versus solely posterior fixation for traumatic thoracolumbar fractures: a systematic review and meta-analysis. J Craniovertebr Junction Spine. 2017; 8(3):168–178.

[78] Mayer M, Ortmaier R, Koller H, et al. Impact of sagittal balance on clinical outcomes in surgically treated T12 and L1 burst fractures: analysis of long-term outcomes after posterior-only and combined posteroanterior treatment. BioMed Res Int. 2017; 2017:1568258.

[79] Alander DH, Cui S. Percutaneous pedicle screw stabilization: surgical technique, fracture reduction, and review of current spine trauma applications. J Am Acad Orthop Surg. 2018; 26 (7):231–240.

[80] Lau D, Khan A, Terman SW, Yee T, La Marca F, Park P. Comparison of perioperative outcomes following open versus minimally invasive transforaminal lumbar interbody fusion in obese patients. Neurosurg Focus. 2013; 35(2):E10.

[81] Terman SW, Yee TJ, Lau D, Khan AA, La Marca F, Park P. Minimally invasive versus open transforaminal lumbar interbody fusion: comparison of clinical outcomes among obese patients. J Neurosurg Spine. 2014; 20(6):644–652.

[82] Wang J, Zhou Y, Feng Zhang Z, Qing Li C, Jie Zheng W, Liu J. Comparison of the clinical outcome in overweight or obese patients after minimally invasive versus open transforaminal lumbar interbody fusion. J Spinal Disord Tech. 2014; 27(4):202–206.

[83] McAnany SJ, Overley SC, Kim JS, Baird EO, Qureshi SA, Anderson PA. Open versus minimally invasive fixation techniques for thoracolumbar trauma: a meta-analysis. Global Spine J. 2016; 6(2):186–194.

[84] McLain RF. Functional outcomes after surgery for spinal fractures: return to work and activity. Spine. 2004; 29(4): 470–477, discussion Z6.

[85] Radcliff KE, Kepler CK, Delasotta LA, et al. Current management review of thoracolumbar cord syndromes. Spine J. 2011; 11(9):884–892.

[86] Ruiz Santiago F, Tomás Muñoz P, Moya Sánchez E, Revelles Paniza M, Martínez Martínez A, Pérez Abela AL. Classifying thoracolumbar fractures: role of quantitative imaging. Quant Imaging Med Surg. 2016; 6(6):772–784.

[87] Ito Y, Sugimoto Y, Tomioka M, Kai N, Tanaka M. Does high dose methylprednisolone sodium succinate really improve neurological

status in patient with acute cervical cord injury?: a prospective study about neurological recovery and early complications. Spine. 2009; 34(20): 2121–2124.

[88] Evaniew N, Noonan VK, Fallah N, et al. RHSCIR Network. Methylprednisolone for the treatment of patients with acute spinal cord injuries: a propensity score-matched cohort study from a Canadian Multi-Center Spinal Cord Injury Registry. J Neurotrauma. 2015; 32(21): 1674–1683.

[89] Hurlbert RJ, Hamilton MG. Methylprednisolone for acute spinal cord injury: 5-year practice reversal. Can J Neurol Sci. 2008; 35(1):41–45.

推荐阅读

[1] Raniga SB, Skalski MR, Kirwadi A, Menon VK, Al-Azri FH, Butt S. Thoracolumbar spine injury at CT: trauma/emergency radiology. Radiographics. 2016; 36(7):2234–2235.

[2] Reinhold M, Knop C, Beisse R, et al. Operative treatment of 733 patients with acute thoracolumbar spinal injuries: comprehensive results from the second, prospective, Internet-based multicenter study of the Spine Study Group of the German Association of Trauma Surgery. Eur Spine J. 2010; 19(10):1657–1676.

[3] Sherman SC, Sharieff GQ. Simons Emergency Orthopedics. New York: McGraw-Hill Medical; 2014.

[4] Vaccaro AR, Oner C, Kepler CK, et al. AOSpine Spinal Cord Injury & Trauma Knowledge Forum. AOSpine thoracolumbar spine injury classification system: fracture description, neurological status, and key modifiers. Spine. 2013; 38(23):2028–2037.

[5] Wood KB, Li W, Lebl DR, Ploumis A. Management of thoracolumbar spine fractures. Spine J. 2014; 14(1):145–164.

第 12 章 青少年特发性脊柱侧凸

Junyoung Ahn, Jannat M. Khan, Mark Berkowitz, Garrett K. Harada, Christopher J. DeWald

摘要

青少年特发性脊柱侧凸（Adolescent Idiopathic Scoliosis，AIS）是现代脊柱畸形医生治疗的最常见疾病之一，其患病率为 0.47%~5.2%。因此，掌握恰当的病史询问和体格检查方法，以指导下一步的影像诊断和临床治疗是十分必要的。内容包括患者的生长发育史、临床症状，以及任何的步态异常、不对称或者神经系统异常，这些均有可能指向青少年特发性脊柱侧凸这一诊断。上述阳性发现辅以一些特殊的检查项目，比如 Adam 前屈试验、双下肢长度差的测量和躯干全长的 X 线片评估，可以进一步帮助诊断。AIS 非手术治疗的指征主要取决于患者的骨骼发育成熟度和 / 或脊柱畸形的严重程度。患者通过佩戴一段时间的胸 - 腰 - 骶矫形支具可能会有好的效果，事实上，很多 AIS 患者都可以通过该方法得到充分的治疗。另一方面，手术干预的过程是复杂的，临床决策主要依赖于合适的分型系统，以及鉴别主要弯和次要结构性弯。手术技术包括椎间融合、内固定植入、各种截骨术、前方与后方手术入路，以及三维矫形操作等，是帮助脊柱矫形医师治疗各种复杂多平面畸形的重要武器。无论采用哪种技术，外科治疗 AIS 的主要目标是安全有效地降低侧凸进展风险，以及持续有效的缓解患者临床症状。

关键词：青少年，脊柱侧凸，畸形，AIS，脊柱

12.1 引言

青少年特发性脊柱侧凸（Adolescent Idiopathic Scoliosis，AIS）是最常见的脊柱侧凸类型，其特征是冠状面上脊柱侧弯角度大于 10°。在众多类型的脊柱侧凸中，AIS 由于发病原因未知而被命名为"特发性"。文献报道 AIS 的患病率为 0.47%~5.2%，患病率显著差异的原因在于文献中对研究人群的种族、年龄段、脊柱侧凸的诊断标准、研究方案等存在异质性，以及混杂了与脊柱侧凸相关的遗传性疾病。

AIS 在青少年中比在幼儿中更加常见，且主要患者群为女性。研究表明，AIS 的女性：男性发病率根据畸形的严重程度逐渐攀升，从 1.5：1 增加至 7.2：17。

本章的目的是提供一个采集 AIS 患者完整病史资料和进行标准体格检查的诊疗指南，以便进行鉴别诊断，从而为下一步的影像学检查和临床治疗提供依据。

12.2 病史和体格检查

总体来讲，AIS 的患者可能并未经历任何疼痛不适，或只存在中等程度的背痛但并不妨碍他们的日常工作。因此，很多学者一直建议进行常规筛查，以便及早发现和及早治疗。

获得准确的病史至关重要，包括发病年龄、疼痛性质、功能障碍、月经初潮情况、生产史（住院经过、发育迟缓）、脊柱畸形的家族史，以及身高状况。此外，在初诊时，对患者进行详细的体格检查也很重要，内容包括任何的步态异常或神经损害表现，肩膀、胸部、腰线和骨盆平面的不对称，肩胛骨、肋骨的突出或脊柱前凸角度丢失，皮肤异常（如异常毛发丛或骶尾部皮肤凹陷）。如果已经存在青少年特发性脊柱侧凸，将会使上

表 12.1 青少年特发性脊柱侧凸的临床评估

评估项目		方法
视诊	躯干不对称	患者直立时，目测肩膀、胸部、腰线和骨盆平面是否不对称
	隆起和侧弯	患者直立时，评估肩胛骨或肋骨是否突出，脊柱是否有侧弯或者有前凸角度丢失
	Adam 前屈实验（FBT）	嘱患者双脚并拢，双膝伸直，向前弯腰至 90°，此时检查者可以观察是否存在肋骨 - 胸廓不对称或双侧肩胛骨不等高
专科检查	临床铅垂线	冠状面和矢状面均使用铅垂线进行评估。铅锤从 C7 棘突垂下直至臀裂。在正常脊柱，它偏离中线 1~2cm 以，记录存在的异常偏离
	双下肢长度差（LLD）	测量患者赤脚站立时双下肢的长度差。依次将厚度递增的木块垫于较短一侧的脚下，直至髋部水平，通过测量木块厚度来确定差值。并用卷尺测量双侧髂前上棘（ASIS）到内踝的距离
	整体骨盆平衡	通过触诊双侧髂嵴来判断
	神经系统协调性	评估患者的深部腱反射和腹壁反射

述畸形更加明显（表12.1）。

进行 Adam 前屈实验（FBT）检查时，通常嘱患者双脚并拢，双膝伸直，向前弯腰至90°，此时检查者从后面观察患者背部，看是否存在胸廓不对称旋转或双侧肩胛骨不等高。因为这个体位使畸形更加明显，可以有效地筛查出脊柱侧凸。Karachalios 等报道在侧凸角度大于10°的患者中，Adam 前屈实验的敏感性和特异性分别为84.37%和93.44%。Fong 等的 Meta 分析结果表明，单独使用 FBT 作为脊柱侧凸的筛查工具，提高了患者至脊柱专科医生的转诊率，对于侧凸角度≥10°和≥20°的患者来讲，其阳性预测值分别为28.0%和5.6%。

综上，尽管常规筛查可以提高脊柱侧凸的检出率和进行早期诊断，但仅仅依靠 FBT 本身还不够，需要进一步的影像学检查，这就有增加 X 线辐射暴露的风险。因此，美国疾病预防委员会仍然不建议对无症状人群常规行脊柱侧凸的筛查，但是对于侧凸角度较大的患者则应谨慎对待和积极管理。

为了进一步了解脊柱侧凸的旋转程度，在 Adam 前屈实验时可以借助脊柱侧凸测量器（Scoliometer）对肋骨隆起和胸廓旋转进行测量，来判断躯干的旋转角度（Angle of Trunk Rotation，ATR）。同时，冠状面和矢状面均应使用铅垂线进行评估。铅锤从 C7 棘突垂下直至臀裂的位置，正常情况下它偏离中线的距离为1~2cm 以。骨盆的整体平衡则是通过触诊双侧髂嵴来判断。如果怀疑有骨盆倾斜或者双下肢不等长（Leg Length Discrepancy，LLD），依次将厚度递增的小木块垫于较短一侧的脚下，以消除 LLD 对骨盆倾斜的影响。

进行仔细的神经系统检查以评估患者的上运动神经元（比如 Babinski 反射，有无踝阵挛）、深部肌腱反射和腹壁反射等情况。腹壁反射指检查者用硬物从外侧向内轻划腹部，观察肚脐的活动是否对称。如果出现不对称性运动通常与中枢神经轴性病变相关，需要借助 MRI 进一步评估，以排除神经肌肉性疾病导致的脊柱侧凸，例如脊髓空洞症。

根据定义，AIS 的病因还不明确。然而，目前认为 AIS 与患者的遗传因素有关。例如，有脊柱侧凸家族史的患者：出现冠状面畸形的可能性增加30%，同卵双胞胎的共同患病率则高达73%。

12.3 鉴别诊断

诊断 AIS 公认的方法是排除其他任何可能导致疼痛和脊柱畸形的原因。在青少年中，背痛的鉴别诊断范围很广。有意思的是，并非所有的 AIS 患者都存在背痛，所以将背痛作为诊断依据来缩小范围可能会引起误诊。Ramirez 等调查了2442例 AIS 患者，其中仅

有23%的患者存在背痛。在这项研究中，作者证实了一系列可以同时存在脊柱侧凸和背痛的病理情况，包括：脊柱滑脱或关节强直、脊髓空洞、脊髓栓系、肿瘤、椎间盘突出、休门氏病脊柱后凸。

脊柱畸形还可能有以下几种病因：神经源性脊柱侧凸，胸廓源性脊柱侧凸、先天性脊柱侧凸、麻痹性脊柱侧凸、创伤性脊柱侧凸、骨样骨瘤、Chiari I 型畸形、神经肌肉来源肿瘤，以及其他类型的特发性脊柱侧凸，比如婴儿和幼儿特发性脊柱侧凸。发病年龄可以帮助区分脊柱畸形的病因。例如，婴儿特发性脊柱侧凸发生于小于3岁的患儿，而幼儿特发性脊柱侧凸发生于3~10岁的患儿。

总而言之，仔细而有重点的病史询问、全面的体格检查与合适的影像学诊断，对于确定病因，以及治疗患者的脊柱畸形和可能存在的疼痛都至关重要。

12.4 影像学诊断

经过仔细的病史询问及体格检查以后，可将 X 线作为首选的影像学诊断工具。拍摄站立位 X 线片（后前位和侧位），评估患者脊柱的排列情况。

首先，应当通过髂骨嵴骨骺的特征来判断患者的骨骼发育成熟度。Risser 征是用来描述髂骨嵴骨骺的骨化情况。0级是没有任何骨化。25%，50%，75%，100%的骨化程度分别对应 Risser I、II、III、IV级，V级为骨骺与髂骨嵴完全融合，表明脊柱生长的已近结束。

测量冠状面上的 Cobb 角来量化患者畸形的严重程度。Cobb 角测量方法：在站立后前位 X 线片上找到侧弯曲线上下端倾斜角度最大的椎体，将其分别作为上端椎和下端椎，沿着上端椎的上终板和下端椎的下终板各画一条平行线。如果是在 X 线平片上测量，就沿上述平行线各画一条垂线，两条垂线的交角就是 Cobb 角。如果是在计算机数字影像上测量，则可以使用软件工具自动计算出两条终板平行线之间的夹角，即为 Cobb 角。

Cobb 角测量方法有一定的局限性，使用时应仔细谨慎。当进行了多次测量角度变化不明显时，即假定该测量值是可靠的。其局限性包括：测量者自身（组内）以及测量者之间（组间）的差异；旋转影响：在拍片过程中患者轻微的旋转可以明显地改变测量结果（最高可达20°），因此，拍片时必须确保固定的姿势；昼夜变化差异：同一天内，同一患者在白天的角度可能增加（约为5°的变化）。

12.5 分型

目前已经提出的分型系统主要有两种。1983年，King 等介绍了 King 分型来指导脊柱侧凸融合节段的选

表 12.2　青少年特发性脊柱侧凸（AIS）的 Lenke 分型

弯曲类型

分型	描述	上胸弯	主胸弯	胸腰弯 / 腰弯
1	主胸弯	—	结构性（主弯）[a]	—
2	双主胸弯	结构性（次弯）[b]	结构性（主弯）	—
3	双主弯	—	结构性（主弯）	结构性（次弯）
4[c]	三主弯	结构性（次弯）	结构性（主弯 / 次弯）	结构性（主弯 / 次弯）
5	胸腰弯 / 腰弯	—	—	结构性（主弯）
6	胸腰弯 / 腰弯 – 主胸弯		结构性（次弯）	结构性（主弯）

a：Cobb 角最大的弯曲被认为是主弯，同时也是结构性弯

b：Cobb 角较小的弯曲定义为次弯，判断次弯为结构性的标准为：仰卧侧屈位 X 线片弯曲向凸侧 Bending 以后 Cobb 角仍然 > 25°；或弯曲的矢状面后凸角度 > 20°

c：4 型的结构性主弯可能是主胸弯，也可能是胸腰弯 / 腰弯

表 12.2　（续）青少年特发性脊柱侧凸（AIS）的 Lenke 分型

腰弯修正	骶骨正中垂线（CSVL）与腰弯顶椎的关系
A	CSVL 位于顶椎椎弓根之间
B	CSVL 接触到顶椎凹侧的椎弓根
C	CSVL 位于顶椎凹侧外缘（甚至顶椎椎体的外侧）

胸椎矢状面序列	
–（减小）	<10°
N（正常）	10° ~40°
+（增大）	>40°

分型 = 弯曲类型（1~6）+ 腰弯修正型（A~C）+ 胸椎矢状面序列（–，N，+）

择。此分型系统主要针对胸弯来选择合适的手术方式，以及确定何时需要将伴随的腰弯纳入融合范围。然而，作者并没有考虑到单纯的结构性腰弯以及矢状面序列等情况。

因此，Lenke 于 2001 年提出了 Lenke 分型系统。其目的是建立一个完整全面的分型，包括以下几个方面：可靠的观察组内可重复性和组间可重复性，临床实践的可重复性和易用性，将矢状面序列纳入考虑范围。

Lenke 分型系统基于弯曲的类型，冠状面腰弯修正型和胸椎矢状面曲线 3 个方面（表 12.2）。此分型系统需拍摄以下 4 张脊柱 X 线片：①站立后前位；②站立侧位；③仰卧右屈位；④仰卧左屈位。

第一步，在冠状面站立正位片上判断是否存在骨盆倾斜。倘若骨盆倾斜 >2cm，应在较短的一侧肢体下方垫上小木块，以消除骨盆倾斜和下肢不等长带来的影响。

第二步，确定弯曲的类型。主弯是指 Cobb 角度最大的弯曲，次弯是指角度较小的弯曲。次弯分为结构性与非结构性，可以通过以下两种方式之一来判定次弯是否为结构性：凸侧 Bending 像上其弯曲角度仍然大于 25°，意味着次弯较僵硬；侧位片上该次弯的后凸角度大于 20°。判断结构型弯的临床意义在于手术仅需要融合主弯和结构性次弯。根据这一指导原则，所有的侧弯可以分成 6 种不同的类型：①主胸弯；②双主胸弯；③胸腰双主弯；④三主弯；⑤胸腰弯 / 腰弯；⑥胸腰弯 / 腰弯 + 主胸弯。

第三步，对于以胸弯为主的侧凸类型（Lenke 1~4 型），进一步应用腰弯的冠状面修正方案。其确定首先要经 S1 椎体的中点做一条向上垂直的骶骨正中垂线（Central Sacral Vertical Line，CSVL）。腰弯修正方案分为 A、B、C 型，应用前需先了解"稳定椎""顶椎"的概念，以及其与 CSVL 的关系。"稳定椎"是指在冠状面最上方一个能够被 CSVL 尽可能平分的椎体（可以是胸椎或腰椎）；"顶椎"是指与 CVSL 水平距离最远的椎体，顶椎的椎弓根一般被称为凹侧椎弓根或凸侧椎弓根。有些时候，恰好是椎间盘最接近被 CSVL 平分，那么该椎间盘上方的椎体就被认定为稳定椎。同样的，如果恰好是椎间盘位于侧弯曲线的顶点，那么椎间盘上方和下方相邻的椎体均被认定为顶椎。

腰弯修正方案仅应用于胸弯为主的侧凸类型（Lenke 1~4 型），而不用于腰弯为主的侧凸类型（Lenke 5 型和 6 型）。腰弯修正方案是为了确定次腰弯的意义，其分型是基于 CSVL 与次腰弯的位置关系。腰弯修正 A 型指 CSVL 位于腰弯顶椎的双侧椎弓根之间（常可见于轻微的次腰弯）。腰弯修正 B 型指 CSVL 位于腰弯顶椎的凹侧椎弓根与椎体外缘之间（或恰好接触凹侧椎

弓根）。腰弯修正 C 型指 CSVL 位于腰弯顶椎凹侧的外侧缘（或完全位于腰弯顶椎的外侧，常见于较大的次腰弯）。再次强调，腰弯修正方案是用于评估胸弯为主要畸形的患者其代偿性次腰弯的情况（包括主胸弯、双主胸弯、胸腰双弯、三主弯，即 Lenke 1~4 型）。要注意的是，如果对 B、C 型的鉴定存疑，无法确定 CSVL 是否完全触碰到顶椎凹侧外侧缘，或者顶椎并没有明显的偏离 CSVL，则划定为腰弯修正 B 型。

第四步，Lenke 分型系统通过对胸椎矢状面后凸的描绘将矢状面序列分为 3 种类型：-、N、+。Cobb 角度测量范围为 T5~T12 椎体，假如 Cobb 角在 10°~40° 之间，那么就是正常型（N）。同理，减号（-）代表 Cobb 角小于 10°（平背型），而加号（+）代表 Cobb 角大于 40°（后凸型）。

对伴有非典型特征的患者，需要进一步的影像学检查（比如 MRI）来判断病情。这些非典型特征包括异常或显著的疼痛、左胸弯、或者腹壁反射异常等。然而，文献报道初诊为 AIS 的患者在进行 MRI 检查之前，被发现有神经系统异常的概率高达 7.8%。因此，潜在神经系统异常的发现并不能来解释脊柱侧凸的原因，也不影响患者的诊疗计划。

对特发性脊柱侧凸患者是否需要常规行 MRI 检查仍然具有争议。Winter 等报道 140 例 AIS 患者中，仅 4 例患者的术前 MRI 有阳性发现。其中 1 例胸椎有小的脊髓空洞，3 例有 Chiari I 型畸形均无须手术治疗。因此，临床实践中不需要将 MRI 作为常规评估工具。

12.6 治疗

AIS 的治疗目的包括几个方面：预防畸形进展，维持整体平衡，改善呼吸功能，减轻疼痛，保护神经功能，改善外观畸形。临床医师要综合多个方面的信息来仔细评估患者的生长潜能和畸形的进展风险，包括：年龄、骨骼发育成熟度、性别和弯曲类型。

判断 AIS 患者的畸形进展风险时，年龄是一个重要因素。与骨骼发育接近成熟的患者相比，年轻患者具有更多的生长年限，其畸形进展的风险也越大。这类患者通常需要定期复查，以判断畸形随年龄的进展情况。相反，年龄较大的 AIS 患者因其不太可能出现显著变化及进展，随访安排可以相对宽松一些。

在 X 线片上仔细评估患者的骨骼发育成熟度可以指导临床决策。Risser 分级是基于站立位脊柱和骨盆 X 线片上髂骨嵴骨骺的骨化程度，来量化患者的骨骼发育成熟度。研究表明 Risser 征与骨骼的最大生长速率有显著相关性。

Risser 征小于等于 2 级的患者骨骼发育很不成熟，如果侧弯角度在 25° 以内，需要较为密切的随访（每

3~6 个月 1 次）。而相同角度骨骼发育稍成熟的患者（Risser 征大于等于 3 级），可以适当延长随访时间（通常 6~9 个月 1 次），直至骨骼发育成熟。一旦骨骼发育完全成熟，Cobb 角度小于 30° 的患者通常不需要额外的监测，而角度大于 50° 的患者则还需要定期随访。

对于骨骼发育不成熟，侧凸角度为 25°~40°，或每次随访角度进展大于 5° 的患者，可采取支具治疗。接受支具治疗的患者应每 4~6 个月进行 1 次畸形进展的评估，直至骨骼发育成熟。支具的种类繁多，但都是通过对躯干施加外力，以阻止青春期快速生长阶段侧凸的进展。支具在增加凸侧压力的同时，减小了凹侧的压力。然而，每种支具的材质、适应证和佩戴时间均有所不同，为每位患者选择合适的支具是治疗过程中的重要一步。

12.6.1 支具治疗

第一个颈胸腰骶矫形器（CTLSO）称为 Milwaukee 支具，是由 Blount 和 Schmidt 医生在 20 世纪 40 年代发明的，该支具普遍用于胸弯和胸腰双弯的矫正。它包括颈环和一个喉部的模具衬垫，金属条从颈环向下延伸并连接于一个独特的骨盆束带模具。金属条上附有皮革束带，束带捆紧以后使金属条对侧弯凸侧提供冠状面的矫正压力。颈环用于帮助患者保持头部在骨盆的中心位置，枕垫则有助于缓解颈部的压力。此外，根据个体定制的矫正垫能帮助金属条和骨盆束带在正确的区域施加压力。然而，由于体积笨重，颈部组件影响视野等缺点，再加上其他更具现代感和舒适性的支具出现，Milwaukee 支具的使用频率已逐渐下降。

另一种骨科医师推荐的全天佩戴型矫形器是 Wilmington 支具，这是一种胸腰骶矫形支具（TLSO）。发明该支具的理念是改良之前支具的结构，使其不那么笨重，也不那么显眼，从而提高患者的依从性。这种支具由特别定制的塑料模具组成，采用肩下设计以提高舒适性。模具可采用多种塑料制作，类似于穿在身上的夹克外套，前面采用自贴式的尼龙绑带扣紧。这样患者可以随时方便地打开和取下支具，提高了患者按照规定时长佩戴支具的概率。

目前最常用的全天佩戴型矫形器是 Boston 支具。与 Wilmington 支具类似，Boston 支具也是一种 TLSO 支具，由预制的聚丙烯材质骨盆模具构成，配有柔软的聚乙烯内衬。首先，选择一个最贴近患者身体尺寸和弯曲类型的模具。然后，将矫正垫和裁剪好的内衬放置于支具的特定部位，以便适合每个患者特有的弯曲类型。同 Wilmington 支具一样，Boston 支具薄而不显眼；与之不同的是，Boston 支具是从后面打开的，这往往需要他人的帮助才能打开并取下支具。

支具治疗的目的并非一定要矫正侧凸，而是为了阻止其在生长发育过程中进一步恶化。通常情况下，每天需佩戴 16~23h，直至月经初潮来临后 2 年或 Risser 征达到 4 级以后 1 年。依从性较好的患者往往表现为畸形进展的速率减低或停止，而另一些患者则可能获得侧弯角度的改善。

12.6.2　手术治疗

手术治疗的指征包括：骨骼未发育成熟的患者侧凸角度大于 45°，支具治疗失败，骨骼发育成熟患者侧凸角度大于 50°。阻止畸形进展和重获脊柱 – 骨盆平衡往往比矫正侧凸、预防背痛和美化外观等更加重要。手术治疗脊柱畸形的风险包括持续的疼痛、伤口感染、神经损伤，以及内固定相关的并发症。但是，在跟患者和家属讨论手术问题的时候，需要告之的是如果在青少年时期放弃手术治疗，则成年以后的矫形手术将更为复杂。

AIS 手术治疗的基本原则包括：通过融合来矫正侧凸和阻止畸形的进展，尽可能减少因融合造成的运动节段丢失，以及重塑躯干平衡。尽管对矫正主弯的必要性已经达成共识，但对于次弯的处理以及具体的融合节段仍然存在争议。Lenke 分型对此提供了指导，通过评价弯曲的柔韧性和判断弯曲类型来决定对次弯的处理。多数外科医师均建议保留柔韧性好且角度较小的次弯，因为该次弯在主弯矫正以后可能会获得自发矫正。此外，融合较少的椎体有利于保留脊柱的活动度。

手术过程是把钛缆、挂钩、钢丝、螺钉或高分子材料绑带等锚定于侧凸节段的每个椎体上，然后将三维矫形的力作用于这些锚定点来完成矫正。这些锚定点通过纵向的金属棒相连，为矫正以后的脊柱提供稳定性。根据脊柱侧凸的类型，前路或后路手术辅以相应的手术器械均可以选择用来矫正脊柱侧凸。

过去对于胸腰弯或者腰弯类型的脊柱侧凸，前路手术是首选。因其提供了足够的显露空间来完成椎间盘切除，以便阻止椎体的生长。如今，无论是胸椎还是腰椎侧凸，采用后路手术进行侧弯矫正和内固定融合已经更加普遍。患者俯卧于 Jackson 手术台上，胸前、髂前上棘、大腿、小腿和肘部均用体位垫进行保护。上臂部分外展，肩部外旋，肘部弯曲，放置于有衬垫的托手架上。腹部应保持悬空，以降低腹压，从而减少术中出血。

手术过程中，外科医生可以采取一系列的措施来减少手术并发症。除了小心仔细地摆放体位以外，合适的手术视野显露，适时的填充止血，使用双极电凝止血以及氨甲环酸的应用已经被证实可以最大限度地减少 AIS 的术中失血。

更重要的是，尽管发生率很低，但脊柱侧凸的矫形手术仍然存在着瘫痪的风险。脊柱矫形医师最关心的问题，是如何在畸形矫正过程中保护患者的神经功能。据统计，脊柱侧凸矫形过程中脊髓损伤的风险低于 0.25%，术中使用神经电生理监测来预防神经系统损伤是十分必要的。持续体感诱发电位（SSEP）和间断运动诱发电位（MEP）的联合应用有助于外科医师及早发现潜在的脊髓损伤，进而改变手术方案，以避免永久性的神经损伤或瘫痪。

当对术中的神经监测结果有疑虑，或监测出现异常时，外科医生和麻醉医生应当进行 Stagnara 唤醒试验。通过迅速逆转麻醉镇静和神经肌肉阻滞状态，使患者能够听从医师的指令移动双脚，以证实脊髓的功能完好。如果强烈怀疑或已经确认脊髓受损，则应立即停止当前手术步骤，以便进一步评估脊髓功能。如果能够排除脊髓损伤，则外科医生可以考虑重新麻醉患者并完成手术。患者、外科医生和麻醉医生都应该意识到术中可能需要 Stagnara 唤醒试验，并在手术前仔细演练该操作，以最大限度地防止在唤醒实验过程中患者意外拔管或身体受到伤害。

大多数病例，Lenke 分型均能指导手术决策。Lenke 1 型（结构性主胸弯）建议仅固定融合胸弯，远端固定椎选择稳定椎。例外的情况是 Lenke 1A 型，远端固定椎选择 CSVL 恰好触碰到的椎体即可（Merely Touching Vertebra），这通常是稳定椎的上面一个椎体。由于保留了角度较小的次腰弯，应当对避免对胸弯的过度矫正，以免引起术后冠状面失代偿。Lenke 2 型（双主胸弯）患者，尤其当左肩高于右肩时，建议融合双主胸弯，从 T2 固定至稳定椎。Lenke 3 型（胸腰双主弯）建议胸弯与腰弯均融合。Lenke 4 型（三主弯）患者通常需要从 T2 融合至 L3 或 L4。Lenke 5 型（腰弯）则可以采取前路或后路手术，远端融合至稳定椎，近端融合至 Bending 像上头端的稳定椎。对于结构性腰弯，如果下端椎在仰卧位 Bending 像上能恢复正常、中立且成为稳定椎，则可以将下端椎作为远端融合椎，此时通常是稳定椎上方的 1~2 个椎体。而对于 Lenke 6 型侧凸，将胸弯和腰弯共同纳入融合范围是十分必要的。需要注意的是，对于术前已经存在胸腰交界区后凸的患者，倘若将融合节段止于 T12，可能会导致交界性后凸。此外，任何融合技术都普遍存在邻近节段退变的风险。

对于角度大而僵硬的脊柱畸形，外科医生可以采用各种手段来帮助增加脊柱的活动度。关节突切除术是将内固定融合节段的每个椎体下关节突切除，以获得畸形区域的部分松解，增加结构性弯的柔韧性。大多数的脊柱侧凸后路矫形手术均使用这种方法。如果是更加僵硬的畸形，则可采用 Ponte 截骨术。该方法通过切除顶椎附近 3~7 个节段的黄韧带、棘突、棘间韧带以及双侧上、下关节突，来获得额外的松解，从而实现良好的冠状面和矢状面矫正。

当畸形出现严重的轴位旋转，产生明显的肋骨隆起或"剃刀背"畸形，可以联合使用单轴向和多轴向螺钉，并辅以椎体去旋转装置，在上棒时使凸侧产生向下的顺时针旋转力量，凹侧产生向上抬升的力量，从而实现顶椎区域的节段性去旋转，以矫正剃刀背畸形。最后，还可以利用体内折弯器和撑开 / 压缩技术，达到脊柱畸形的三维矫正的目的。

要点

- AIS 的手术目的：AIS 手术的最终目的是：部分矫正畸形并获得整体平衡，避免因青少年期骨骼生长或成年期脊柱退变导致的畸形进展，以最低的瘫痪风险安全地完成上述两个目标。
- 站立位 X 线片：采用后前位和侧位 X 线片来决定是否需要接受手术矫正（侧凸的严重性）、判断侧凸的类型和椎弓根的大小，并排查任何先天性的异常。这些 X 线片不仅要用来确定所需内固定的长度，同时要提示先天结构性的异常以便进行下一步检查。如果发现有极细小的椎弓根，可能需要准备椎弓根螺钉以外的其他固定装置（如椎板下绑带、钢丝或钩子）。
- 侧屈位 X 线片：左右侧屈位和牵引下的后前位 X 线片用于帮助判断弯曲是结构性弯还是代偿弯、侧弯的柔韧性，以及内固定的终止椎。
- 失血控制：使用氨甲环酸已被证实有助于控制围手术期的失血，并减少 AIS 患者术中的输血需求。
- 脊髓安全：AIS 畸形矫正术中使用神经电生理监测是十分必要的，有助于脊柱畸形的安全矫正并预防神经损伤或瘫痪的发生。持续体感诱发电位（SSEP）和间断运动诱发电位（MEP）的联合应用有助于外科医生及早发现潜在的脊髓损伤，进而改变手术方案，避免永久性瘫痪。
- Stagnara 唤醒试验：手术医生和麻醉医生均应熟悉 Stagnara 唤醒试验，术前预先与患者进行练习，以便术中需要时能顺利实行。该实验用于对术中的神经监测结果有疑虑，或监测出现异常时。
- 畸形矫正操作：一般来讲，侧弯的凸侧连续多个椎体应该进行压缩操作，在矫正畸形的同时能够减小后凸（或产生前凸）；侧弯的凹侧连续多个椎体则应该进行撑开操作，在矫正畸形的同时能够增加后凸（矫正平背）。
- 关节突切除术：将固定节段的每个脊椎下关节突切除，以获得部分松解，增加结构性弯的柔韧性。
- Ponte 截骨术：对于角度大而僵硬的畸形，可在顶椎区域 3~7 个节段实施完全的后柱截骨，以获得额外的松解，以便在术中更好地对冠状面和矢状面进行矫正。Ponte 截骨术的切除范围应包括所选择节段脊椎的黄韧带和双侧上下关节突。
- 椎体去旋转：联合使用单轴向和多轴向螺钉，并辅以椎体去旋转装置，在上棒时使凸侧产生向下的顺时针旋转力量，凹侧产生向上抬升的力量，完成顶椎区域的节段性去旋转，矫正剃刀背畸形。
- X 线片确认螺钉位置：无论使用 X 线还是 CT，术中确认螺钉的位置十分必要，以便能在矫形以前进行调整。
- 融合：为了获得坚强的骨性融合，需要对显露节段的椎板、横突、小关节进行打磨，去除皮质骨面，然后使用同种异体松质骨植骨。

12.7　病例分析

12.7.1　病例 1

一名 16 岁的女高中生两年前被诊断为青少年特发性脊柱侧凸（AIS），接受支具保守治疗。治疗过程中，她出现了逐渐加重的背痛和畸形进展，并坦言对支具治疗的依从性差。体格检查（PE）显示肩部轻度不对称，左肩略低于右肩，Adam 前屈实验（FBT）发现胸腰段向左侧旋转并明显隆起。正侧位 X 线片显示右胸弯（T4~T10）Cobb 角度 45.7°，左腰弯（T10~L3）角度 54.8°（图 12.1）。侧屈位 X 线片显示较柔软的胸弯（矫正至 23.1°）和腰弯（矫正至 3.3°）（图 12.2）。通过体格检查和影像学检查，鉴于近期佩戴支具的情况下出现背痛加重，且胸弯和腰弯均有进展的风险，建议行后路 T4~L3 的脊柱内固定融合术。

12.7.2　病例 2

一名 15 岁女性被诊断为 Lenke 1BN 型脊柱侧凸（图 12.3）。X 线片上的软组织轮廓显示出胸部和腹部的不对称，同时发现 L5 椎体峡部裂伴有 1° 滑脱。该患者术前右侧主胸弯（MT）为 43°。进一步测量得到骨盆入射角（PI）57°，腰椎前凸（LL）77°（PI 和 LL 相差 20°），胸椎后凸（TK）23°，以及骶骨倾斜角 58°。实施了后路 T2~T12 椎弓根螺钉内固定脊柱融合术。术后患者的冠状面平衡恢复良好（0 mm），X 线片上的软组织轮廓显示胸腹部匀称，主胸弯（MT）为 3°，矫正了 91%。胸椎后凸增加至 33°，SVA 为 0.2 mm，LL 为 56°，PI 为 56°（PI 和 LL 相差 0°）。外观上看术前的剃刀背畸形已经消失。

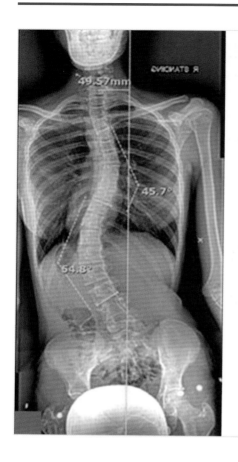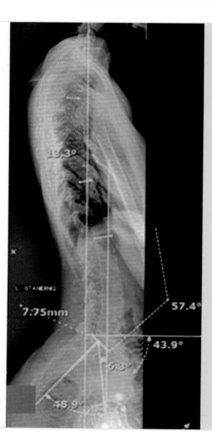

图12.1 青少年特发性脊柱侧凸（AIS）患者的后前位和侧位X线片。患者是一名16岁女性，有45.7°的右胸弯（T4~T10）和54.8°的左腰弯（T10~L3）。可见躯干向左侧偏移49.6mm。未见有矢状面畸形

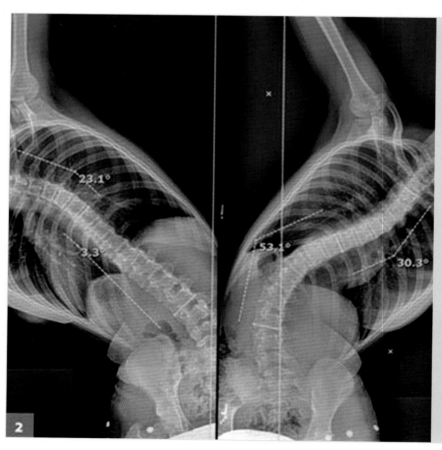

图12.2 侧屈位X线片显示胸弯和腰弯的柔韧性。在左侧屈位时，胸弯和腰弯分别矫正至23.1°和3.3°

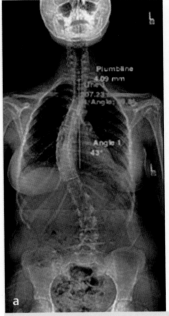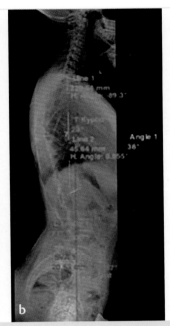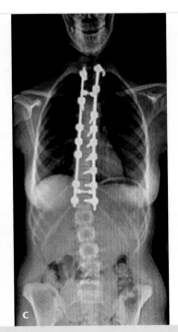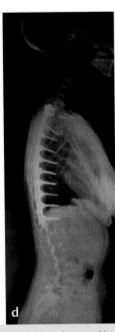

图 12.3　青少年特发性脊柱侧凸（AIS）（Lenke 1BN）术前和术后的正侧位 X 线片。（a）患者为 15 岁女性，有 43° 的右侧主胸弯。（b）腰椎前凸过大（77°），PI 与 LL 相差达 20°，同时发现 L5 椎体峡部裂伴有 1° 滑脱。（c）术后主胸弯矫正至 3°。（d）PI 与 LL 相差 0°

12.8　模拟执业考题

1. 以下哪位患者最需要做全脊柱 MRI 作为下一步的检查？
   - a. 12 岁女性，没有背痛，伴有 15° 的右胸弯
   - b. 8 岁男性，轻度背痛，伴有 30° 的左胸弯
   - c. 15 岁女性，腰痛，伴有 35° 右胸弯和 30° 代偿腰弯
   - d. 13 岁男性，背痛，伴有 18° 右胸弯
   - e. 18 岁女性，腰痛，伴有 30° 右主胸弯，15° 左上胸弯和 20° 左腰弯

2. 14 岁女性 AIS 患者，一直定期随访，现再次就诊。她已经佩戴支具 15 个月了，脊柱全长站立位 X 线片显示有 35° 的右主胸弯。通过 X 线片上的髂嵴评估显示患者现在处于 Risser 4 级。目前是月经初潮后的两年半。请问您的下一步治疗措施是什么？
   - a. 后路脊柱内固定融合手术
   - b. 完善全脊柱 MRI 以便更好地评估侧弯情况
   - c. 停止佩戴支具，可耐受的情况下恢复日常活动
   - d. 继续全天佩戴支具 6 个月
   - e. 将支具改为夜间佩戴，再持续 12 个月

3. 在以下哪个阶段，骨骼的生长最迅速？
   - a. Risser 2 级期间
   - b. Risser 1 级和月经初潮来临以后
   - c. Risser 1 级至月经初潮来临之间
   - d. 月经初潮来临以后，但在 Risser 1 级之前
   - e. Risser 1 级和月经初潮来临之前

4. 您正在对一名 13 岁女性，Lenke 1 型右侧凸患者进行后路脊柱内固定融合手术，目前正处于去旋转矫形阶段。下列哪种方法是改善脊柱旋转畸形的正确操作？
   - a. 侧弯的凸侧以顺时针方向下压，凹侧上抬
   - b. 侧弯的凸侧以顺时针方向上抬，凹侧下压
   - c. 侧弯的凸侧以逆时针方向下压，凹侧上抬
   - d. 侧弯的凸侧以逆时针方向上抬，凹侧下压

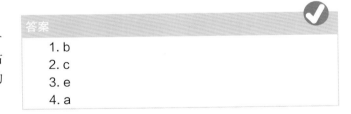

答案

1. b
2. c
3. e
4. a

参考文献

[1] Konieczny MR, Senyurt H, Krauspe R. Epidemiology of adolescent idiopathic scoliosis. J Child Orthop. 2013; 7(1):3–9.

[2] Asher MA, Burton DC. Adolescent idiopathic scoliosis: natural history and long term treatment effects. Scoliosis. 2006; 1(1):2.

[3] Kleinberg S. The operative treatment of scoliosis. Arch Surg. 1922; 5(3):631–645.

[4] Cilli K, Tezeren G, Taş T, et al. [School screening for scoliosis in

Sivas, Turkey]. Acta Orthop Traumatol Turc. 2009; 43(5): 426–430.

[5] Kamtsiuris P, Atzpodien K, Ellert U, Schlack R, Schlaud M. [Prevalence of somatic diseases in German children and adolescents. Results of the German Health Interview and Examination Survey for Children and Adolescents (KiGGS)]. Bundesgesundheitsblatt Gesundheitsforschung Gesundheitsschutz. 2007; 50(5–6):686–700.

[6] Soucacos PN, Soucacos PK, Zacharis KC, Beris AE, Xenakis TA. School-screening for scoliosis: a prospective epidemiological study in northwestern and central Greece. J Bone Joint Surg Am. 1997; 79(10):1498–1503.

[7] Daruwalla JS, Balasubramaniam P, Chay SO, Rajan U, Lee HP. Idiopathic scoliosis: prevalence and ethnic distribution in Singapore schoolchildren. J Bone Joint Surg Br. 1985; 67(2): 182–184.

[8] Rogala EJ, Drummond DS, Gurr J. Scoliosis: incidence and natural history. A prospective epidemiological study. J Bone Joint Surg Am. 1978; 60(2):173–176.

[9] Burton DC, Carlson BB, Place HM, et al. Results of the Scoliosis Research Society Morbidity and Mortality database 2009–2012: a report from the Morbidity and Mortality Committee. Spine Deform. 2016; 4(5):338–343.

[10] Ramirez N, Johnston CE, Browne RH. The prevalence of back pain in children who have idiopathic scoliosis. J Bone Joint Surg Am. 1997; 79(3):364–368.

[11] Wong H-K, Hui JHP, Rajan U, Chia HP. Idiopathic scoliosis in Singapore schoolchildren: a prevalence study 15 years into the screening program. Spine. 2005; 30(10): 1188–1196.

[12] Brooks HL, Azen SP, Gerberg E, Brooks R, Chan L. Scoliosis: a prospective epidemiological study. J Bone Joint Surg Am. 1975; 57(7):968–972.

[13] Côté P, Kreitz BG, Cassidy JD, Dzus AK, Martel J. A study of the diagnostic accuracy and reliability of the Scoliometer and Adam's forward bend test. Spine. 1998; 23(7):796–802, discussion 803.

[14] Karachalios T, Sofianos J, Roidis N, Sapkas G, Korres D, Nikolopoulos K. Ten-year follow-up evaluation of a school screening program for scoliosis: is the forward-bending test an accurate diagnostic criterion for the screening of scoliosis? Spine. 1999; 24(22):2318–2324.

[15] Fong DYT, Lee CF, Cheung KMC, et al. A meta-analysis of the clinical effectiveness of school scoliosis screening. Spine. 2010; 35(10):1061–1071.

[16] US Preventive Services Task Force. Screening for adolescent idiopathic scoliosis: policy statement. JAMA. 1993; 269(20): 2664–2666.

[17] Benli IT, Uzümcügil O, Aydin E, Ateş B, Gürses L, Hekimoğlu B. Magnetic resonance imaging abnormalities of neural axis in Lenke type 1 idiopathic scoliosis. Spine. 2006; 31(16): 1828–1833.

[18] An HS, Singh K. Synopsis of Spine Surgery. New York: Thieme; 2011.

[19] Micheli LJ. Low back pain in the adolescent: differential diagnosis. Am J Sports Med. 1979; 7(6):362–364.

[20] Nault M-L, Parent S, Phan P, Roy-Beaudry M, Labelle H, Rivard M. A modified Risser grading system predicts the curve acceleration phase of female adolescent idiopathic scoliosis. J Bone Joint Surg Am. 2010; 92(5):1073–1081.

[21] Lonstein JE, Carlson JM. The prediction of curve progression in untreated idiopathic scoliosis during growth. J Bone Joint Surg Am. 1984; 66(7):1061–1071.

[22] Sanders JO. Maturity indicators in spinal deformity. J Bone Joint Surg Am. 2007; 89 Suppl 1:14–20.

[23] Carman DL, Browne RH, Birch JG. Measurement of scoliosis and kyphosis radiographs: intraobserver and interobserver variation. J Bone Joint Surg Am. 1990; 72(3):328–333.

[24] Kim H, Kim HS, Moon ES, et al. Scoliosis imaging: what radiologists should know. Radiographics. 2010; 30(7): 1823–1842.

[25] King HA, Moe JH, Bradford DS, Winter RB. The selection of fusion levels in thoracic idiopathic scoliosis. J Bone Joint Surg Am. 1983; 65(9):1302–1313.

[26] Lenke LG, Betz RR, Harms J, et al. Adolescent idiopathic scoliosis: a new classification to determine extent of spinal arthrodesis. J Bone Joint Surg Am. 2001; 83(8): 1169–1181.

[27] Ogon M, Giesinger K, Behensky H, et al. Interobserver and intraobserver reliability of Lenke's new scoliosis classification system. Spine. 2002; 27(8):858–862.

[28] Zadeh HG, Sakka SA, Powell MP, Mehta MH. Absent superficial abdominal reflexes in children with scoliosis: an early indicator of syringomyelia. J Bone Joint Surg Br. 1995; 77(5): 762–767.

[29] Qiao J, Zhu Z, Zhu F, et al. Indication for preoperative MRI of neural axis abnormalities in patients with presumed thoracolumbar/lumbar idiopathic scoliosis. Eur Spine J. 2013; 22 (2):360–366.

[30] Winter RB, Lonstein JE, Heithoff KB, Kirkham JA. Magnetic resonance imaging evaluation of the adolescent patient with idiopathic scoliosis before spinal instrumentation and fusion: a prospective, double-blinded study of 140 patients. Spine. 1997; 22(8):855–858.

[31] Biondi J, Weiner DS, Bethem D, Reed JF, III. Correlation of Risser sign and bone age determination in adolescent idiopathic scoliosis. J Pediatr Orthop. 1985; 5(6):697–701.

[32] Sanders JO, Browne RH, McConnell SJ, Margraf SA, Cooney TE, Finegold DN. Maturity assessment and curve progression in girls with idiopathic scoliosis. J Bone Joint Surg Am. 2007; 89(1):64–73.

[33] Blount WP, Schmidt AC, Keever ED, Leonard ET. The Milwaukee brace in the operative treatment of scoliosis. J Bone Joint Surg Am. 1958; 40-A(3):511–525.

[34] Lonstein JE, Winter RB. The Milwaukee brace for the treatment of adolescent idiopathic scoliosis: a review of one thousand and twenty patients. J Bone Joint Surg Am. 1994; 76(8):1207–1221.

[35] Richards BS, Bernstein RM, D'Amato CR, Thompson GH. Standardization of criteria for adolescent idiopathic scoliosis brace studies: SRS Committee on Bracing and Nonoperative Management. Spine. 2005; 30(18):2068–2075, discussion 2076–2077.

[36] Schiller JR, Thakur NA, Eberson CP. Brace management in adolescent idiopathic scoliosis. Clin Orthop Relat Res. 2010; 468(3):670–678.

[37] Howard A, Wright JG, Hedden D. A comparative study of TLSO, Charleston, and Milwaukee braces for idiopathic scoliosis. Spine. 1998; 23(22):2404–2411.

[38] Wiley JW, Thomson JD, Mitchell TM, Smith BG, Banta JV. Effectiveness of the Boston brace in treatment of large curves in adolescent idiopathic scoliosis. Spine. 2000; 25 (18):2326–2332.

[39] Danielsson AJ, Nachemson AL. Radiologic findings and curve progression 22 years after treatment for adolescent idiopathic scoliosis: comparison of brace and surgical treatment with matching control group of straight individuals. Spine. 2001; 26(5):516–525.

[40] Weinstein SL, Dolan LA, Wright JG, Dobbs MB. Effects of bracing in adolescents with idiopathic scoliosis. N Engl J Med. 2013; 369(16):1512–1521.

[41] Choudhry MN, Ahmad Z, Verma R. Adolescent idiopathic scoliosis. Open Orthop J. 2016; 10:143–154.

[42] Lenke LG, Edwards CC, II, Bridwell KH. The Lenke classification of adolescent idiopathic scoliosis: how it organizes curve patterns as a template to perform selective fusions of the spine. Spine. 2003; 28(20):S199–S207.

[43] Suk SI, Lee CK, Kim WJ, Chung YJ, Park YB. Segmental pedicle screw fixation in the treatment of thoracic idiopathic scoliosis. Spine. 1995; 20(12):1399–1405.

[44] Luhmann SJ, Lenke LG, Erickson M, Bridwell KH, Richards BS. Correction of moderate (<70 degrees) Lenke 1A and 2A curve patterns: comparison of hybrid and all-pedicle screw systems at 2-year follow-up. J Pediatr Orthop. 2012; 32(3):253–258.

[45] Lonner BS, Ren Y, Newton PO, et al. Risk factors of proximal junctional kyphosis in adolescent idiopathic scoliosis—the pelvis and other considerations. Spine Deform. 2017; 5(3): 181–188.

第 13 章　成人退行性脊柱侧凸

AlexanderBeschloss, CarolWang, ComronSaifi

摘要

成人退行性脊柱侧凸（ADS）是指在骨骼发育成熟的患者中脊柱在冠状面上 Cobb 角 >10° 的畸形。ADS 的患病率可能高达 68%，因此探究本病的临床和手术病理学改变至关重要。对疑似有 ADS 的患者初次就诊时，要详细地询问病史和进行体格检查，并行 36in（1in=2.54cm）后前位和侧位的 X 线片检查以明确诊断。最重要的是要了解每一个患者是否需要手术治疗的决策性因素。非手术治疗通常用于通过物理治疗、药物或其他非手术治疗可以缓解疼痛的以及弯曲度小于 30° 的患者。严重疼痛经非手术治疗不能缓解的、弯曲度大于 30° 的以及 T 值大于 −2.5 的患者可能需要手术治疗。手术的主要目的包括矫正冠状位和矢状位失衡，神经根减压，以及传统的融合固定。ADS 的 Lenke 和 Silva 分型可以帮助指导治疗。这一分型系统的重要因素包括神经源性跛行、背痛、椎前骨质增生、滑脱、冠状位 Cobb 角大于 30°、腰椎后凸和全脊柱失衡。应为患者提供有关手术结果的循证数据，使患者能够就其治疗方案做出知情的选择。

关键词： 成人退行性脊柱侧凸，脊柱，融合

13.1　引言

成人脊柱侧凸是指在骨骼发育成熟的患者中脊柱在冠状面上 Cobb 角 >10° 的畸形。成人脊柱侧凸最常见的两种形式：一种是成人特发性脊柱侧弯，这是由青少年特发性脊柱侧凸进展而来。第二种是成人退行性脊柱侧凸（ADS）。ADS 是随着年龄增长，不对称的椎间盘退变和小关节突退变逐渐发展形成。文献报道 ADS 的患病率高低不同，但有报告在成人中可高达 68%。这种高患病率可归因于这样一个事实，即大多数退行性脊柱侧弯病例是无症状的，其弯曲程度明显低于青少年或青少年脊柱侧弯。据 Silva 等的报道，只有 24% 的退行性脊柱侧弯测量值大于 20°。在接受评估的有症状的患者中，常伴有椎管狭窄或椎体旋转，其发生率分别高达 97% 和 39%。

13.2　病史和体格检查

发生 ADS 的平均年龄为 70.5 岁，但是潜在的病理过程往往在 50 岁左右开始发展。90% 的患者以背痛为主诉。

ASD 矢状位失衡对于评估病情也很重要。成人脊柱畸形（ASD）包括冠状位和 / 或矢状位失衡。冠状位失衡可导致脊柱侧弯的凸侧上的轴向和 / 或中枢性疼痛。据推测，这种疼痛是由于椎旁肌肉疲劳引起的，通常在保持直立姿势时会恶化，躺下来会缓解。同时存在冠状位和矢状位畸形的患者可能会有继发于一种或两种情况的疲劳相关的椎旁疼痛，但具体哪种原因难以区分。与冠状位失衡相比，矢状位失衡被认为是轴向腰痛更重要的原因。疲劳的肌肉可以引起疼痛，这种疼痛位于髂骨和骶骨的肌肉附着部，也可能弥漫于整个脊柱上。

在 47%~78% 的 ADS 患者中均会出现包括疼痛等神经系统症状。凹侧的椎间孔狭窄可压迫神经根，导致神经根病变；还有凸侧的神经根可能因为过度牵拉出现症状。因为小关节肥大、黄韧带肥大和椎间盘突出等退行性病变导致中央管和侧隐窝狭窄，当伴有牵引和 / 或压迫时，在站立或行走时加重神经根性症状或神经源性跛行症状。椎体旋转也可能会加重这些症状。由于脊柱侧弯进展的比较缓慢，神经系统症状的发作往往更加隐匿。大小便失禁也会发生，但很少有报道。

疼痛是迄今为止最常见的症状，但其他的还有外观和椎管外的相关症状。可能因为椎体旋转、背部肌肉不对称，或脊柱侧弯而出现明显的畸形。以往老年人对退行性脊柱侧凸引起的外观畸形不够重视，但随着老年人生活质量的提高，外观矫形在治疗决策中发挥了更大的作用。

临床评价的主要目的是确定患者疼痛的发病机制、部位、放射情况和加重或减轻的原因。体格检查包括观察脊柱、髂腰部、骨盆和肩部是否对称。由于潜在的神经功能障碍，需要进行详细的神经系统检查，包括肌张力、肌力、腱反射以及下肢、胸背部的皮肤感觉。肌力和肌张力可以通过检查患者足趾行走、足跟行走、足跟到足趾行走和单足平衡测试来评估并进行肌力 0~5 级评分。皮肤感觉可通过双侧皮肤轻触觉检查进行评估。此外，还应检查是否存在骨盆倾斜以及下肢不等长或髋 / 膝屈曲挛缩。

13.3　椎管外鉴别诊断

与所有腰痛患者一样，临床医生必须警惕与椎管外疾病相关的体征和症状，包括腹主动脉瘤、胆囊炎、胰腺炎、肾脏疾病和恶性肿瘤。

13.4　影像学诊断

为了充分评估并便于随时测量畸形的程度，在就诊时必须拍摄站立位全脊柱的正位和侧位 X 线片。因为骨盆倾斜角（PT）是指导手术计划的重要因素，因此髋关节和股骨近端纳入 X 线片以评估 PT 是至关重要的。如果决定进行手术，仰卧位或俯卧位的 X 线片可以更准确地反映术中手术台上的曲线矫正情况。只有在需要评估弯曲的灵活性，以便选择头端固定椎或需要后柱截骨术（PCO）时才有必要进行左右侧弯 X 线检查。

脊柱侧凸被定义为一种脊柱冠状面畸形，但最近的研究表明了冠状面和矢状面分析在手术计划和预测疾病进展方面的重要性。Cobb 角是冠状位侧凸最常用的测量方法，可以在正位 X 线片上侧凸两端倾斜角度最大的椎体末端终板标记平行线，用测角仪进行测量两条线之间的交角为 Cobb 角（图 13.1）。

多项研究提出，与冠状面失衡相比，矢状面失衡可能是健康相关生活质量（HRQOL）评分和疾病进展的一个更好的预测因子，矢状面失衡作为相邻节段疾病增加、椎体骨折风险增加、疼痛水平升高和功能下降的密切预测因子。矢状位 Cobb 角用于计算侧位 X 线片上的胸椎后凸和腰椎前凸，而矢状位垂直轴（SVA）

用于测量脊柱整体矢状位失衡。测量 SVA 的方法是从 C7 椎体中部开始绘制一条垂线，向下至骶骨的水平，测量这条线与骶骨终板后上角在水平方向上的矢状偏移量。SVA 的参考值和年龄相关，健康年轻成年人的 SVA 为 0~1cm。然而，SVA 在 4cm 内被认为是正常的（图 13.2）。

骨盆是脊柱矢状位平衡的重要因素，有 3 个主要的脊柱骨盆参数，这些参数是：骨盆投射角（PI）、骨盆倾斜角（PT）和骶骨倾斜角（SS）。从 S1 终板的中心到股骨头中心画一条线，然后画一条穿过股骨头中心的垂直线（平行于 X 线片的侧缘），这两条线之间的夹角定义为 PT。平行于 S1 终板画一条线，再画一条水平线（垂直于 X 线片的侧缘），这两条线之间的夹角定义为 SS。最后，通过从 S1 终板的中心到股骨头中心绘制一条线，这条线与 S1 端板垂线的交角定义为 PI（图 13.3）。此外，PT 和 SS 的和等于 PI（PT + SS = PI）。

SVA、PI、PT 和腰椎前凸是成人脊柱侧凸委员会（SRS）–Schwab 分型的基本参数，该分型系统描述 ASD 脊柱弯曲的性质，并将影像学参数与生活质量相关联，而被大家广泛接受。且已经在指导制订治疗方案、手术计划和患者咨询等方面得到反复验证。SRS–Schwab 分型系统下脊柱畸形的具体分类及其各种修正

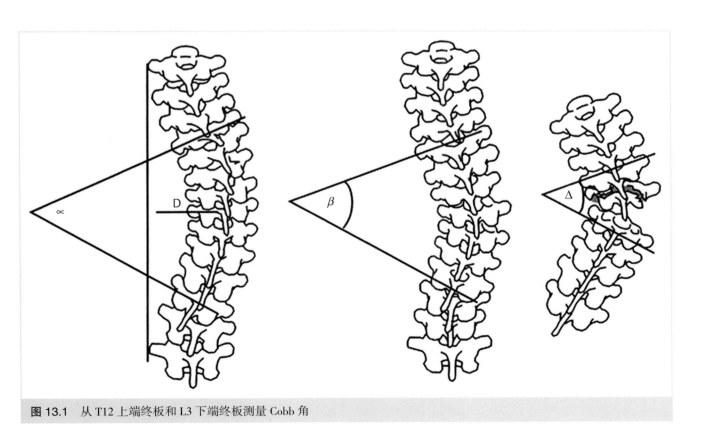

图 13.1　从 T12 上端终板和 L3 下端终板测量 Cobb 角

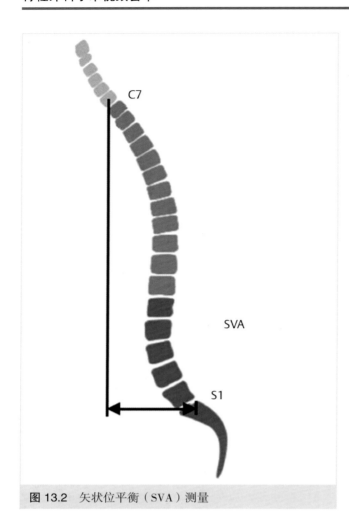

图 13.2 矢状位平衡（SVA）测量

参数如图 13.4 所示。

在影像学诊断中，还应重视新技术的应用，如 EOS。EOS 是于 2007 年引入临床实践的 X 线技术，尤其适合于评价脊柱畸形。EOS 可以在站立位获取全身正位和侧位片，这样可以评估髋关节和膝关节在脊柱侧凸中的代偿机制。特别是 EOS 成像中使用的探测器比传统的 X 线灵敏度更高，辐射暴露比传统 X 线片少 6~9 倍。这种技术可以作为一种评估侧凸畸形的必要手段。

磁共振成像（MRI）是评估神经、血管、软组织和椎间盘的金标准，是术前检查的必备项目。但是患有 ASD 的患者通常是老年人，可能有 MRI 检查的禁忌证，如安装有心脏起搏器、有不适合核磁检查的手术史、动脉瘤等。在这种情况下，计算机断层扫描（CT）和脊髓造影在骨骼解剖和狭窄的方面的评估特别有优势。此外，术前 CT 扫描也有助于手术计划的制订。

最后，术前双能 X 线吸收测量法（DEXA）检测骨密度也很重要。骨质疏松和骨量减少是与术后并发症

密切相关的危险因素，包括近端交界性后凸畸形和内固定失败。如果需要，术前应使用维生素 D、钙和双磷酸盐、地舒单抗或特立帕肽等药物治疗骨质疏松。

13.5　治疗

手术和非手术治疗都可以恢复退行性脊柱侧凸的相关功能和控制疼痛。下一节详细介绍了这些治疗类型中的几种，然后讨论了 ADS 手术与非手术治疗的结果。

13.5.1　非手术治疗

由于 ADS 脊柱融合手术的创伤及其相关并发症，保守治疗通常为治疗 ASD 的首选方案。保守治疗的方法很多，包括物理治疗、支具、推拿、硬膜外类固醇注射和药物镇痛，如非甾体消炎止痛药和阿片类镇痛药物。

保守治疗的目的是减轻疼痛。支具可以防止儿童和青少年特发性脊柱侧凸的发展，但在成人治疗中没有这样的作用。在成人脊柱侧弯中的其作用仅限于暂时缓解症状。另外，硬支具可能会加重疼痛或引起心肺功能受限通常很难被老年 ADS 患者所接受。

物理治疗是长期以来用于脊柱侧凸治疗的一种非手术治疗方法。传统上，物理治疗的目标是增强核心肌群、髋关节外展肌和腘绳肌力量，以减少椎旁肌的负荷，从而减少疼痛和改善姿势。虽然这种方法在儿童和青少年中获得了成功，但 Fritz 等的一项多中心前瞻性研究表明，有症状的成人患者中接受脊柱畸形物理治疗的与没有接受脊柱畸形物理治疗的两者之间在疼痛或阿片类药物使用水平上没有明显差异。

在美国，Schroth 方法是一种相对较少使用的以体位训练为主的物理治疗方法，其目的是使侧弯的脊柱被拉长和去旋转。其在青少年特发性脊柱侧凸取得了很好的疗效；但其在 ADS 中的疗效仍有待进一步研究。一项由 Jelačić 等进行的 47 例患者回顾性研究显示，有 16% 躯干失衡得到改善，有 14% 侧方位移改善，门诊强化康复 4 周后表面旋转改善 5%。Weiss 等回顾性分析了在德国 Schroth 研究所接受治疗的 113 例特发性脊柱侧凸患者，发现肺活量增加了 18.94%。以上所列研究的一个重要局限性是，它们仅限于平均年龄在十几岁到二十几岁的年轻的患者群体。到目前为止，还没有证据能够支持 Schroth 法在中老年患者中的疗效。在确定推荐它作为 ADS 的有效治疗方法之前，还需要做更多的工作。

目前证明麻醉药品不能有效治疗腰痛。阿片类药物有很高的依赖和滥用风险，在诊断为退行性脊柱侧凸的成年人中，多达 36% 的人在手术前依赖阿片类药

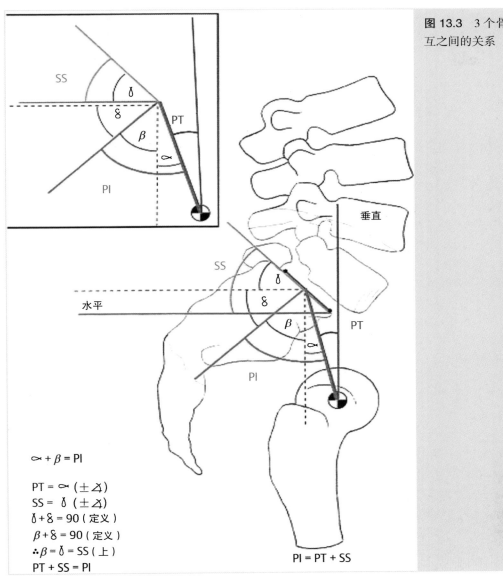

图 13.3　3 个骨盆参数的测量方法及其相互之间的关系

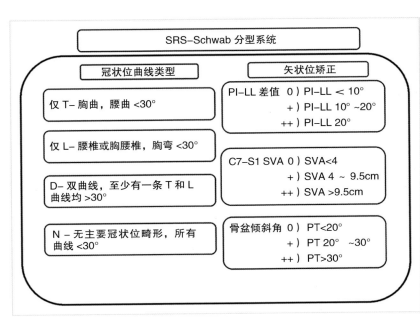

图 13.4　SRS–Schwab 分型系统

物。在 Suska 的一项研究中证实，由于慢性疼痛的复杂性和主观性，认知行为疗法在缓解慢性疼痛中的作用也值得考虑。

13.5.2 手术治疗

对保守治疗无效且无手术禁忌证的患者，应考虑手术治疗。一旦决定进行手术治疗，就必须了解手术的 3 个主要目的。这些目的包括纠正矢状面和冠状面失衡，充分的神经减压，确切的关节融合。传统的手术入路包括后路内固定融合术以达到稳定，后路柱截骨术以矫正畸形，减压术以减轻神经源性间歇性跛行。三柱截骨术通常用于需要固定的僵硬性畸形。资深术者（CS）通常将三柱截骨术作为最后的治疗手段，用于畸角比（DAR）大于 20°的刚性后凸畸形患者。DAR 是侧凸 Cobb 角的大小除以侧凸中涉及的椎体节段数。Saifi 等详细描述了脊柱截骨（VCR）的手术技术。

2010 年 Lenke 和 Silva 将 ADS 患者根据临床表现和影像学标准进行分类，并根据分类实施从 1 级（单纯减压）到 6 级（减压 + 前后固定融合术 + 截骨术矫正畸形）不同的手术治疗方案（表 13.1 和表 13.2）。

一般来说，如果患者主诉为神经源性跛行，无明显的轴向背部疼痛，且脊柱稳定、平衡，则仅需要减压治疗。虽然单纯减压手术可以缓解跛行症状，但可能加速侧凸进展和 / 或脊柱不稳。因此，只行减压手术的患者应该进行常规随访，以评估疾病进展的情况。

当 ADS 患者以不能忍受的背痛为主诉时，通常需要融合，这样可使脊柱稳定且避免侧凸进一步进展。一般来说，Cobb 角大于 20°的患者可行单独的后路手术。畸形超过 40°的患者可能需要前后联合内固定和融合。增加前路手术有几个优点。首先，与后入路相比，前路手术能够直视椎间隙和充当脊柱前张力带的前纵韧带，能够更好地处理椎间隙并且置入更大的椎间融合器，使得椎间盘高度得以恢复，从而可能使神经根

获得间接减压，而不再需要更广泛的后路减压。前路椎间融合术因采用了有前凸形态的椎间融合器对恢复前凸特别有帮助，大约能够提供 2/3 的腰椎前凸角度。值得注意的是，前路脊柱融合可以降低假关节发生率，且与后路融合结合时，能够有助于降低内固定失败率。这对于存在极大融合失败和内固定失败风险的患者特别有帮助。

尽管前路 - 后路联合融合有优点，但扩大的前路手术也有一些缺点。首先，进入脊柱前方涉及广泛的血管操作，特别是在 L4~L5 及以上节段，可能导致缺血、血栓形成或大血管损伤。此外，与单纯后路手术相比，前路增加了损伤内脏器官的风险，手术时间更长。Pateder 等进行了一项回顾性队列研究试图确定联合前后入路利大于弊。结果表明，对于 Cobb 角为 40°~70°患者，单纯后路手术与前后联合手术相比，术后矢状位、冠状位矫形程度及恢复稳定性方面无差异。但是前后联合入路患者的并发症发生率（45%）要高于单纯后路患者（23%）。同时和外科医生的手术经验、融合节段（L4~L5 与 L5~S1）、患者的体重指数（BMI），以及血管解剖等因素也有关。有资深术者（CS）对 PI-LL>40°合并 L4~L5 和 / 或 L5~S1 椎间隙塌陷的 ADS

表 13.2 依据 Lenke-Silva 治疗分级所推荐的手术治疗方式

建议手术治疗	
1 级	单纯减压
2 级	腰椎减压 + 后路有限固定
3 级	腰椎减压 + 腰椎融合固定
4 级	腰椎减压 + 前后路联合腰椎融合固定
5 级	减压 + 腰椎前后路融合固定 + 延长至胸段的固定与融合术
6 级	减压 + 腰椎前后路融合固定 + 延长至胸段的固定与融合 + 截骨术

表 13.1 根据临床和影像学表现，对退行性脊柱侧弯患者的治疗方法进行分级。

	1 级	2 级	3 级	4 级	5 级	6 级
神经源性跛行	+	+	+	+	+	+
背痛	−	+/ −	+	+	+	+
椎体前方骨赘	+	+	−	−	−	−
滑脱			+	+	+	+
冠状 Cobb 角 >30°	−	−	+	+	+	+
腰椎后凸畸形	−	−	−	+	+	+
完全失衡					灵活	僵硬 / 麻木

患者进行 ALIF 术，而对 PI–LL<45° 的患者通常可以进行 TLIF 术来矫形，该术式包含在 L5~S1 节段进行后柱截骨，以及采用能够达到 25° 腰椎前凸角的融合器，但在 L4~L5 节段融合器的腰椎前凸角要有一定程度减小。

成人脊柱侧凸畸形矫形术总体并发症发生率因患者年龄和融合水平的不同而不同，但据报道高达 80%，"主要"并发症（定义为住院时间过长、需要再手术、病程延长或死亡）的发生率高达 21%。最常见的两个主要并发症是感染和大量失血，这主要是由于过长的后正中线纵行切口所致。

任何保护肌肉或微创手术技术都必须能够充分实现手术治疗的 3 个目标，即恢复矢状面和冠状面序列、神经减压和关节融合。Phan 等在 2016 年发表的 Meta 分析表明，微创手术在缓解背部和腿部疼痛和改善功能方面是成功的，视觉模拟量表（VAS）评分平均下降 54 分，Oswestry 残疾指数（ODI）平均下降 22.5。在这一 Meta 分析中，除了其中一项研究以外其他研究都表明，与开放手术相比，微创技术能够在减小 Cobb 角度上实现相同的效果。微创手术合并假关节发生率为 4.3%，而开放手术中假关节的发生率为 5%~35%。

Dakwar 等进行的一项回顾性研究表明，1/3 的患者通过微创外侧入路进行融合后没有充分恢复矢状位序列。Phan 等的一项 Meta 分析表明，微创技术在神经减压、恢复冠状位序列和实现关节融合等方面可与开放手术相媲美。需要更多的评估微创技术在恢复矢状面序列方面的相关研究。

需要重点关注的是微创技术伴随有自身特有的并发症。例如，侧方腰椎椎体间融合术（LLIF）可以通过侧方切口进入前柱，并能够置入椎间融合器恢复椎间隙高度。然而，由于这一过程需要剖离腰大肌，可能引起腰丛神经的感觉障碍、感觉过敏和运动性麻痹。微创手术可以与开放性手术一起进行，这些手术被称为杂交手术。

13.6　结论

尽管对退行性脊柱侧凸的治疗倾向于采用非手术方式，但支持非手术治疗疗效的证据很少。目前的文献包括Ⅳ级（非常弱）证据支持支具、物理疗法或整脊手法治疗成人脊柱侧凸，以及Ⅲ级（弱）证据支持硬膜外类固醇注射。胸腰椎较小的冠状位畸形且没有任何明显或进行性的神经功能障碍的患者非手术治疗效果是最好的。进一步的研究表明，非手术治疗 ASD 不太可能改善患者病情进展，但对一些能够耐受并希望保持脊柱侧凸现状的患者可能有一些好处。值得注意的是，大约 30% 的患者在非手术治疗 2 年后疼痛加重，27% 的患者出现了的腿部疼痛。

对有症状的 ADS 的手术和非手术治疗进行回顾性队列研究显示手术组比非手术组在疼痛、功能和长期成本效益方面有显著改善。在 2019 年，Kelly 等发表了第一份随机对照研究，调查成人症状性脊柱侧弯患者的手术和非手术结果显示，在 2 年的随访中，手术治疗的患者 SRS–22 评分平均增加 0.7 分，ODI 评分平均减少 18 分，非手术治疗的患者 SRS–22 分没有变化，ODI 评分平均只减少 2 分。这些数据表明，希望改善 HRQoL 和减少疼痛的患者手术治疗可能受益更大，而不是非手术干预。

文献明确报道手术结果通过各种评分（ODI、HRQoL、SRS–22、VAS 等）来评估疼痛的减轻和功能的改善，结果显示 2 年随访的平均 ODI 降低，HRQoL 升高，说明手术治疗是相当有效的。一项对成人脊柱侧弯文献的 Meta 分析表明，在手术患者中，24% 的患者在 2 年的随访中背痛完全缓解，38% 的患者在 2 年的随访中腿部疼痛完全缓解，73% 的背部疼痛和 57% 的腿部疼痛的患者至少症状有轻微改善。术前疼痛和残疾程度较高以及畸形严重的患者，与术前仅有轻微疼痛或胸椎失衡的患者相比，术后疼痛更有可能得到改善。

最后应该注意，ASD 的手术效果不尽相同。虽然大多数患者在手术后疗效满意，但并不是每个患者都能达到术后平均改善水平。患者的疼痛症状没有变化甚至比术前疼痛加重，这并不罕见。因此，降低患者的手术预期值是很重要的，即矫正脊柱失衡的手术可能会减轻疼痛，但不可能完全消除疼痛。

要点及注意事项

- 术后，背部疼痛改善但腿部疼痛没有改善的患者对结果的满意度明显高于腿部疼痛改善但背部疼痛没有改善的患者。这表明，通过矫正矢状面失衡来减轻腰背部疼痛可能会提高患者的满意度。
- 一旦确诊，ADS 患者的侧凸发展速度可能比特发性脊柱侧凸患者更快［高达 3（°）/a］。增加进展速度的危险因素包括曲度大于 30°，顶端椎体旋转大于 30%，侧方滑脱大于 6mm，腰骶交界处存在退行性疾病。
- 识别和评估移行弯也很重要（图 13.5）。患者可能因弯曲凹侧的神经受压而出现孤立性神经根病，一部分神经根病可以通过有限的间接减压和融合来治疗。图 13.5 所示患者移行弯在 L4~L5 节段导致右侧椎间孔狭窄 L4 神经根病变，由资深术者门诊行 LLIF 加后路经皮内固定术，术后症状完全缓解。2 周随访完全恢复并停止使用阿片类药物。
- T1 骨盆角（TPA）是评价脊柱整体矢状面平衡和 PT 的影像学测量参数。Protopsaltis 等证明，与所有其他矢状面测量参数（包括 LL–PI、PT 和 SVA）相比，TPA 与 HRQOL 的相关性最强。术前 TPA 大于 20°，表示严重残疾，且为最高，而术前 TPA 为 14°，ODI 为 20，表示残疾程度最小。测量 TPA 的方法是在股骨头与 T1 椎体中心之间画一条线，从股骨头到骶骨上终板中心再画一条线。这两条线之间的夹角为 TPA（图 13.6）。
- 脊柱整体（矢状面）序列及比例（Global Alignment and Proportion，GAP）评分可用于分析脊柱 – 骨盆平衡，以确定成人畸形手术后机械并发症的风险。GAP 评分是通过将相对骨盆倾斜（RPV）、相对腰椎前凸（RLL）、相对脊柱 – 骨盆平衡（RSA）、腰椎前凸分布指数（LDI）和年龄因素的值相加来计算的。GAP 评分预测的机械并发症包括近端和远端交界性后凸和失效、棒断裂等。0~2 分反映正常的脊柱 – 骨盆状态和 6% 的并发症发生率。3~6 分反映脊柱 – 骨盆状态中度失衡，并发症发生率为 47%。评分 ≥ 7 分表示脊柱 – 骨盆严重失衡，并发症发生率 95%。组成 GAP 评分的影像学参数为：GAP = RPV + RLL + LDI + RSA + 年龄因子。

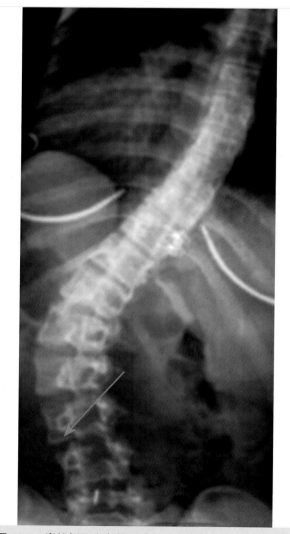

图 13.5　脊柱侧凸患者的 X 线片。红色箭头表示分数曲线

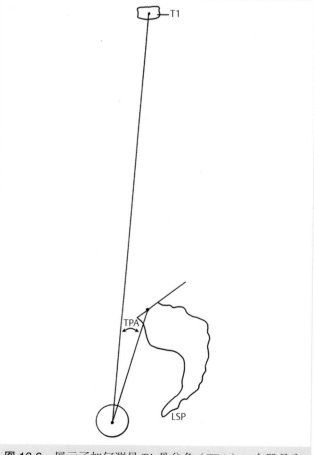

图 13.6　展示了如何测量 T1 骨盆角（TPA）。在股骨头与 T1 椎体中心之间画一条线，从股骨头到骶骨上终板中心画另一条线

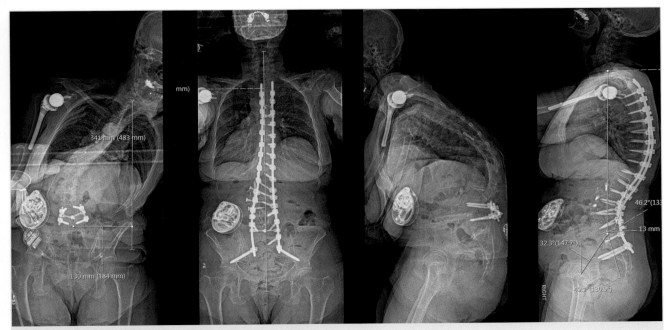

图 13.7　术前和术后患者胸腰段前后位（AP）和侧位 EOS 图像

表 13.3　患者术前和术后脊柱 – 骨盆参数对比

	冠状面 C7 PL（cm）	SVA（cm）	腰椎前凸（°）	PI–LL 失匹配（°）	骨盆倾斜角（°）
术前	13	30.0	0	48	40
术后	0	1.3	46	2	32

13.7　病例分析

　　69 岁，女性，10 年前行 L4~L5 后路融合固定术，5 年前行鞘内疼痛泵、脊髓刺激器置入术，骨质疏松主要表现为继发于冠状位和矢状位失衡的退变性脊柱侧凸的顽固性背部疼痛（图 13.7）。

　　患者主诉背痛随着活动和体重的增加而加重，严重干扰了日常生活，有下腰部疼痛并放射至左下肢。由于姿势的影响出现了进行性加重的行走困难，另外，还有患者自认为继发于脊柱畸形的进行性加重的呼吸困难。

　　体格检查没有感觉和肌力变化。EOS 成像显示冠状位和矢状位畸形，脊柱左侧凸 65°（T10~L2），胸腰椎后凸 52°（T11~L1），顶点位于 T12–L1 椎间盘间隙，腰椎前凸 0°，PI 为 47°，PT 为 40°，SVA 为 –30cm，冠状位明显的右侧弯畸形。DEXA 检查 T 值为 –2.2。

　　行 L1~L4 侧方椎间融合，T2 – 骨盆后路脊柱融合内固定术，同时取出脊髓刺激器。图 13.7 显示术前和术后影像。表 13.3 显示术前术后参数对比。术后患者对手术效果非常满意，并表示生活质量有了很大的改善。

参考文献

[1] Silva FE, Lenke LG. Adult degenerative scoliosis: evaluation and management.Neurosurg Focus.2010;28(3):E1.

[2] Phillips FM, Isaacs RE, Rodgers WB, et al. Adult degenerative scoliosis treated with XLIF: clinical and radiographical results of a prospective multicenter study with 24-month follow-up. Spine.2013;38(21):1853–1861.

[3] Aebi M. The adult scoliosis.Eur Spine J.2005;14(10):925–948.

[4] Anasetti F, Galbusera F, Aziz HN, et al. Spine stability after implantation of an interspinous device: an in vitro and finite element biomechanical study.J Neurosurg Spine.2010;13(5):568–575.

[5] Schwab F, Dubey A, Gamez L, et al. Adult scoliosis: prevalence, SF-36, and nutritional parameters in an elderly volunteer population. Spine. 2005;30(9):1082-1085.

[6] Fu K-MG, Rhagavan P, Shaffrey CI, Chernavvsky DR, Smith JS. Prevalence, severity, and impact of foraminal and canal stenosis among adults with degenerative scoliosis.Neurosurgery.2011;69(6):1181–1187.

[7] Armstrong GW, Livermore NB, III, Suzuki N, Armstrong JG. Nonstandard vertebral rotation in scoliosis screening patients: its prevalence and relation to the clinical deformity. Spine.1982;7(1):50–54.

[8] Ascani E, Bartolozzi R, Logroscino CA, et al. Natural history of untreated idiopathic scoliosis after skeletal maturity.Clin Biomech.

1987;2(2):112.

[9] Berven SH, Lowe T. The Scoliosis Research Society classification for adult spinal deformity.Neurosurg Clin N Am.2007;18(2):207–213.

[10] Kotwal S, Pumberger M, Hughes A, Girardi F. Degenerative scoliosis: a review.HSS J.2011;7(3):257–264.

[11] Graham RB, Sugrue PA, Koski TR. Adult degenerative scoliosis.Clin Spine Surg.2016;29(3):95–107.

[12] Boachie-Adjei O, Gupta MC. Adult scoliosis + deformity.AAOS Instructional Course Lectures.1999;48(39):377–391.

[13] Ploumis A, Transfledt EE, Denis F. Degenerative lumbar scoliosis associated with spinal stenosis.Spine J.2007;7(4): 428–436.

[14] Janicki JA,Alman B. Scoliosis: review of diagnosis and treat- ment. Paediatr Child Health.2007;12(9):771–776.

[15] York PJ, Kim HJ. Degenerative scoliosis. Curr Rev Musculoskelet Med.2017;10(4):547–558.

[16] Russo A, Bransford R, Wagner T, et al. Adult degenerative scoliosis insights, challenges, and treatment outlook.Curr Orthop Pract.2008; 19(4):357–365.

[17] Ferrero E. "Degenerative scoliosis: clinical presentation and diagnostic workup." Spine Surgery Education Programme,2017, doi:10.28962/01.3.064.

[18] Diebo BG, Varghese JJ, Lafage R, Schwab FJ, Lafage V. Sagittal alignment of the spine: what do you need to know? Clin Neurol Neurosurg. 2015; 139:295–301.

[19] Glassman SD, Bridwell K, Dimar JR, Horton W, Berven S, Schwab F. The impact of positive sagittal balance in adult spinal deformity. Spine. 2005; 30(18):2024–2029.

[20] Blondel B, Schwab F, Ungar B, et al. Impact of magnitude and percentage of global sagittal plane correction on health -related quality of life at 2-years follow-up.Neurosurgery. 2012; 71(2):341–348, discussion 348.

[21] Baek S-W, Kim C, Chang H. The relationship between the spinopelvic balance and the incidence of adjacent vertebral fractures following percutaneous vertebroplasty. Osteoporos Int. 2015; 26(5):1507–1513.

[22] Kumar MN, Baklanov A, Chopin D. Correlation between sagittal plane changes and adjacent segment degeneration following lumbar spine fusion. Eur Spine J. 2001; 10 (4):314–319.

[23] Hasegawa K, Okamoto M, Hatsushikano S, Shimoda H, Ono M, Watanabe K. Normative values of spino-pelvic sagittal alignment, balance, age, and health-related quality of life in a cohort of healthy adult subjects. Eur Spine J. 2016; 25(11): 3675–3686.

[24] Endo K, Numajiri K, Hasome T, et al. Measurement of whole spine sagittal alignment using the SLOT radiography of the SONIALVISION safire series clinical application. Medical Now, No. 78, 2018.

[25] Bakouny Z, Assi A, Yared F, et al. Normative spino-pelvic sagittal alignment of Lebanese asymptomatic adults: comparisons with different ethnicities. Orthop Traumatol Surg Res. 2018; 104(5):557–564.

[26] Oskouian RJ, Jr, Shaffrey CI. Degenerative lumbar scoliosis. Neurosurg Clin N Am. 2006; 17(3):299–315, vii.

[27] Terran J, Schwab F, Shaffrey CI, et al. International Spine Study Group. The SRS-Schwab adult spinal deformity classification: assessment and clinical correlations based on a prospective operative and nonoperative cohort. Neurosurgery. 2013; 73(4):559–568.

[28] Ames C, Riew K, Abumi K, ed. Cervical Spine Deformity Surgery. 1st ed. Thieme; 2019.

[29] Maigne J-Y, Aivaliklis A, Pfefer F. Results of sacroiliac joint double block and value of sacroiliac pain provocation tests in 54 patients with low back pain. Spine. 1996; 21(16): 1889–1892.

[30] Deschênes S, Charron G, Beaudoin G, et al. Diagnostic imaging of spinal deformities: reducing patients radiation dose with a new slot-scanning X-ray imager. Spine. 2010; 35(9): 989–994.

[31] Somoskeöy S, Tunyogi-Csapó M, Bogyó C, Illés T. Accuracy and reliability of coronal and sagittal spinal curvature data based on patient-specific three-dimensional models created by the EOS 2D/3D imaging system. Spine J. 2012; 12(11): 1052–1059.

[32] Wybier M, Bossard P. Musculoskeletal imaging in progress: the EOS imaging system. Joint Bone Spine. 2013; 80 (3):238–243.

[33] Bjerke BT, Zarrabian M, Aleem IS, et al. Incidence of osteoporosis related complications following posterior lumbar fusion. Global Spine J. 2018; 8(6):563–569.

[34] Everett CR, Patel RK. A systematic literature review of nonsurgical treatment in adult scoliosis. Spine. 2007; 32(19) Suppl:S130–S134.

[35] Ailon T, Smith JS, Shaffrey CI, et al. Degenerative spinal deformity. Neurosurgery. 2015; 77 Suppl 4:S75–S91.

[36] Frownfelter D, Stevens K, Massery M, Bernardoni G. Do abdominal cutouts in thoracolumbosacral orthoses increase pulmonary function? Clin Orthop Relat Res. 2014; 472(2): 720–726.

[37] Fritz JM, Lurie JD, Zhao W, et al. Associations between physical therapy and long-term outcomes for individuals with lumbar spinal stenosis in the SPORT study. Spine J. 2014; 14 (8):1611–1621.

[38] Jelačić M, Villagrasa M, Pou E, Quera-Salvá G, Rigo M. Barcelona Scoliosis Physical Therapy School (BSPTS)—based on classical Schroth principles: short term effects on back asymmetry in idiopathic scoliosis. Scoliosis. 2012; 7 Suppl 1:O57.

[39] Weiss HR. The progression of idiopathic scoliosis under the influence of a physiotherapy rehabilitation programme.Physiotherapy. 1992; 78:815–821.

[40] Sharma M, Ugiliweneza B, Sirdeshpande P, Wang D, Boakye M. Opioid dependence and health care utilization after decompression and fusion in patients with adult degenerative scoliosis. Spine. 2019; 44(4):280–290.

[41] Suska J. Cognitive-behavioral-based physical therapy for patients with chronic pain undergoing lumbar spine surgery: a randomized controlled trial. Physioscience. 2017; 13(01):35–36.

[42] Kretzer RM. Adult degenerative spinal deformity: overview and open approaches for treatment. Spine. 2017; 42 Suppl 7:S16.

[43] Ali RM, Boachie-Adjei O, Rawlins BA. Functional and radiographic outcomes after surgery for adult scoliosis using third-generation instrumentation techniques.Spine.2003; 28(11):1163–1169,discussion 1169–1170

[44] Bess RS, Lenke LG, Bridwell KH, Cheh G, Mandel S, Sides B. Comparison of thoracic pedicle screw to hook instrumentation for the treatment of adult spinal deformity.Spine.2007;32(5):555–561.

[45] Saifi C, Laratta JL, Petridis P, Shillingford JN, Lehman RA, Lenke LG. Vertebral column resection for rigid spinal deformity. Global Spine J.2017;7(3):280–290.

[46] Berven SH, Deviren V, Mitchell B, Wahba G, Hu SS, Bradford DS.

Operative management of degenerative scoliosis: an evidence-based approach to surgical strategies based on clinical and radiographic outcomes. Neurosurg Clin N Am.2007;18(2):261–272.

[47] Pateder DB, Kebaish KM, Cascio BM, Neubaeur P, Matusz DM, Kostuik JP. Posterior only versus combined anterior and posterior approaches to lumbar scoliosis in adults: a radiographic analysis. Spine.2007; 32(14):1551–1554.

[48] Daubs MD, Lenke LG, Cheh G, Stobbs G, Bridwell KH. Adult spinal deformity surgery: complications and outcomes in patients over age 60. Spine.2007;32(20): 2238–2244.

[49] Carreon LY, Puno RM, Dimar JR, II, Glassman SD, Johnson JR. Perioperative complications of posterior lumbar decompression and arthrodesis in older adults. J Bone Joint Surg Am.2003;85(11):2089–2092.

[50] Smith JS, Shaffrey CI, Lafage V, et al. Prospective, multicenter assessment of nonoperative treatment outcomes and conversion to operative treatment for adult spinal deformity: minimum two-year follow-up. Spine J. 2014; 14(11): S98–S99.

[51] Phan K, Huo YR, Hogan JA, et al. Minimally invasive surgery in adult degenerative scoliosis: a systematic review and meta-analysis of decompression, anterior/lateral and posterior lumbar approaches. J Spine Surg. 2016; 2(2):89–104.

[52] Kim YJ, Bridwell KH, Lenke LG, Rhim S, Cheh G. Pseudarthrosis in long adult spinal deformity instrumentation and fusion to the sacrum: prevalence and risk factor analysis of 144 cases. Spine. 2006; 31(20):2329–2336.

[53] Chun DS, Baker KC, Hsu WK. Lumbar pseudarthrosis: a review of current diagnosis and treatment. Neurosurg Focus. 2015; 39(4):E10

[54] Dakwar E, Cardona RF, Smith DA, Uribe JS. Early outcomes and safety of the minimally invasive, lateral retroperitoneal transpsoas approach for adult degenerative scoliosis. Neurosurg Focus. 2010; 28(3):E8.

[55] Isaacs RE, Hyde J, Goodrich JA, Rodgers WB, Phillips FM. A prospective, nonrandomized, multicenter evaluation of extreme lateral interbody fusion for the treatment of adult degenerative scoliosis: perioperative outcomes and complications. Spine. 2010; 35(26) Suppl:S322–S330.

[56] Kelly MP, Lurie JD, Yanik EL, et al. Operative versus nonoperative treatment for adult symptomatic lumbar scoliosis. J Bone Joint Surg Am. 2019; 101(4):338–352.

[57] Teles AR, Mattei TA, Righesso O, Falavigna A. Effectiveness of operative and nonoperative care for adult spinal deformity:systematic review of the literature. Global Spine J. 2017; 7 (2):170–178.

[58] Kelly MP, et al. Adult symptomatic lumbar scoliosis: randomized results from a dual-arm study. Scoliosis Research Society: 52nd Annual Meeting of SRS Conference in Philadelphia, 6 September 2017, Philadelphia, Philadelphia Marriott Downtown.

[59] Yadla S, Maltenfort MG, Ratliff JK, Harrop JS. Adult scoliosis surgery outcomes: a systematic review. Neurosurg Focus. 2010; 28(3):E3.

[60] Bridwell KH, Glassman S, Horton W, et al. Does treatment (nonoperative and operative) improve the two-year quality of life in patients with adult symptomatic lumbar scoliosis: a prospective multicenter evidence-based medicine study.Spine. 2009; 34(20):2171–2178.

[61] Scheer JK, Smith JS, Clark AJ, et al. International Spine Study Group. Comprehensive study of back and leg pain improvements after adult spinal deformity surgery: analysis of 421 patients with 2-year follow-up and of the impact of the surgery on treatment satisfaction. J Neurosurg Spine. 2015; 22 (5):540–553.

[62] Choi SH, Son SM, Goh TS, Park W, Lee JS. Outcomes of operative and nonoperative treatment in patients with adult spinal deformity with a minimum 2-year follow-up: a meta-analysis. World Neurosurg. 2018; 120:e870–e876.

[63] Protopsaltis T, Schwab F, Bronsard N, et al. International Spine Study Group. TheT1 pelvic angle, a novel radiographic measure of global sagittal deformity, accounts for both spinal inclination and pelvic tilt and correlates with health-related quality of life. J Bone Joint Surg Am. 2014; 96(19):1631–1640.

[64] Yilgor C, Sogunmez N, Boissiere L, et al. European Spine Study Group (ESSG). Global Alignment and Proportion (GAP) Score: development and validation of a new method of analyzing spinopelvic alignment to predict mechanical complications after adult spinal deformity surgery. J Bone Joint Surg Am. 2017; 99(19):1661–1672.

第 14 章　胸腰椎后凸和矢状面畸形

Lawal A. Labaran, Khaled Kebaish, Francis Shen, Hamid Hassanzadeh

摘要

矢状面失衡（SI）是脊柱生理后凸和前凸序列失常的结果，最常见于多节段椎间盘退变、严重骨质疏松症、特发性脊柱侧凸和炎性关节病。已证实 SI 患者临床症状与其失衡的严重程度密切相关。所有 SI 患者均需要接受平卧位和站立位骨骼肌肉系统和神经系统的检查。患者的步态应首先被评估，从而明确继发性代偿机制，并检查髋关节活动范围而排除合并髋关节疾病。矢状面畸形的影像学评估主要依靠前后位（AP）和侧位平片。PA 位测量 Cobb 角以评估冠状面畸形，侧位测量 Cobb 角以评估矢状面畸形。进一步评估 SI 的严重程度则需要具体的影像学参数，如矢状垂直轴、T1 骨盆角、骨盆入射角、骨盆倾斜角和骶骨倾斜角。胸腰椎截骨术仍被认为是矫正整体 SI 的主要治疗方式。至今，后柱 SPO、Ponte 截骨术、三柱经椎弓根截骨术和全脊椎切除术（VCR）均是最常用的截骨技术。最近的文献中，胸腰椎截骨术的并发症发生率为 25%~40%，成人并发症的发生率比青少年更高。

关键词： 矢状面畸形，矢状面失衡，后凸，截骨术，胸腰椎畸形，矢状垂直轴，后柱截骨术，经椎弓根截骨术，全脊椎切除术

14.1　引言

脊柱矢状面畸形是脊柱外科一个至关重要的领域，多数病例由胸腰椎后凸或过度前凸而造成。脊柱生理后凸和前凸序列确保人体负荷沿脊柱长轴均匀分布。

因此，年龄或其他病理因素导致的脊柱曲线丢失可能引起严重的矢状面畸形。矢状面失衡（SI）最常见于多节段椎间盘退变、严重骨质疏松、特发性脊柱侧凸和炎性关节病患者。已证实 SI 患者临床症状与其失衡的严重程度密切相关。日常中 SI 患者往往难以维持直立姿势，行走时消耗的能量也更多，严重时可能出现呼吸困难，导致患者生活质量下降。由于已报道的矢状面平衡参数在正常人群或脊柱畸形患者中均存在较大的差异，因此，一些 SI 患者仅利用矢状面平衡参数评估可能被漏诊。

14.2　病史与体格检查

临床评估包括严密的病史查询和体格检查。根据 SI 和胸腰椎后凸严重程度不同，患者的临床表现也存在差异。患者通常表现为生活质量下降（背部、下肢和臀部疼痛），整体功能状态下降，和/或水平视线丢失。SI 患者常出现弯腰症状，并因维持直立姿势而感到疲劳。此外，这些患者骨盆代偿性后倾、髋部伸展、膝关节屈曲，以保持直立姿势和水平视线。矢状面畸形所引起的功能障碍，可分为由原发畸形造成的失衡和为维持直立姿势骨盆发生的代偿改变两个方面。

所有 SI 患者必须接受平卧位和站立位骨骼肌肉系统和神经系统的检查。患者的步态应首先被评估，从而明确继发性代偿机制，并检查髋关节活动范围而排除合并髋关节疾病。尽管如此，除临床检查外，进一步的影像学检查在 SI 评估中也是必不可少的。

14.3　鉴别诊断

无论年轻还是老年 SI 患者，其病因都可能存在多种因素。评估疑似 SI 患者时，应考虑的诊断包括：休门氏后凸、医源性平背、创伤后畸形、神经肌肉疾病、先天性疾病（如婴幼儿脊柱侧凸和唐氏综合征）、椎间盘退变和炎性关节病。SI 常见病因总结于表 14.1。

14.4　影像学诊断

矢状面畸形主要的影像学检查为前后位（AP）和侧位（标准的站立位全长）X 线片（图 14.1）。Cobb 角应在 AP 位上测量以评估冠状面畸形，侧位片测量以评估矢状面畸形，尤其在检查对象是脊柱侧凸患者。动力位屈伸 X 线片可以评估脊柱的稳定性和柔韧性。

表 14.1　矢状面失衡常见病因总结

定义	矢状面失衡病因
休门氏后凸	僵硬性后凸合并椎体楔形变
平背畸形	继发于胸腰椎内固定的医源性腰椎前凸丢失
退变性间盘疾病	间盘突出，小关节炎，髋关节病，骨盆关节病，腰椎前凸丢失
强直性脊柱炎	由于椎间盘破坏和椎体渐进性融合导致腰椎前凸减小
创伤性后凸	由于脊柱创伤导致后凸畸形
医源性原因	后路脊柱内固定近端和远端交界性后凸
先天性原因	Klippel-feil 综合征，婴幼儿脊柱侧凸，成骨不全

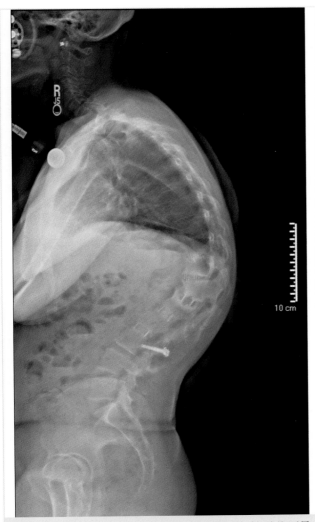

图 14.1 站立位侧位片，患者因胸腰椎退行性后凸而导致矢状面失衡

另外，平卧位片可用于评估腰椎前凸姿势性改变，以期获得最佳的术前计划。进一步评估 SI 的严重程度可利用以下影像学参数：矢状垂直轴（SVA）、颏眉角、C7 铅垂线、T1 骨盆角（TPA）、骨盆入射角（PI）、骨盆倾斜角（PT）、骶骨倾斜角（SS）（图 14.2）。SI 评估也包括先进的影像学诊断，如计算机断层扫描（CT）和磁共振成像（MRI），以评估相关的脊柱病变情况。

C7 铅垂线是自 C7 椎体画出的一条垂直线，可进一步衍生 SVA，在 SI 影像学评估中至关重要。连接 C7 铅垂线到骶骨后上终板的水平线距离为 SVA，它是评估整体矢状面序列应用最广泛的测量方法之一。Schwab 等介绍 SVA ≥ 47mm 与患者严重的功能丧失密切相关。年龄对矢状面平衡的影响也非常重要；例如，SVA 已被证明随着年龄的增长而增加，部分原因是腰椎前凸丢失。TPA 是另一个描述 SI 程度的脊柱骨盆参数，其综合了脊柱序列和骨盆代偿性后倾两方面因素。它的定义是股骨头至 T1 椎体连线和股骨头至 S1 终板中点连线所形成的夹角，这个角度的大小与临床疗效相关。尽管 TPA 和 SVA 均与 PT 相关，但 TPA 测量方式相比 SVA，不受骨盆代偿和身体姿势的影响。通常，目标 TPA 建议为 10° ~20° 。颏眉角作为一个位置性角度，用于评估患者的水平视线，指下颏至眉的连线与垂直轴之间的夹角。颏眉角 0° 表示正常的水平视线。骨盆方位与脊柱的关系可以用 PI、PT 和 SS 来描述。PI 是一个稳定性参数，在脊柱矫形手术中，对于确定所需矫正的腰椎前凸具有重要意义。SS 定义为骶骨上终板与水平线之间的夹角，它决定了腰椎的位置。骨盆相对于脊柱的对应关系被定义为 PT、PI 和 SS，其归

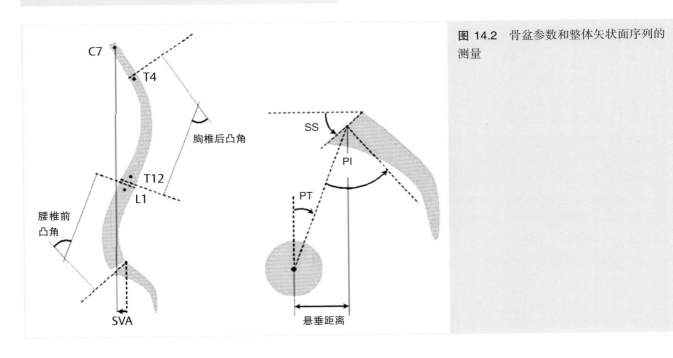

图 14.2 骨盆参数和整体矢状面序列的测量

125

纳为以下公式：SS + PT=PI。由于PI的稳定性，SS与PT成反比；因此，当PT增加到直立姿势时，SS减少，从而形成水平的L5-S1角度。

14.5 治疗

胸腰椎截骨术仍被认为是矫正整体SI的主要治疗方式，尽管非手术治疗，如物理治疗和支具矫形，可能对部分轻至中度畸形的患者有所帮助。根据适应证、僵硬度或柔韧性以及矫形度，可以采用不同类型的截骨术以矫正胸腰椎畸形。截至目前，Smith–Peterson/Ponte后柱截骨术（PCO）、三柱经椎弓根截骨术（PSO）和全脊椎切除术（VCR）是最常用的截骨术（图14.3）。

1945年，Smith–Peterson首次提出PCO，涉及单节段或多节段后柱截骨。该技术需要切除棘突下部、黄韧带，并去除脊柱后方韧带、下椎板和上关节突。这在截骨节段能够产生10°~15°的前凸。PCO的适应证包括强直性脊柱炎（AS），假关节病（Anderson病），休门氏病长范围的、平缓的、渐进的后凸畸形，以及退行性平背综合征等。PCO既可以在单节段对轻度畸形进行矫正，又可以在多节段对重度畸形进行矫正。

PSO由Thomasen首次提出，是一种后路闭合式楔形截骨术，以前方皮质为铰链，可提供30°~40°的前凸。该技术是在不进行前路手术的情况下，通过单节段截骨纠正矢状面序列。Gupta和Gupta报道PSO的适应证包括大于25°前凸矫正、冠状面失衡、僵硬的SI、前柱融合史和大于10cm SI等。PSO包括切除后方结构和双侧椎弓根，椎体"V"形截骨，前方椎体闭合（图14.4）。是否应用PSO取决于发生脊柱畸形的病因；通常若存在僵硬的矢状面成角畸形时，则应该选用PSO。

1922年，Maclennan最早提出VCR，是目前胸腰椎截骨范围最大的术式。VCR可以通过两种入路进行，前后路联合和单纯后路。由于具有一期完成和手术时间短等优势，后者在临床应用更为广泛。单纯后路VCR需要细心切除后方结构，包括棘突、横突、关节突、椎板和双侧椎弓根，然后逐步切除前方椎体（图14.5）。该技术可以获得50%~70%的后凸矫正。根据切除间隙的大小，可以利用填充满自体骨Cage、单纯骨块或钛网进行填充。尖锐的成角畸形可在畸形的顶

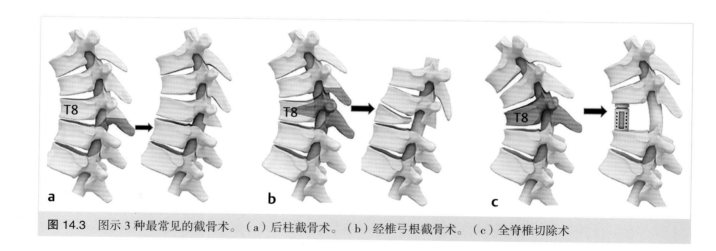

图14.3　图示3种最常见的截骨术。（a）后柱截骨术。（b）经椎弓根截骨术。（c）全脊椎切除术

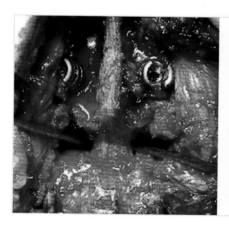
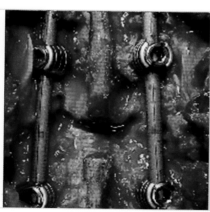

图14.4　经椎弓根截骨术及脊柱后路内固定

椎区通过单个椎体切除或多节段 VCR 完成进行矫正。VCR 的适应证包括僵硬的冠状面畸形、尖锐的成角畸形、多平面脊柱畸形、脊柱肿瘤、外伤性滑脱等。成功实施 VCR，需要截骨区域上下各 3 个节段椎体的牢靠固定，特别小心地处理显露硬脊膜，以及外科医生充足的舒适度等技术层面以外的因素。

近年来，Schwab 等提出了 6 级标准化分型系统，进而专家们构建一个通用的语言来描述不同截骨技术。基于截骨的程度和位置，该分型也有助于明确截骨手术的类型（图 14.6）。Schwab 截骨分级涵盖范围包括从 1 级部分小关节突切除到 6 级多个椎体和椎间盘切除。

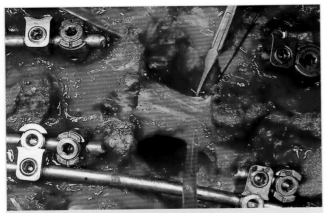

图 14.5　广泛的单节段胸椎三柱截骨术（VCR）

14.6　术后结果和并发症

近年文献报道中，胸腰椎截骨手术的并发症发生率为 25%~40%，成人比青少年发生率更高。Hassanzadeh 等对 51 例接受三柱截骨矫形的成年患者进行了回顾性研究发现，18% 的患者发生了主要并发症，包括运动障碍、切口深部感染和硬膜外血肿。胸腰椎截骨术的其他并发症包括内固定失败（通常发生在截骨处）、近端交界性后凸（近端 Cobb 角 > 10° 或术后近端 Cobb 角增加 ≥ 10°）。近端交界性后凸（PJK）由于交界处应力增加，可能发生在成人和儿童脊柱畸形矫正后，但其病因可能是多因素造成的。尽管胸腰椎截骨并发症发生率相对较高，但术后患者整体功能状态获得显著改善。

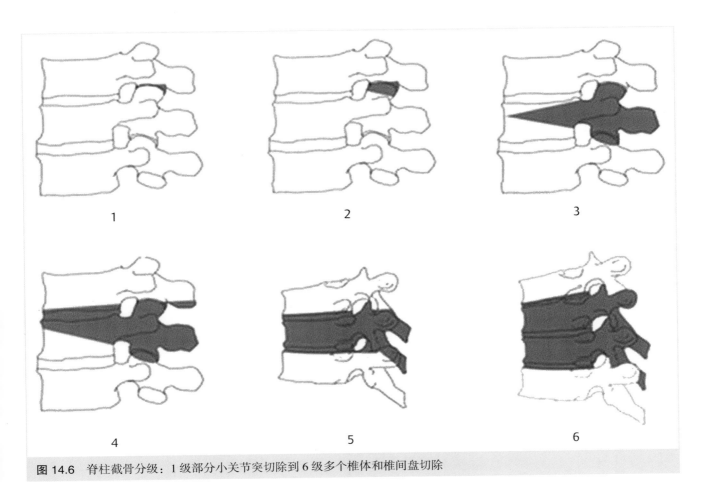

图 14.6　脊柱截骨分级：1 级部分小关节突切除到 6 级多个椎体和椎间盘切除

14.7 病例分析

14.7.1 病例 1

患者女性，58 岁，休门氏后凸病史，曾在外院行多次手术治疗，长期腰痛。胸腰段 CT 和 MRI 显示 T11~T12 和 T12~L1 骨不愈合，明显塌陷导致严重后凸。于 T12 行 PSO 及 T8~L3 行后外侧脊柱融合术（图 14.7）。

14.7.2 病例 2

患者女性，62 岁，腰痛伴间歇性跛行病史，L4~L5 和 L5~S1 椎管狭窄；行 L5 三柱截骨 /PSO，于 T8~T9 行 PCO 及 T4~S1 行脊柱后路内固定（图 14.8）。

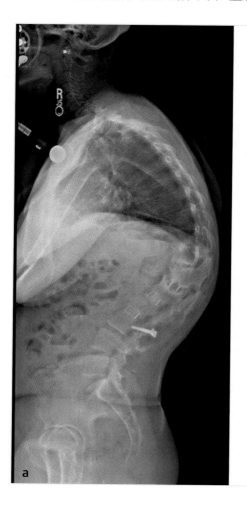
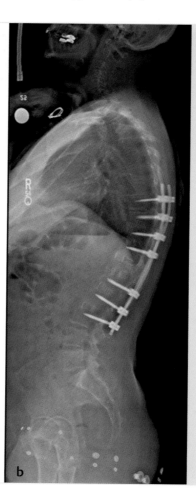

图 14.7　患者 T12~L1 局部后凸（a），行 T12 PSO 及 T8~L3 后外侧融合术（b）

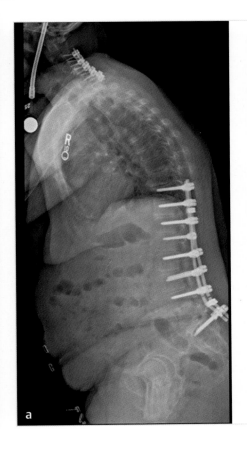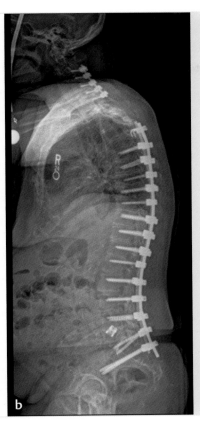

图 14.8　患者，62岁，T10~S1内固定融合手术史，后凸合并严重矢状面失衡（a），L5行三柱截骨/经椎弓根截骨及T8–T9行胸椎后柱截骨和T4~S1行脊柱后路内固定（b）

14.8　模拟执业考题

1. 以下哪项评估整体矢状面失衡的影像学参数，定义为连接股骨头到T1椎体和股骨头到S1终板中点的连线所形成的角度？

　　a. Cobb 角

　　b. 矢状垂直轴

　　c. T1 骨盆角

　　d. 骨盆倾斜角

　　e. 骶骨倾斜角

2. 一位 67 岁的女性患者，有多次脊柱手术史，表现为腰背痛缓解不佳。查体显示站立位时弯腰，双膝微曲。PI–LL 哪个阈值与失能严重程度相关？

　　a. > 11°

　　b. > 21°

　　c. > 5°

　　d. > 7°

3. 以下那种截骨术的神经并发症最低？

　　a. 骨 – 间盘 – 骨截骨术

　　b. 全脊椎切除术

　　c. 后柱截骨术

　　d. 经椎弓根截骨术

4. 一个完整的椎体切除包括两个相邻的椎间盘，对应哪一级的 Schwab 截骨术？

　　a. 1 级

　　b. 2 级

　　c. 3 级

　　d. 4 级

　　e. 5 级

5. 下列哪项在 SI 患者中是常见的维持直立姿势和水平视线的代偿机制？

　　a. 髋关节伸展

　　b. 骨盆后倾

　　c. 膝关节伸展

　　d. 骨盆前倾

答案
1. c
2. b
3. c
4. e
5. b

参考文献

[1] Barrey C, Roussouly P, Perrin G, Le Huec J-C. Sagittal balance disorders in severe degenerative spine: can we identify the compensatory mechanisms? Eur Spine J. 2011; 20 Suppl 5: 626–633.

[2] Barrey C, Jund J, Noseda O, Roussouly P. Sagittal balance of the pelvis-spine complex and lumbar degenerative diseases: a comparative study about 85 cases. Eur Spine J. 2007; 16 (9):1459–1467.

[3] Acosta FL, Liu J, Slimack N, Moller D, Fessler R, Koski T. Changes in coronal and sagittal plane alignment following minimally invasive direct lateral interbody fusion for the treatment of degenerative lumbar disease in adults: a radiographic study. J Neurosurg Spine. 2011; 15(1):92–96.

[4] Bridwell KH. Causes of sagittal spinal imbalance and assessment of the extent of needed correction. Instr Course Lect. 2006; 55:567–575.

[5] Funao H, Tsuji T, Hosogane N, et al. Comparative study of spinopelvic sagittal alignment between patients with and without degenerative spondylolisthesis. Eur Spine J. 2012; 21(11):2181–2187.

[6] Carreon LY, Smith CL, Dimar JR, II, Glassman SD. Correlation of cervical sagittal alignment parameters on full-length spine radiographs compared with dedicated cervical radiographs. Scoliosis Spinal Disord. 2016; 11:12.

[7] Thoreson O, Beck J, Halldin K, Brisby H, Baranto A. A flat sagittal spinal alignment is common among young patients with lumbar disc herniation. Open J Orthop. 2015; 06(09).

[8] Chaléat-Valayer E, Mac-Thiong J-M, Paquet J, Berthonnaud E, Siani F, Roussouly P. Sagittal spino-pelvic alignment in chronic low back pain. Eur Spine J. 2011; 20 Suppl 5:634–640.

[9] Kim K-T, Park K-J, Lee J-H. Osteotomy of the spine to correct the spinal deformity. Asian Spine J. 2009; 3(2):113–123.

[10] Suk K-S, Kim K-T, Lee S-H, Kim J-M. Significance of chin-brow vertical angle in correction of kyphotic deformity of ankylosing spondylitis patients. Spine. 2003; 28(17):2001–2005.

[11] Mummaneni PV, Dhall SS, Ondra SL, Mummaneni VP, Berven S. Pedicle subtraction osteotomy. Neurosurgery. 2008; 63(3) Suppl:171–176.

[12] Berthonnaud E, Dimnet J, Roussouly P, Labelle H. Analysis of the sagittal balance of the spine and pelvis using shape and orientation parameters. J Spinal Disord Tech. 2005; 18(1):40–47.

[13] Roussouly P, Gollogly S, Berthonnaud E, Dimnet J. Classification of the normal variation in the sagittal alignment of the human lumbar spine and pelvis in the standing position. Spine. 2005; 30(3):346–353.

[14] Roussouly P, Nnadi C. Sagittal plane deformity: an overview of interpretation and management. Eur Spine J. 2010; 19 (11):1824–1836.

[15] Vaz G, Roussouly P, Berthonnaud E, Dimnet J. Sagittal morphology and equilibrium of pelvis and spine. Eur Spine J. 2002; 11(1):80–87.

[16] Van Royen BJ, De Gast A, Smit TH. Deformity planning for sagittal plane corrective osteotomies of the spine in ankylosing spondylitis. Eur Spine J. 2000; 9(6):492–498.

[17] Van Royen BJ, De Gast A. Lumbar osteotomy for correction of thoracolumbar kyphotic deformity in ankylosing spondylitis: a structured review of three methods of treatment. Ann Rheum Dis. 1999; 58(7):399–406.

[18] Farcy JP, Schwab FJ. Management of flatback and related kyphotic decompensation syndromes. Spine. 1997; 22(20): 2452–2457.

[19] Schwab FJ, Blondel B, Bess S, et al. International Spine Study Group (ISSG). Radiographical spinopelvic parameters and disability in the setting of adult spinal deformity: a prospective multicenter analysis. Spine. 2013; 38(13): E803–E812.

[20] Gelb DE, Lenke LG, Bridwell KH, Blanke K, McEnery KW. An analysis of sagittal spinal alignment in 100 asymptomatic middle and older aged volunteers. Spine. 1995; 20 (12):1351–1358.

[21] Ryan DJ, Protopsaltis TS, Ames CP, et al. International Spine Study Group. T1 pelvic angle (TPA) effectively evaluates sagittal deformity and assesses radiographical surgical outcomes longitudinally. Spine. 2014; 39(15):1203–1210.

[22] Protopsaltis T, Schwab F, Bronsard N, et al. International Spine Study Group. TheT1 pelvic angle, a novel radiographic measure of global sagittal deformity, accounts for both spinal inclination and pelvic tilt and correlates with health-related quality of life. J Bone Joint Surg Am. 2014; 96(19):1631–1640.

[23] Banno T, Hasegawa T, Yamato Y, et al. T1 pelvic angle is a useful parameter for postoperative evaluation in adult spinal deformity patients. Spine. 2016; 41(21):1641–1648.

[24] Legaye J, Duval-Beaupère G, Hecquet J, Marty C. Pelvic incidence: a fundamental pelvic parameter for threedimensional regulation of spinal sagittal curves. Eur Spine J. 1998; 7(2):99–103.

[25] Boulay C, Tardieu C, Hecquet J, et al. Anatomical reliability of two fundamental radiological and clinical pelvic parameters: incidence and thickness. Eur J Orthop Surg & Traumatol. 2005; 15:197–204.

[26] Le Huec JC, Aunoble S, Philippe L, Nicolas P. Pelvic parameters: origin and significance. Eur Spine J : Off Publ Eur Spine Soc Eur Spinal Deform Soc Eur Sect Cerv Spine Res Soc. 2011;20 Suppl 5:564–571.

[27] Schwab F, Patel A, Ungar B, Farcy J-P, Lafage V. Adult spinal deformity-postoperative standing imbalance: how much can you tolerate? An overview of key parameters in assessing alignment and planning corrective surgery. Spine. 2010; 35(25):2224–2231.

[28] Weiss H-R, Werkmann M. Treatment of chronic low back pain in patients with spinal deformities using a sagittal realignment brace. Scoliosis. 2009; 4:7.

[29] Bridwell KH. Decision making regarding Smith-Petersen vs. pedicle subtraction osteotomy vs. vertebral column resection for spinal deformity. Spine. 2006; 31(19) Suppl:S171–S178.

[30] Voos K, Boachie-Adjei O, Rawlins BA. Multiple vertebral osteotomies in the treatment of rigid adult spine deformities. Spine. 2001; 26(5):526–533.

[31] Cho K-J, Bridwell KH, Lenke LG, Berra A, Baldus C. Comparison of Smith-Petersen versus pedicle subtraction osteotomy for the correction of fixed sagittal imbalance. Spine. 2005; 30(18):2030–7.

[32] McMaster MJ. A technique for lumbar spinal osteotomy in ankylosing spondylitis. J Bone Joint Surg Br. 1985; 67(2): 204–210.

[33] Thomasen E. Vertebral osteotomy for correction of kyphosis in ankylosing spondylitis. Clin Orthop Relat Res. 1985; 0 (194):142–152.

[34] Gupta S, Gupta MC. The nuances of pedicle subtraction osteotomies. Neurosurg Clin N Am. 2018; 29(3):355–363.

[35] Smith JS, Wang VY, Ames CP. Vertebral column resection for rigid spinal deformity. Neurosurgery. 2008; 63(3) Suppl: 177–182.

[36] Daubs MD. Commentary: is a two-staged anterior-posterior vertebral column resection (VCR) safer than a posterior-only VCR approach for severe pediatric deformities? Spine J. 2013; 13(5):487–488.

[37] Saifi C, Laratta JL, Petridis P, Shillingford JN, Lehman RA, Lenke

LG. Vertebral column resection for rigid spinal deformity. Global Spine J. 2017; 7(3):280–290.

[38] Kose KC, Bozduman O, Yenigul AE, Igrek S. Spinal osteotomies: indications, limits and pitfalls. EFORT Open Rev. 2017; 2(3):73–82.

[39] Bradford DS, Tribus CB. Vertebral column resection for the treatment of rigid coronal decompensation. Spine. 1997; 22 (14):1590–1599.

[40] Hassanzadeh H, Jain A, El Dafrawy MH, et al. Three-column osteotomies in the treatment of spinal deformity in adult patients 60 years old and older: outcome and complications. Spine. 2013; 38(9):726–731.

[41] Schwab F, Blondel B, Chay E, et al. The comprehensive anatomical spinal osteotomy classification. Neurosurgery. 2014; 74(1):112–20.

[42] Kim H, Kim HS, Moon ES, et al. Scoliosis imaging: what radiologists should know—Erratum. Radiographics. 2015; 35(4): 1316.

[43] Cho K-J, Bridwell KH, Lenke LG, Berra A, Baldus C. Comparison of Smith-Petersen versus pedicle subtraction osteotomy for the correction of fixed sagittal imbalance. Spine. 2005; 30(18):2030–2037, discussion 2038.

[44] Thiranont N, Netrawichien P. Transpedicular decancellation closed wedge vertebral osteotomy for treatment of fixed flexion deformity of spine in ankylosing spondylitis. Spine. 1993; 18(16):2517–2522.

[45] Kavadi N, Tallarico RA, Lavelle WF. Analysis of instrumentation failures after three column osteotomies of the spine. Scoliosis Spinal Disord. 2017; 12:19.

[46] Kim HJ, Iyer S. Proximal junctional kyphosis. J Am Acad Orthop Surg. 2016; 24(5):318–326.

[47] Yagi M, Akilah KB, Boachie-Adjei O. Incidence, risk factors and classification of proximal junctional kyphosis: surgical outcomes review of adult idiopathic scoliosis. Spine. 2011; 36(1): E60–E68.

[48] Iyer S, Nemani VM, Kim HJ. A review of complications and outcomes following vertebral column resection in adults. Asian Spine J. 2016; 10(3):601–609.

[49] Presciutti SM, Louie PK, Khan JM, et al. Sagittal spinopelvic malalignment in degenerative scoliosis patients: isolated correction of symptomatic levels and clinical decisionmaking. Scoliosis Spinal Disord. 2018; 13:28.

第 15 章　峡部裂型腰椎滑脱

Jannat M. Khan, Steven T. Heidt, Howard S. An, Matthew W. Colman

摘要

当腰椎滑脱伴单侧或双侧椎体峡部骨折时,可明确诊断为急或慢性峡部裂型腰椎滑脱。不论儿童还是成人均受这种常见的慢性疾病影响,大约 6% 的美国人口受该疾病困扰。那些参加需要反复屈伸腰部的运动(如举重、体操或美式橄榄球)的年轻运动员可能会出现急性症状。本章聚焦于该种常见脊柱疾病的临床表现、诊断和治疗,并对手术方法进行了深入的研究。大多数手术方法包括神经减压术、腰椎后路或 360° 融合术;本章根据近期外科研究成果对每种方法的风险和益处进行了讨论。

后路腰椎融合术(PLF)是一种常见的针对退行性腰椎疾患的手术。研究表明,单侧或双侧 PLF 比单纯减压更有效地减少滑脱的进展,故该术式也可用于峡部裂性滑脱的治疗。联合前后路并使用椎间装置进行融合,如前路腰椎椎间融合术(ALIF)、经椎间孔腰椎椎间融合术(TLIF)和后外侧椎间融合术(PLIF),为峡部裂型滑脱提供了更多的治疗选择。手术中通过麻醉后肌肉松弛、患者体位和术中减压,一些腰椎滑脱即可被动复位。在神经监测和透视引导下,通过椎弓根螺钉内固定可以完成腰椎滑脱的主动复位。但是,如果为达到更加满意的复位效果,做进一步的尝试时需要评估神经损伤的潜在风险。

关键词: 峡部裂型腰椎骨脱,后路脊椎融合术、环形融合术、腰椎椎体间融合术,腰背痛,下肢神经根病

15.1　引言

腰椎滑脱是指上位椎体相对于下位椎体前脱位(前滑脱)。其原因通常与慢性退行性改变或创伤导致的峡部缺损有关,也有少部分患者是先天性、病理性和(或)医源性原因所致。峡部裂型腰椎滑脱发生在腰椎单或双侧峡部骨折后(图 15.1)。该疾患在儿童和成人中都很常见,大约有 6% 的人受累。此外,40%~66% 的双侧峡部裂患者可进展为峡部裂型腰椎滑脱。虽然通常没有特定的诱发因素,但这种情况在那些参加需要反复屈伸腰部的活动的人中更为常见,如从事体操或举重等运动。该疾病最常发生在 L5~S1 水平,也可出现在整个腰椎任何节段。

患者症状通常是背部的疼痛,可伴有下肢疼痛,有时还会出现神经根性症状。如果急性创伤所致峡部裂型腰椎滑脱,患者可出现神经损害表现,如大小便失禁。

15.2　病史和体格检查

峡部裂型腰椎滑脱的患者一般以轴性背部疼痛为主诉。虽然比较少见,但也可能出现神经根性症状。当根性症状出现时,通常与 L5~S1 水平的神经根受压有关,从而引起的 L5 神经根支配区域皮肤疼痛或感觉丧失。病情较重的患者也可能诉腘绳肌紧张。最后,同时患有峡部裂型腰椎滑脱和椎管狭窄症的患者可能会出现神经源性间歇性跛行,而患有马尾综合征的患者可能会出现膀胱或肠道症状。尽管峡部裂型腰椎滑脱的症状可能与其他脊柱疾病类似,准确地获取滑脱患者的病史是至关重要的。

男、女性均可患该病,也可发生于儿童或成人身上。患有腰椎滑脱症的儿童往往在 10 岁以后出现临床症状,通常主诉为腰痛放散至臀部或大腿上部。症状通常已经存在一段时间,或者可能表现为慢性疾病的急性加重。儿童患者可能有需要反复屈伸腰部的活动史,比如年轻的足球锋线队员或体操运动员。在检查时,青少年患者可能会采取一种名为 Phalen-Dickson 征的蜷缩体位。有 Phalen-Dickson 征的患者表现为屈膝弯腿,

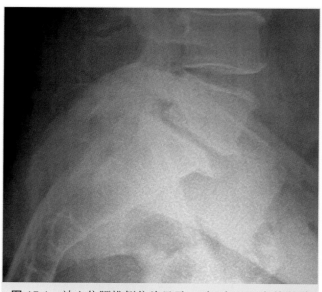

图 15.1　站立位腰椎侧位片显示 L5 相对于 S1 向前滑脱伴峡部裂

脊柱完全垂直。这一表现被认为与腰椎滑脱后，腰椎前凸因代偿而丧失有关。脊柱的代偿性改变也可引起棘突的显著改变，在 L5~S1 节段滑脱的患者中，L5 棘突外观明显可见。另外，在峡部裂型腰椎滑脱的儿童患者中，可出现直腿抬高试验阳性和腰椎屈曲或伸展障碍。

成人峡部裂型腰椎滑脱的表现与儿童患者相似。慢性腰痛是最常见的症状。大约一半的患者伴有臀部及下肢的放射痛。神经相关症状，如神经根病、感觉异常或感觉丧失较少出现，其中这些症状中最常见的是 L5 支配区皮肤感觉丧失。与儿童患者的症状相似，约有一半的患者直腿抬高试验呈阳性。峡部裂型腰椎滑脱引起的神经源性膀胱或肠道症状非常罕见。

15.3 鉴别诊断

通过临床和影像学证据，可做出峡部裂型腰椎滑脱的诊断。峡部裂型腰椎滑脱的鉴别诊断包括峡部裂、椎间盘突出、骨髓炎和其他类型的滑脱，如退行性滑脱或发育不良型滑脱等。腰椎峡部裂的表现与腰椎滑脱相似，但没有椎体间的相对位移。腰椎间盘突出可表现为下腰痛和神经根性症状。这些症状常为创伤或劳损后出现的急性症状，而峡部裂型腰椎滑脱的症状通常是慢性的。骨髓炎也应包括在鉴别诊断中，尽管白细胞增多等其他表现会同时出现。

15.4 影像学诊断

多种影像学技术可用于峡部裂型腰椎滑脱的诊断中。疑似患该疾病的患者应该接受标准的站立侧位 X 线检查。斜位片可提高诊断能力。骨盆倾斜角、骨盆入射角、骶骨倾斜角和腰椎前凸度数的测量通常被用来量化疾病的严重程度。因为该疾病患者的上述参数比未患该病的人更高（图 15.2）。对于站立位 X 线片诊断不明确的患者，应进行计算机断层扫描以获得明确诊断。有神经系统症状的患者，如 L5 支配区皮肤感觉丧失或神经根病，应进一步做磁共振成像检查，以确定狭窄的具体位置。

15.5 分类

腰椎滑脱的分类对于治疗方法的选择非常重要。分类最初是由 Wiltse 和 Newman 根据是否存在骨折以及损伤的方式提出（图 15.3 和表 15.1）。

Meyerding 分类也很常用，它可以用上位椎体向前滑移的距离与下位椎体矢状径的比率来评估腰椎滑脱的严重程度，这一比率同时代表了腰椎滑脱进展的可能性（表 15.2）。

Meyerding 腰椎滑脱分类对轻度和重度滑脱进行了区分。重度滑脱（Ⅲ、Ⅳ度或向前滑移 >50%）意味着

更高的进展风险，这种分类有助于指导治疗。此外，Marchetti–Bartolozzi 分类可以区分发育性和获得性腰椎滑脱（表 15.3）。

发育不良性腰椎滑脱可进一步分为低度发育不良和高度发育不良，获得性腰椎滑脱可分为创伤性滑脱、手术后滑脱、病理性滑脱和退行性滑脱。这一分类突出了发育性和获得性腰椎滑脱自然病史的差异，并有

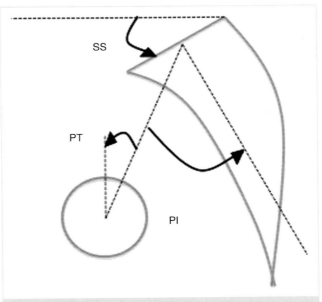

图 15.2 示意图：骨盆倾斜角（PT）、骨盆入射角（PI）、骶骨倾斜角（SS）

表 15.1 Wiltse–Newman 腰椎滑脱分类

Ⅰ 型	发育不良型	峡部存在先天性发育缺陷
Ⅱ 型	峡部裂型	峡部骨折（按骨折类型分亚型）
Ⅱ–A 型		峡部疲劳性骨折
Ⅱ–B 型		峡部完整但被拉长
Ⅱ–C 型		峡部急性骨折
Ⅲ 型	退变型	不稳定，无峡部骨折
Ⅳ 型	创伤型	峡部以外的椎体骨折，产生椎体向前滑移
Ⅴ 型	病理型	峡部碎裂或溶解性破坏

表 15.2 Meyerding 腰椎滑脱分类

Ⅰ 度滑脱	上位滑脱椎体向前滑动不超过下位椎体中部矢状径的 25%
Ⅱ 度滑脱	25%~50%
Ⅲ 度滑脱	50%~75%
Ⅳ 度滑脱	75%~100%
Ⅴ 度滑脱	完全滑移，上下椎体无重叠部分

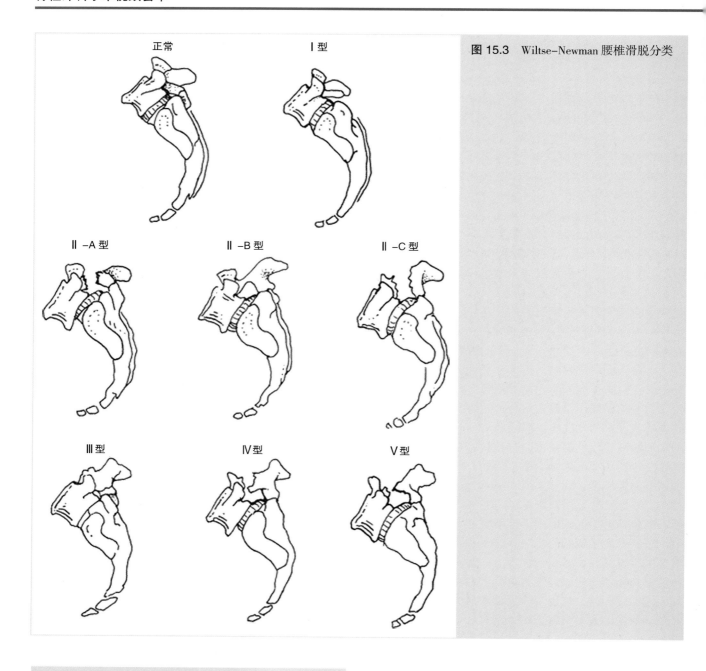

图 15.3　Wiltse-Newman 腰椎滑脱分类

正常　　Ⅰ型

Ⅱ-A 型　　Ⅱ-B 型　　Ⅱ-C 型

Ⅲ型　　Ⅳ型　　Ⅴ型

表 15.3　Marchetti-Bartolozzi 腰椎滑脱分类

发育性腰椎滑脱	获得性腰椎滑脱
低度发育不良（合并崩裂 / 合并延长）	创伤性（急性骨折 / 应力性骨折）
	手术后（直接手术 / 间接手术）
高度发育不良（合并崩裂 / 合并延长）	病理性（局部病变 / 全身性疾病）
	退行性（原发型 / 继发型）

助于指导治疗。值得注意的是，虽然这些分类有助于决定治疗方式，但它们没有考虑矢状面整体平衡，而且对结果的预测通常很差。

15.6　治疗和效果

峡部裂型腰椎滑脱的治疗方式可分为手术治疗和非手术治疗。对于许多患者而言非手术治疗是有效的；然而，对于症状持续至少 6 个月的病例，选择手术治疗可能获益更大。非手术治疗一般包括限制患者活动（持续时间通常为 3~6 个月）和使用非甾体类抗炎药。对于疼痛较重的患者，可以通过使用肌肉松弛类药物来缓解疼痛，但麻醉性镇痛药应在用量和疗程上加以限制。同时，没有明确的证据表明可以从物理治疗和其他治疗方式（如硬膜外注射）中获益。研究表明通过手术治疗和保守治疗的比较，虽然两种方法都可以缓解疼痛，但手术治疗可同时缓解疼痛和改善残疾指数。具体地说，Moller 等进行了一项随机对照试验后发现［对比 34 例参加锻炼的患者和 77 例接受后外侧融合术（PLF）的患者］，手术干预在缓解疼痛和改善功能方面更有效。这项研究提供了强有力的证据支持手术干预，这与之前的观点形成了鲜明的对比，即对于不是由神经根压迫引起的腰痛不应该采取手术。尽管对于峡部裂型腰椎滑脱应该采用何种手术方式仍然缺乏共识，但手术治疗的优势是公认的，并在文献中得到了支持。

手术治疗的目标包括稳定受影响的脊柱节段和解除神经压迫（如果存在）。手术方式多种多样，从 PLF 到 360° 融合术，但对每种手术的获益缺乏共识。因此，要结合患者的症状和影像学检查选择具体的手术方式。通常情况下，经过 6 个月的保守治疗后临床症状没有改善，且因神经源性跛行或神经功能缺陷的加重而出现明显残疾的患者需要接受手术治疗。针对有症状的青少年，如在影像学发现Ⅲ度或更严重的滑脱，需要接受手术治疗。任何年龄段的患者，如出现马尾综合征都需要立即接受手术治疗。

术中神经减压是改善症状的重要环节，也是治疗峡部裂型腰椎滑脱多种术式共同环节。但针对该疾病的患者不能仅仅使用单纯神经减压术，因为该手术不能稳定滑脱节段的腰椎，因此可能导致滑脱的快速进展及椎间盘退变。一些特殊人群，如前柱稳定（因为椎体前方骨赘的形成）的老年患者，仅接受神经减压，便可获益。尤其是在出现症状后，相应节段融合之前，可以进行 Gill 椎板切除术。手术从去除棘间韧带、关节突关节囊和后方松动的组织（特别是椎板以及任何峡部缺损处的增生的纤维骨块）开始。切除黄韧带和硬膜囊间粘连部分，然后仔细解剖神经根，以确保神经根通过椎间孔时有足够的活动度。如果需要对神经进行额外的减压，可以在手术中做椎弓根部分切除。一旦减压成功，就可以根据情况选择合适的融合技术进行融合。值得注意的是，有些病例不需要减压，仅从融合中便可获益。

后路腰椎融合术（PLF）是治疗退行性脊柱疾病的常见术式，但也可用于峡部裂型腰椎滑脱的治疗，因为单侧或双侧 PLF 比单纯减压更有效地减少滑脱的进展。特别是，PLF 可以配合经过骶骨的 L5 椎弓根螺钉固定 L5~S1 节段腰椎滑脱。虽然经骶骨螺钉固定已被证明是有效的，但关于联合内固定（如椎弓根螺钉或椎间融合器）的益处的证据尚不清楚。Endler 等比较了 77 例接受 PLF 手术的患者和 86 例接受后外侧椎间融合术（PLIF）的患者。平均在初次治疗后的 11 年中，这些患者在临床和影像学结果上没有发现差异。尽管改善程度没有差别，生物力学研究表明，椎间融合术

可以更好地给予前柱支持，减少滑移，恢复前凸。

通过前或后入路及椎间融合器的使用，360° 融合术为峡部裂型腰椎滑脱提供了另外的治疗选择。如腰椎前路椎间融合术（ALIF）、经椎间孔腰椎间融合术（TLIF）和 PLF。ALIF 等技术可以直接显露椎间盘，从而做到椎间盘的切除。而 TLIF 则利用侧入路进行椎板切除和单侧小关节切除，从而减少了涉及神经部分和硬膜囊相关的操作。不通过后路减压，仅通过 ALIF 与放置椎弓根螺钉，若达到成功治疗峡部裂型腰椎滑脱目的，需要进行更广泛的肌肉解剖，因此可能造成脊柱的不稳定。一项对接受 ALIF 后路椎弓根螺钉置入的患者的研究显示，所有患者在 5 年的随访中均发生融合，88.9% 的患者临床结果为优良或良好。多项研究表明，ALIF 在临床改善和融合率方面与 PLIF 和 TLIF 相当。但在椎间盘高度、腰椎前凸和整个脊柱前凸这些方面的改善 ALIF 要比 TLIF 更好。但与 PLIF 相比，TLIF 降低了神经损伤的风险，并具有可同时减压出口神经根和行走神经根的优势。

2016 年，北美脊柱学会（NASS）的《成人峡部脊椎滑脱的循证临床指南》（*Evidence-Based Clinical guidelines for Diagnosis and Treatment of Adult Isthmic Spondylolisthesis*）综合了 2013 年已有的文献，为脊柱专家提供了有益的决策工具。工作组推荐使用 360° 融合术，因为在轻度腰椎滑脱患者中，360° 融合术的融合率高于单纯使用 PLF 的融合率。360° 融合术和 PLF 的临床结果都有改善，但文献中关于哪种术式可以提供更好临床结果的证据相互矛盾。此外，由于针对峡部裂型腰椎滑脱的研究有限，工作组既不否认也不承认手术干预相对于保守治疗的益处，但工作组认为手术干预可长期改善临床症状。该指南有许多局限性，充分显示了峡部裂型腰椎滑脱相关文献及研究的匮乏。

同样，很少有针对腰椎滑脱复位益处相关的研究。从理论上讲，重度腰椎滑脱复位可以改善矢状位序列、融合节段的数量和融合的力学环境。然而，考虑对周围神经进行减压的风险是至关重要的。由于患者麻醉后肌肉的松弛，以及手术操作时患者所处的体位，在所有的手术过程中滑脱腰椎或多或少会被动复位。若完成滑脱的主动复位，需要做更多的准备工作。通常，使用椎弓根螺钉内固定系统进行主动复位，同时通过收集患者体感诱发电位、直接神经刺激和肌电图数据，完成准确的神经监测。复位完成后，患者通常接受椎间融合术。近期研究发现，L5 节段神经根压迫时，复位后引起的并发症最少，很少出现像马尾综合征这样的严重损伤。因此，在适当的神经监测下，部分后路滑脱复位配合 360° 融合术可能获益。

峡部裂型腰椎滑脱的一般治疗要点：

- 诊断性影像学检查应从侧位站立位 X 线片开始。如果 X 线片没有结果，依靠 CT 成像可以做出明确诊断。对于有神经系统症状的患者，应使用 MRI 来确定损伤的具体部位。
- 在手术治疗之前，应尝试限制活动等非手术治疗及使用非甾体类抗炎药（NSAIDs）。
- 单纯减压治疗应严格掌握其适应证，因为该方法不能稳定腰椎，因此可能导致快速的滑脱进展和椎间盘退变。
- 如果有适应证，峡部裂型腰椎滑脱应尝试用 ALIF 或 TLIF 手术矫正。ALIF 可以很好地恢复椎间盘高度，术后临床效果和影像学结果均优于 TLIF。
- ALIF 等技术可以直接显露椎间盘，从而做到椎间盘的切除。而 TLIF 则利用侧入路进行椎板切除和单侧小关节切除，从而减少了涉及神经部分和硬膜囊相关的操作。
- 一些被动的滑脱复位仅依靠麻醉后肌肉松弛、患者体位以及术中减压便可实现。在神经监测和透视引导下，可以通过椎弓根螺钉内固定尝试主动复位滑脱节段的腰椎。但是，如果为达到更加满意的复位效果，做进一步的尝试时需要权衡及评估神经损伤的潜在风险。

针对 Gill 椎板切除术的要点：

- 根据正位 X 线片仔细检查是否存在脊柱后方的发育不良或脊柱裂，以避免在显露时出现并发症。
- 骨膜下剥离是在受累脊柱水平的头侧椎板和尾侧椎板表面进行的。显露出滑脱高一个节段的椎体的椎板（L5~S1 峡部裂型腰椎滑脱时显露至 L4 椎板）。这样操作有利于关节突的无创性显露。特别注意不要在峡部头侧附近使用单极烧灼或穿刺，避免误伤被峡部头侧骨覆盖着的神经。
- 通过观察滑脱节段头侧的突出的棘突，可以明确峡部的性质。
- 双侧受累的小关节需完全显露。
- 峡部上、下方椎间和棘上韧带需横断。
- 典型的中央和侧隐窝狭窄程度不是很严重。峡部上、下方的椎板扩张器可促进黄韧带的张力。
- 峡部上下的黄韧带和小关节囊用 Kerrison 咬骨钳切断。
- 如果棘突和椎板被证实是活动的，峡部椎板可以整体移除。在受累的小关节中放入 Cobb 升降器并柔和地旋转以进一步活动和松动背侧部分。在解除硬膜囊粘连的同时，小心地去除该节段（通常是由于峡部缺损处炎症所致）。
- 在进行腰椎滑脱复位治疗之前，通过扩大的无创性椎间孔切开术，对双侧出口根充分显露

15.7 病例分析

15.7.1 病例 1

14 岁的女性体操运动员，主诉腰痛。一年前出现隐匿性发作性的下腰痛，与活动相关，具体表现为碰撞类活动后加重。同时伴有左下肢 L5 支配区域疼痛。她尝试接受了物理疗法和其他治疗方法，但均未改善。查体显示腰部活动受限，前屈 >40° 和后伸 >10° 时可诱发疼痛。腰椎平片显示 L5 相对于 S1 有Ⅲ度滑脱（图 15.4）。MRI 显示 L5 腰椎前凸增大伴双侧 L5 峡部裂，L5 后方轻度楔形变，S1 上终板轻度畸形，L5~S1 椎管和椎间孔严重狭窄，同时确认了 L5 相对于 S1 Ⅲ度滑脱（图 15.5）。该患者随后接受了 L4~L5 后路减压、椎板切除、L5~S1 双侧侧隐窝及椎间孔减压、骶骨穹隆截骨（为 L5 终板创造空间）、L5~S1 TLIF、L4~S1 后路多节段椎弓根螺钉（钉棒系统）内固定、L4~S1 自体骨植骨和同种异体骨植骨椎体融合术（图 15.6）。

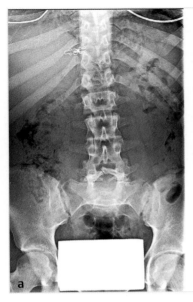
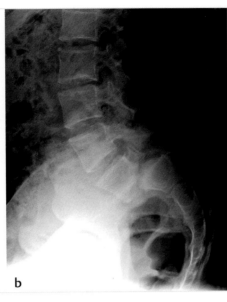

图 15.4　14 岁女性，主诉下腰痛。术前站立位腰椎正位片（a）和侧位片（b）示 L5 相对于 S1 Meyerding Ⅲ度滑脱

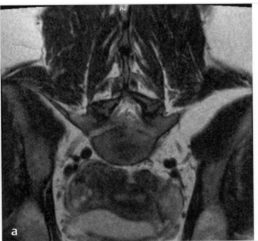
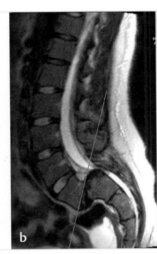

图 15.5　腰椎 MRI T2 加权冠状位（a）和矢状位（b）显示双侧 L5 峡部裂，L5 相对于 S1 Ⅲ度滑脱，L5 椎体后方轻度楔形变，S1 上终板轻度畸形，L5~S1 椎间盘退行性病变，L5~S1 严重椎管和椎间孔狭窄

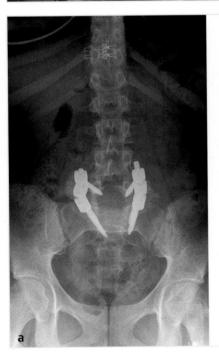
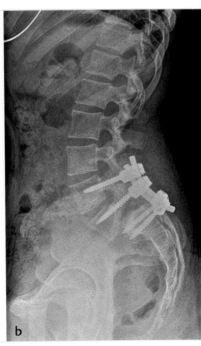

图 15.6　术后腰椎站立位正位片（a）和侧位片（b）。患者行 L4~L5 后路减压、椎板切除、L5~S1 双侧侧隐窝及椎间孔减压、骶骨穹隆截骨术（以创造 L5 终板间隙）、L5~S1 经椎间孔腰椎间融合术（TLIF）、L4~S1 椎弓根螺钉（钉棒系统）内固定、L4~S1 后路腰椎自体骨和同种异体骨植骨融合术（PLF）

15.7.2　病例 2

49 岁男性，主诉腰痛，伴足底麻木，双侧臀部、大腿后侧及小腿疼痛。患者 13 岁时被诊断为腰椎滑脱。查体无特殊。X 线片示 L5 相对于 S1 滑脱伴峡部裂（图 15.7）。MRI 示 L5 相对于 S1 滑脱伴峡部裂，同时左侧 L5~S1 较重的侧隐窝狭窄。该患者随后接受了 L5~S1 椎弓根螺钉内固定术（图 15.8）。

15.7.3　病例 3

56 岁男性，主诉慢性腰背痛伴左下肢疼痛，过往

4 年中逐渐加重。伴直立及行走困难。既往几个月里，患者还出现了大小便功能异常。查体示拇长伸肌肌力下降（Ⅳ/Ⅴ）。X 线片显示 L5~S1 的 Ⅲ/Ⅳ 度慢性滑脱。（图 15.9）。考虑到患者出现的症状和随后的表现，该患者接受了 L3~S2 椎板切除术，随后进行了 L3~S1 PLF、经骶螺钉、骶骨穹隆截骨术（硬膜囊被发育不良的穹隆拴住）、L5~S1 椎间盘切除、右侧 L5 椎弓根切除、多节段内固定、L3~S1 双侧髂骨螺钉固定术（图 15.10）。

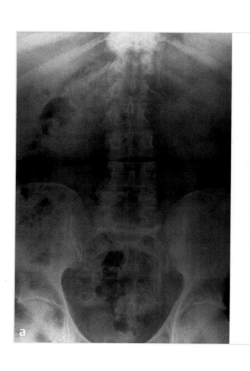
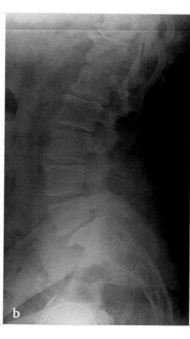

图 15.7　49 岁男性患者，腰背痛，伴有足底麻木，双侧臀部、大腿后方和小腿疼痛。术前站位腰椎正位（a）和侧位（b）X 线片显示 L5 相对于 S1 向前滑脱

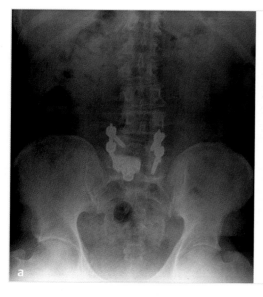
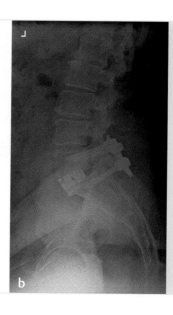

图 15.8　术后腰椎正位（a）和侧位（b）X 线片显示 L5~S1 前路腰椎间融合术（ALIF）、后路单节段椎弓根螺钉内固定术

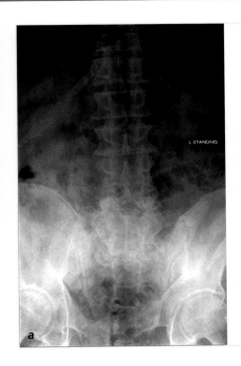 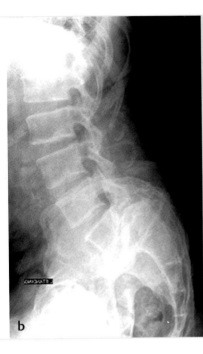

图 15.9　56 岁男性，慢性下腰痛伴左腿痛。术前腰椎站立位 X 线正位片（a）和侧位片（b）显示 L5 相对于 S1 Meyerding Ⅲ / Ⅳ度滑脱

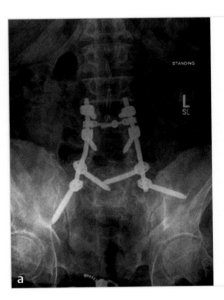 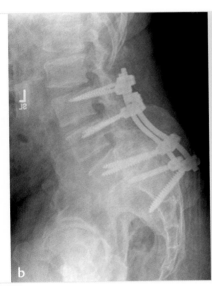

图 15.10　术后腰椎正位（a）和侧位（b）X 线片显示，患者接受了 L3~S2 椎板切除术，随后进行了 L3~S1 PLF、经骶螺钉、骶骨穹隆截骨术（硬膜囊被发育不良的穹隆拴住）、L5~S1 椎间盘切除、右侧 L5 椎弓根切除、多节段内固定、L3~S1 双侧髂骨螺钉固定术

15.8　模拟执业考题

1. 24 岁女性，以慢性腰痛伴双腿痛为主诉。患者采取各种非手术治疗，但均未得到改善。其中包括物理治疗、口服药物和皮质类固醇的注射。X 线片显示 L5~S1 为重度峡部裂型腰椎滑脱。下一步最适宜的治疗措施是什么？

　　a. 微创侧方经皮椎弓根螺钉植骨融合术

　　b. 腰椎减压、L4~S1 后路腰椎融合和前柱支撑

　　c. 放置硬膜外脊髓刺激器

　　d. 单纯腰椎减压

　　e. L5~S1 后路腰椎融合术及腰椎减压术

2. 14 岁女性，4 天前从一辆卡车的后部坠落后出现严重的背部疼痛伴右下肢放散痛。患者行走受限，伸髋屈膝姿势可步行很短一段距离。直腿抬高试验阳性；运动和感觉功能无异常。急诊 X 线未发现骨折或脱位。下一步最适宜的治疗措施是什么？

　　a. 观察

　　b. L5 峡部修复

　　c. 休息、活动限制和佩戴护具

　　d. L5~S1 后路减压融合术

　　e. L5~S1 椎间盘摘除术伴椎间孔切开术

3. 19 岁女性，慢性腰背部疼痛。查体示运动功能无异常，

L5根支配区域感觉减退。患者伸展腰部会诱发疼痛。X线片显示在L5~S1椎体滑脱伴峡部裂。下列哪一个形态学参数与她脊柱状况的严重程度有关?

    a. 滑脱角

    b. 骨盆倾斜角

    c. 骨盆入射角

    d. 骶骨倾斜角

    e. 滑脱百分比

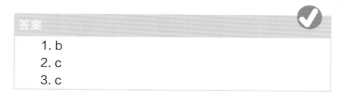

答案

    1. b

    2. c

    3. c

参考文献

[1] Kreiner DS, Baisden J, Mazanec DJ, et al. Guideline summaryreview: an evidence-based clinical guideline for the diagno-sis and treatment of adult isthmic spondylolisthesis. Spine J.2016; 16(12):1478–1485.

[2] Lauerman WC, Cain JE. Isthmic spondylolisthesis in theadult. J Am Acad Orthop Surg. 1996; 4(4):201–208.

[3] Kalichman L, Kim DH, Li L, Guermazi A, Berkin V, Hunter DJ.Spondylolysis and spondylolisthesis: prevalence and associ-ation with low back pain in the adult community-basedpopulation. Spine. 2009; 34(2):199–205.

[4] Mataliotakis GI, Tsirikos AI. Spondylolysis and spondylolis-thesis in children and adolescents: current concepts andtreatment. Orthop Trauma. 2017; 31:395–401.

[5] Wiltse LL, Newman PH, Macnab I. Classification of spondylo-lisis and spondylolisthesis. Clin Orthop Relat Res. 1976(117):23–29.

[6] Lee JH, Kim KT, Suk KS, et al. Analysis of spinopelvic param-eters in lumbar degenerative kyphosis: correlation with spi-nal stenosis and spondylolisthesis. Spine. 2010; 35(24):E1386–E1391.

[7] Möller H, Hedlund R. Surgery versus conservative manage-ment in adult isthmic spondylolisthesis: a prospectiverandomized study: part 1. Spine. 2000; 25(13):1711–1715.

[8] Mac-Thiong JM, Labelle H, Parent S, Hresko MT, Deviren V,Weidenbaum M, members of the Spinal DeformityStudy Group. Reliability and development of a new classi-fication of lumbosacral spondylolisthesis. Scoliosis. 2008;3:19.

[9] Palejwala A, Fridley J, Jea A. Transsacral transdiscal L5-S1screws for the management of high-grade spondylolis-thesis in an adolescent. J Neurosurg Pediatr. 2016; 17(6):645–650.

[10] Endler P, Ekman P, Möller H, Gerdhem P. Outcomes of post-erolateral fusion with and without instrumentation and ofinterbody fusion for isthmic spondylolisthesis: a prospectivestudy. J Bone Joint Surg Am. 2017; 99(9):743–752.

[11] Endler P, Ekman P, Ljungqvist H, Brismar TB, Gerdhem P,Möller H. Long-term outcome after spinal fusion for isthmicspondylolisthesis in adults. Spine J. 2019; 19(3):501–508.

[12] Sudo H, Oda I, Abumi K, Ito M, Kotani Y, Minami A. Biome-chanical study on the effect of five different lumbar recon-struction techniques on adjacent-level intradiscalpressure and lamina strain. J Neurosurg Spine. 2006; 5(2):150–155.

[13] Kim J-S, Choi WG, Lee S-H. Minimally invasive anterior lum-bar interbody fusion followed by percutaneous pediclescrew fixation for isthmic spondylolisthesis: minimum 5-year follow-up. Spine J. 2010; 10(5):404–409.

[14] Kim JS, Kang BU, Lee SH, et al. Mini-transforaminal lumbarinterbody fusion versus anterior lumbar interbody fusionaugmented by percutaneous pedicle screw fixation: a com-parison of surgical outcomes in adult low-grade isthmicspondylolisthesis. J Spinal Disord Tech. 2009; 22(2):114–121.

[15] Jones TR, Rao RD. Adult isthmic spondylolisthesis. J Am AcadOrthop Surg. 2009; 17(10):609–617.

[16] Jacobs WC, Vreeling A, De Kleuver M. Fusion for low-grade adult isthmic spondylolisthesis: a systematic re-view of the literature. European Spine Journal. 2006; 15:391–402.

第 16 章　脊柱感染

Harish Kempegowda, Chadi Tannoury

摘要

脊柱感染是一种诊断困难、预后多变的重要的临床疾病。不幸的是，在疾病早期时常被误诊。脊柱感染由各种病原感染引起，包括细菌性（化脓性）、结核性、真菌性（肉芽肿性）和寄生虫感染。在常规治疗中最常见的脊柱感染是脊柱硬膜外脓肿、椎间盘炎和（或）椎体骨髓炎。医生应该了解脊柱感染的各种表现，以便使用实验室检查和影像学检查及时诊断，从而预防远期后遗症。一旦确诊，脊柱感染通常需要内科和外科治疗。

关键词：脊柱感染、硬膜外脓肿、椎间盘炎、椎体骨髓炎

16.1　引言

脊柱感染涉及的范围很广，包括椎间盘炎、骨髓炎以及椎体周围和硬膜外间隙脓肿。由于糖尿病、HIV、癌症和器官移植患者数量的不断增加，毒品静脉注射（IV）和免疫抑制药物的增多导致脊柱感染的发生率呈上升趋势。脊柱感染患者的发病率和死亡率都很高，并且明显增加了医疗系统的财政负担。脊柱感染的治疗很复杂，往往需要传染病、内科和脊柱外科专家的共同努力。

16.2　脊柱硬膜外脓肿（Spinal Epidural Abscess，SEA）

这是一种潜在的灾难性感染，在硬膜外间隙和不可扩张的椎管内形成脓肿。因此，根据 SEA 的大小及其位置，可能发生脊髓直接压迫和（或）神经组织受压的情况，并可能导致长期的神经系统后遗症。据报道，目前每 10 000 例院患者中就有 2~12.5 例发生SEA。影像技术的进步和认识水平的提升使得能够更早地发现该感染。标准治疗通常包括及时行手术减压并清创以及长期全身性抗生素治疗，尤其是对于有全身感染、脓毒症和（或）神经功能损害症状的患者。

16.2.1　发病机制

对于患有 SEA 的患者，危险因素包括毒品静脉注射、脊柱干预（硬膜外类固醇注射、脊柱手术、硬膜外导管等）、脊柱创伤、糖尿病、慢性酒精中毒、肝脏疾病、免疫抑制状态以及局部或全身感染如蜂窝组织炎、尿路感染、骨髓炎、肺炎、肾周脓肿等。菌血症后的血源性播散仍然是最常见的感染方式（50%），其次是直接传播（33%），其余病例（17%）无法确定传播源。

从血液或组织培养物中分离出的最常见病原体是金黄色葡萄球菌（63.6%），其次分别是阴性培养物或无细菌生长（13.9%）、革兰阴性菌（8.1%）、凝固酶阴性葡萄球菌（7.5%）和链球菌种（6.8%）。在金黄色葡萄球菌感染组中，尚不清楚主要细菌是耐甲氧西林金黄色葡萄球菌（Methicillin Resistant MRSA）还是甲氧西林敏感金黄色葡萄球菌（Methicillin Sensitive MSSA），报道的发病率分别为 19%~40% 和 28%~40%。此外，还报道了一些罕见菌种，如放射菌病、诺卡氏菌病、分枝杆菌和真菌（包括念珠菌和曲霉菌），以及棘球绦虫和龙线虫属等寄生虫。

SEA 相关的神经功能损害。神经损伤源自脓肿占位引起的直接机械压迫和（或）间接血管损伤引起的缺血性改变。SEA 主要发生在腰部（32%~48%）或胸部区域（28%~40%），其次是颈椎（18%~24%）。SEA 常出现在多个节段和移行区周围（主要是胸腰段），但是，全脊柱 SEA（同时涉及颈椎、胸椎和腰椎）相对少见。

16.2.2　临床表现

SEA 的最常见症状是特定部位的轴性背痛（67%）。疼痛、发热和神经功能损害是典型的"三联征"，但并非普遍表现。其他主要症状包括肌无力（52%）、发热（44%）、感觉异常（40%）和排尿 / 排便失禁（27%）。最常见的检查结果包括脊柱压痛、局部肌肉无力、神经根病和脊髓病。1948 年，Heusner 基于症状学对 SEA 的不同阶段进行了描述：

- 阶段 1：受影响部位的轴性背痛。
- 阶段 2：神经元刺激症状，例如 Lasègue 征、Kernig 征和 L'hermitte 征阳性、Brudzinski 征阳性、颈强直和根性神经痛。
- 阶段 3：确切的运动、感觉障碍和排尿或排便失禁。
- 阶段 4：晚期全身瘫痪。

不同阶段的持续时间和过渡时间可能从数小时到数天不等。因此，强烈建议进行密切的临床观察。

16.2.3　诊断

SEA 的诊断通常基于有相关危险因素患者的临床

表现，辅以异常的实验室检查［白细胞（WBC）计数、红细胞沉降率（ESR）和 C- 反应蛋白（CRP）水平升高］，并通过先进的影像学研究证实。金标准是从脓肿部位或血液中分离出的微生物培养呈阳性。强烈建议对疑似 SEA 患者在入院后且使用任何抗生素之前进行血液培养。在近 60% 的金黄色葡萄球菌 SEA 病例中检出了菌血症。68% ~95% 的病例中炎症指标（如WBC、CRP 和 ESR）升高。追踪化验结果（特别是CRP）的走向对治疗非常有价值，应参考其短期变化趋势和有效治疗后的恢复正常的趋势。

在任何情况下，影像学研究始终是诊断 SEA 的主要方式。使用和不使用造影剂的磁共振成像（MRI）均是诊断和描述 SEA 及其严重程度的标准影像研究。使

用钆造影剂的 MRI 的敏感性和特异性均超过了 90%。T1 加权（T1W）图像显示，SEA 和脑脊液（CSF）所产生的强度相似，而在增强 T1W 图像中，SEA 亮度增高而 CSF 保持不变，这有助于确定感染边界。T2 加权（T2W）图像还有助于识别脊髓内的缺血性改变或脊髓软化，确定存在骨水肿（提示骨髓炎），以及确定存在任何椎旁积液（图 16.1）。

计算机断层扫描（CT）在 SEA 的早期检测中可能作用不大，但 CT 技术有助于确定与椎间盘骨髓炎相关的溶骨性改变。另一方面，CT 脊髓造影可以帮助确定 SEA，其敏感性与 MRI 相似。但是，这是一项侵入性技术，对于患有疑似腰椎 SEA 的患者和有造影禁忌证的患者，应谨慎使用。最后，X 线片对 SEA 的早期诊

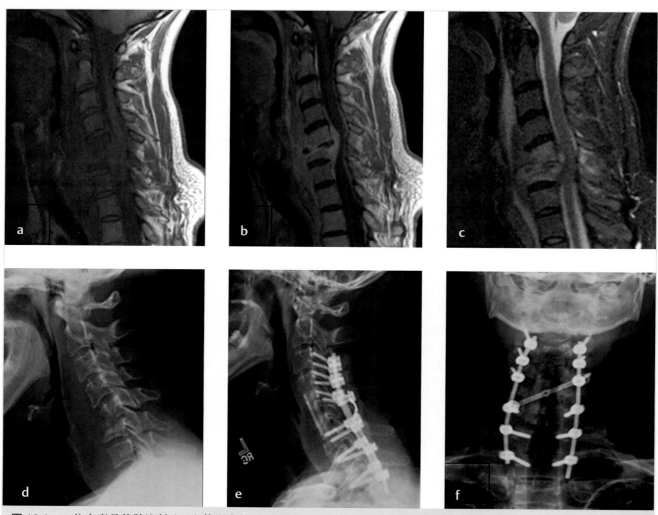

图 16.1　一位有毒品静脉注射（IV）使用史的 35 岁男性，伴有重度颈部疼痛、双侧上肢和下肢无力。（a）T1 加权（T1W）矢状位图像，显示硬膜外区域存在软组织 / 积液，但是很难与脑脊液（CSF）区分。（b）增强 T1W 矢状位图像，显示了硬膜外脓肿的清楚界线。（c）T2W 矢状位图像，显示了骨髓炎、椎前和硬膜外脓肿。（d）侧位 X 线片，显示 C5 和 C6椎体破坏。对该患者进行了前路和后路减压并融合治疗，包括椎体次全切除术、同种异体腓骨移植、椎板切除术和后路融合术。术后图像（e，f）显示通过同种异体腓骨移植和后路固定进行了前路和后路重建

断没有帮助，但对后期发现骨破坏有帮助。

16.2.4　治疗

尽管在诊断和治疗方面取得了进步，但 SEA 仍然是一种潜在的灾难性疾病，永久性神经功能损害的发生率为 12%~27%，报告的死亡率为 1.5%~16%。因此，早期诊断对于及时治疗至关重要，且有助于预防长期后遗症。鉴于出现"典型三联征"的可能性很小（背痛、发热和神经系统受累），在评估背痛患者时，不应忽视任何可能与 SEA 相关的危险因素（静脉注射毒品滥用、糖尿病、免疫力低下、近期脊椎外科手术、类固醇注射或其他活动性感染）。

对于患有 SEA 和神经功能损害的患者，手术减压仍然是主要治疗手段。尽管尚无明确的手术时机指南，但任何 72h 内的急性发作都是早期手术减压的指征。有关手术指征和时机的大多数可用数据均基于 III 级和 IV 级研究，因此缺乏有力的证据。但是，大多数机构支持对 SEA 进行紧急减压，并辅以至少 6 周的全身 IV 抗生素治疗。可以根据受累的脊椎区域（颈部、胸部或腰部）和椎管内（前、后或环绕）SEA 的位置确定手术方法。无论选择哪种方法（前路或后路），最终目标都应包括：满意的神经组织减压、充分排脓、肉芽组织清创以及必要时安全放置负压引流管。关于抗生素治疗，最好首先使用广谱抗生素，然后根据培养结果进行调整。对于疑似 MRSA 感染，首选万古霉素作为经验性用药，对于 MSSA，首选头孢唑林或萘夫西林，而第三代或第四代头孢菌素则用于治疗革兰阴性菌。

最近有研究表明，SEA 的非手术治疗呈上升趋势。这可能适用于通过高级成像早期诊断的神经功能完好的轻型和非压迫性 SEA 患者。Connor 等对接受手术治疗（$n = 57$）和非手术治疗（$n = 20$）的 SEA 患者进行了回顾性比较，结果没有显著差异。然而，除了该研究中接受保守治疗的患者数量明显较少之外，有运动功能损害的患者更倾向于手术治疗。另一方面，Kim 等报道了非手术治疗失败的危险因素，这些因素包括糖尿病、CRP 水平升高（>115mg/L）、白细胞增多（>12 000 个 /L）、血液培养阳性、年龄超过 65 岁、MRSA 和晚期神经功能损害。

16.3　椎间盘炎和骨髓炎

椎间盘炎 / 骨髓炎包括多种类型的脊柱感染，这些感染会影响椎体、椎体终板和椎间盘，且可能与邻近间隙感染（椎旁、椎前、腰大肌或继发性 SEA）有关。这些感染可能是由细菌性（化脓性）、结核性、真菌性（肉芽肿性）或寄生性脊柱感染引起的。脊椎骨髓炎的发病率因地理位置和年龄而异，报道的发病率为 2.4/10 万人，占所有肌肉骨骼骨髓炎病例的 2% ~8%。尽管椎间盘炎的发病率较低，但其长期结果是毁灭性的，可能包括慢性疼痛、脊柱畸形和永久性神经功能损害。

16.3.1　化脓性椎体骨髓炎

化脓性椎体骨髓炎（Pyogenic Vertebral Osteomyelitis，PVO）是继发于血行性传播、脊柱手术直接播种或邻近组织感染蔓延所引起的。由于人口寿命的延长、化学疗法和免疫疗法的广泛使用、静脉注射毒品的使用、对疾病认识的提高和神经影像检查的改善，PVO 的发病率呈逐年上升趋势。

病理学

金黄色葡萄球菌是与 PVO 相关的最常见病原体，其次是大肠杆菌。但是，对于接受过脊柱手术或硬膜外导管治疗的患者，还涉及凝固酶阴性葡萄球菌和痤疮丙酸杆菌。在血源性播散中，微生物通过动脉或静脉通道到达终板附近小血管，随后形成感染病灶，最终导致缺血性坏死，并呈指数增长，且有可能扩散到相邻的椎间盘。此外，椎间盘缺乏血供，导致进一步的代谢恶化和椎间盘感染进展。因此，一些作者认为椎间盘炎和骨髓炎代表同一疾病的不同阶段。

血源性播散最常见的主要传播源包括泌尿道、皮肤和软组织感染、供血途经部位的感染、心内膜炎、滑囊炎和脓毒性关节炎。患有潜在并发症（例如糖尿病）的患者、接受化疗和免疫治疗的癌症患者、正在血液透析的肾功能衰竭患者以及使用静脉注射毒品的患者发生血源性感染的风险更大。50% 的 PVO 病例中血源性感染是主要传播源。

另一方面，在脊柱手术（无论是否进行内固定）、硬膜外置管、类固醇注射和腰椎穿刺后，会发生直接接种感染。最不常见的感染方式是相邻部位感染蔓延（例如咽后脓肿、食管破裂，主动脉植入物感染或胸部感染）。

临床表现

对于 86% 的病例，PVO 的临床表现通常为不典型的轴性疼痛。轴性疼痛起病隐匿，持续不断，且在夜间恶化，并可能与胸部、腹部或四肢的神经根症状相关，具体取决于所累及的脊髓节段。血源性 PVO 通常会影响腰部区域（58%），其次影响胸部（30%）和颈椎（11%）。将近 48% 的病例会出现发热症状。腰部 PVO 可能伴有髋关节屈曲无力，继发于腰大肌脓肿。颈椎骨髓炎可能表现为吞咽困难和斜颈，累及枕颈连接处时有时会表现为枕部头痛。将近33%的PVO病例会出现神经功能损害，包括肌无力、感觉障碍、排尿/排便症状和神经根病。由于相对于颈脊髓直径而言，椎管的横截面直径较小，因此神经功能损害多发于颈椎。

在体检时，触诊脊柱压痛是一种常见体征，而脊柱畸形则是晚期感染的征兆。此外还应对患者进行听诊，以检查心脏杂音和心内膜炎的外周血管异常体征。

实验室检查

在超过80%的病例中发现WBC计数升高；但是，CRP和ESR增高更是高度敏感（分别为98%和100%）。连续CRP和ESR监测趋势是判断任何治疗措施成功与否的首选方法。因此，最好每周对住院患者进行一次实验室检查（包括ESR、CRP和WBC），之后在门诊随访期间每月进行一次。血液培养是检查的一个必要组成部分，30%~78%病例的结果为阳性。诊断的金标准是对通过影像引导穿刺或开放手术取得的活检标本进行培养。

影像学检查

PVO的临时性诊断基于影像学研究，包括X线、CT以及使用或不使用造影剂的MRI，并根据组织病理学和活检培养明确诊断。与原发性SEA不同，PVO的X线有助于突出显示椎旁软组织水肿或脓肿、椎间盘高度丧失、椎体破坏和脊柱畸形。尽管其诊断特异性较低（57%），X线也应被视为影像学检查的首选。X线的主要局限性在于描绘病变的时效性，发现任何变化均需要2~4周。影像学改变的最初迹象包括椎体前缘软骨下骨的透光率增加、骨性终板模糊不清和椎间隙变窄。随着感染的进一步进展，与相邻椎骨相比，椎体破坏变得更加明显。

与X线相比，CT具有较高的软组织分辨率，因此可以更好地描绘骨骼和软组织的变化。CT能够显示脓肿硬膜外扩散伴脊髓、硬膜囊和神经根压迫，以及死骨形成和钙化。此外，CT还可用于指导骨破坏后的脊柱重建手术方案。如今，CT通常用于引导骨活检，以对神经功能完好的患者进行组织学诊断。对于不适合进行手术清创或重建稳定的患者，最好首先通过CT引导下穿刺活检获取组织进行培养。而且，对椎周间隙脓肿进行CT引导下经皮穿刺引流也可以作为一种治疗方案。

使用钆造影剂的MRI成像技术是评估任何时段椎间盘炎的金标准。在T2W图像中可以看到明显的早期改变，感染部位的炎性水肿在短时反转恢复（STIR）序列显示为明亮的信号。增强T1W系列能清晰地显示解剖学结构，血管化与非血管化坏死性炎症成分（脓肿、蜂窝织炎）之间的区别。增强T1W图像还有助

于将感染与退行性终板Modic改变和肿瘤区分开（图16.1和图16.2）。

治疗

PVO治疗的基本原则包括抗生素治疗以根除感染、神经组织减压以及在必要时恢复脊柱序列以稳定脊柱。

药物治疗

只要能够识别出潜在的病原体以及患者的神经功能完好且无脊柱不稳的情况，急性PVO可以采用抗生素治疗。除非患者患有无法控制的脓毒症或携带未知的感染性病原体，否则强烈建议抗生素治疗；只有在确定了潜在病原体之后，方可进行治疗。感染类型与地域和年龄相关；因此，强烈建议在抗生素治疗的选择和持续时间方面咨询传染病专家。初始阶段的首选给药途径是静脉注射，持续6周。进一步的抗生素给药（最常用的方式是口服给药）取决于治疗反应和实验室结果。McHenry等提出，CRP数值每周下降50%表明治疗适当。随着临床改善，CRP和ESR值正常化指示可以停止抗生素治疗。

手术治疗

手术治疗适用于以下情况：存在有症状性脊髓压迫、根性神经功能损害、脊柱不稳伴后凸畸形、畸形引起的慢性疼痛、败血症（尽管进行了抗生素治疗）或需要取得微生物学诊断。如果脊柱基本稳定，那么在急性感染的情况下进行减压内固定是安全的。可以采用任何标准的手术入路，例如前路、后路、联合入路或微创技术。应根据感染部位、是否存在神经受压伴功能损害以及骨破坏和（或）相关的脊柱畸形程度制定手术策略。

对于需要手术治疗的颈椎PVO，前入路是腹侧脊髓压迫的首选方法，而后入路则用于引起脊髓背侧压迫的病变，以及累及多个椎体且需要后路固定的情况。对于终板轻度改变的孤立性椎间盘炎，前路椎间盘切除术和植骨融合术是最常用的治疗方法。如果累及多节段椎体并伴有骨破坏，则首选前路椎体次全切除术及融合，并辅以后路内固定术和后路减压术。

胸椎PVO的治疗与颈椎PVO略有不同，因为胸腔提供了固有稳定性。如果患有骨髓炎但椎体并未受到严重破坏，则无论有无内固定，均可进行后路减压术。Mohamed等报道了仅采用后路固定而不进行清创或减压的技术，该技术在他们的患者中取得了很好的效果；但是，该研究仅纳入了15例患者。单纯后入路，包括经椎弓根或经关节突关节入路，也可用于治疗涉及脊髓腹侧和背侧压迫的胸椎骨髓炎。另外，胸廓切开术

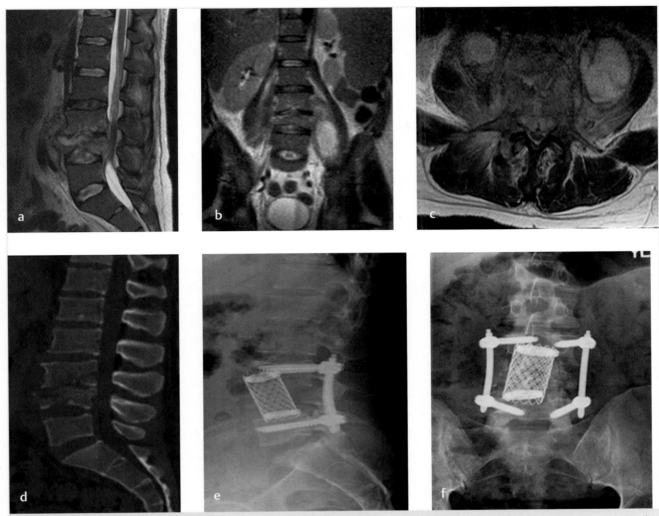

图 16.2 一位有静脉注射（IV）毒品使用史的 28 岁男性，伴有重度背痛、双侧髋关节屈曲无力和左足下垂。（a~c）术前 MRI 图像显示 L4 和 L3 椎体骨髓炎伴双侧腰大肌脓肿。计算机断层扫描（CT）矢状面图像（d）显示 L4 椎体和 L3 下终板出现溶骨性破坏。该患者接受了前路减压、双侧腰大肌脓肿引流、椎体次全切除术和经皮后路固定治疗。术后 1 年腰椎的正侧位片（e，f）显示融合器和螺钉完好无损，并保持良好的序列

或经胸腔入路可用于不累及后部结构的单节段或双节段病变。在这种情况下，微创经皮椎弓根钉棒固定在提供稳定性方面起着重要作用。

对于腰椎，治疗原则主要包括神经减压、保持结构稳定和合适的脊柱序列。Si 等比较了腰椎骨髓炎的前入路和后入路治疗方法，其长期融合率相似。前路手术在控制疼痛和整体健康方面具有更好的效果。治疗退行性脊柱疾病的微创手术方式，例如腰大肌前入路或外侧入路联合经皮椎弓根螺钉，可用于治疗腰椎骨髓炎且手术并发症更少（图 16.2）。

16.3.2　肉芽肿性椎体骨髓炎

肉芽肿性椎体骨髓炎（Granulomatous Vertebral Osteomyelitis，GVO）是一种慢性亚急性脊柱感染，其

特征是存在肉芽肿。最常见的致病病原体是结核分枝杆菌和布氏杆菌，其次是一些真菌和寄生虫感染。结核病（Tubercular，TB）在发展中国家更为普遍。然而，由于患有免疫抑制性疾病（例如 AIDS 免疫疗法、癌症化疗等）的患者数量在不断增加，其全球发病率不断上升。结核性脊柱炎占所有结核感染的 1%，但脊柱感染占全部骨关节 TB 的 25%~60%。

病理

结核性骨髓炎由内脏原发性病灶感染的血行播散引起。原发灶可能是活跃的或静止的，明显的或潜伏的，通常位于肺部或纵隔淋巴结、肠系膜、颈部或其他脏器的淋巴结中。与 PVO 相似，感染通过血管通道扩散到脊柱，血管通道包括全身动脉（菌血症之后），

有时还包括静脉（例如 Batson 静脉丛）。最常见的结核性椎间盘炎类型为椎间盘周围型（邻近终板），而结核病对椎间盘本身没有直接影响。但是，通过阻碍供血的间接机制，可能最终会发生椎间隙的丢失。结核性骨髓炎以大量渗出反应形成冷脓肿为特点。最常见的发病部位是胸椎或胸腰连接部，其次是腰椎和颈椎。

临床表现

结核性骨髓炎的临床表现与全身性疾病和（或）局部感染有关，最常见的症状是患病部位疼痛（84%）。40% 的病例有发热症状。在不到 30% 的病例中观察到其他非特异性全身症状，例如体重减轻、食欲不振、盗汗和不适。神经系统受累缘于脊柱后凸畸形、脊柱脓肿和（或）肉芽组织压迫脊髓或马尾神经，其报道差异较大，变化范围是 16% ~89%。

诊断

脊柱结核的延迟诊断是最常见的，因为其缓慢的惰性过程和临床表现的多样性。唯一的特异性诊断方法是对受累脊椎进行组织病理学活检。尽管实验室检查（包括 CBC、ESR 和 CRP）有助于诊断，但其预后价值更重要。结核菌素试验和干扰素释放试验（Interferon Gamma-Release Assays，IGRA）可用于诊断，但不能区分活动性感染和潜伏性感染。影像学研究对确诊和指导活检至关重要。X 线片表现包括椎间隙塌陷、椎旁脓肿、软组织钙化、椎体侵蚀和椎体高度丢失。CT 有助于对椎体破坏和周围软组织钙化进行具体评价。MRI 是首选的放射学检查方法，有助于评价脊髓压迫或骨髓变化、溶骨变化、椎间盘受累以及椎体终板侵蚀（图 16.3）。

治疗

结核性脊柱骨髓炎的治疗原则与 PVO 相似，其目标是消除感染、预防或治疗神经功能损害、矫正或预防局灶性脊柱后凸畸形。尽管全球存在结核性脊柱感染，但有关治疗时间尚未达成共识。英国传染病协会提出，在最初的 2 个月内，应联合使用 4 种药物（异烟肼、利福平、吡嗪酰胺和乙胺丁醇）治疗结核性脊柱感染，随后至少在 10 个月内使用两种药物（异烟肼和利福平）维持治疗。Jain 建议根据患者的症状、实验室检查结果和影像学检查结果来调整化疗时间。

手术治疗适用于患有神经功能损害、潜在脊髓压迫、脊柱畸形且不稳定、重度或进行性脊柱后凸、抗结核治疗失败、药物治疗后仍神经衰弱、大面积椎旁脓肿以及接受诊断性活检的患者。结核性脊柱感染主要影响前/中脊柱；因此，传统手术治疗包括前路经胸腔减压。但是，也可以通过后路经椎弓根入路或胸膜外前外侧方入路进行有效的前路减压。

要点

- 金黄色葡萄球菌是引起脊柱感染的最常见致病菌。
- SEA 诊断基于临床表现、实验室和影像学检查。
- 使用和不使用造影剂的 MRI 是首选的影像学检查方法。不应将终板的 Modic I 改变与椎间盘炎混淆，因为椎间盘本身不会发生水肿（T2 加权图像中高信号），通常与椎间盘退行性病变有关。
- 手术减压是神经系统受累的原发性 SEA 的标准治疗方法。
- 手术策略基于脊柱脓肿的位置、神经组织受压、任何相关的脊柱不稳、破坏和（或）畸形。
- 对于手术患者而言，治疗成功的关键是对感染和失活组织进行充分的清创，以及稳定的生物力学结构和生物融合。
- 在感染伴随脊柱不稳定的情况下，行内固定是安全的。
- 应根据潜在状况制订颈椎感染的手术治疗方案；对于孤立性椎间盘炎，建议进行前路椎间盘切除术和融合术；如果存在单节段脊柱骨溶解，则进行椎体次全切除术和前路固定术可能就足够了；而如果涉及多节段脊柱，则需要进行两节段椎体次全切除术，最好辅以后路内固定术。
- 腰椎感染的手术治疗包括椎板切除术，如果没有不稳定的迹象，则进行彻底清创，而腰椎骨髓炎伴不稳定需要进行前路、后路或前后路重建。新型、微创的前路重建方法以及经皮椎弓根螺钉内固定术似乎有助于更快的康复。
- 对于无神经功能损害的脊椎骨髓炎，CT 引导下活检是获得组织学诊断的首选方法。
- 连续 6 周肠外抗生素给药是首选的药物治疗方法。对于所有结核性脊柱感染病例，建议咨询传染病专家。
- 连续监测 CRP 和 ESR 对评价治疗效果非常有帮助。

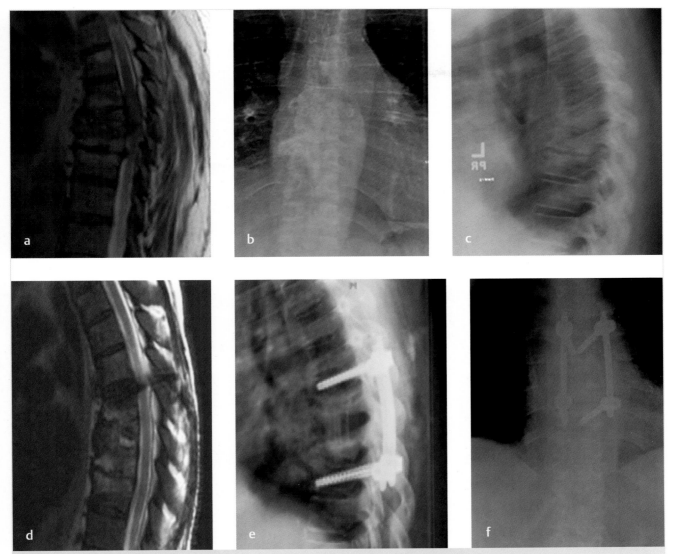

图16.3　一名64岁女性，有背痛史伴双侧下肢无力，根据组织活检诊断为结核性椎间盘炎。T2加权（T2W）矢状位图像（a）显示脊髓压迫伴椎间盘炎、骨髓炎和硬膜外脓肿。正侧位片（b，c）显示脓肿继发椎旁软组织阴影。该患者接受了前路减压、T7和T8椎体次全切除术以及肋骨植骨治疗。术后6个月的MRI（d）显示脓肿完全消失且脊髓已减压。术后6个月拍摄的胸椎正侧位片（e，f）显示后路内固定并且植骨位置良好

16.4　病例分析

16.4.1　病例1

一名31岁女性前往急诊室（ED）就诊，主诉进行性背痛持续2个月、发热39.4℃、寒战2天。患者无虚弱、大小便潴留 / 失禁或行走疼痛症状。其个人史明确有滥用静脉注射（IV）毒品。她的神经系统检查结果正常，双下肢肌力为5级，下腰部压痛。实验室检查包括白细胞（WBC）计数 11.4×10^9/L、C– 反应蛋白（CRP）73mg/L和红细胞沉降率（ESR）89mm/h。她的X线片见图16.4。

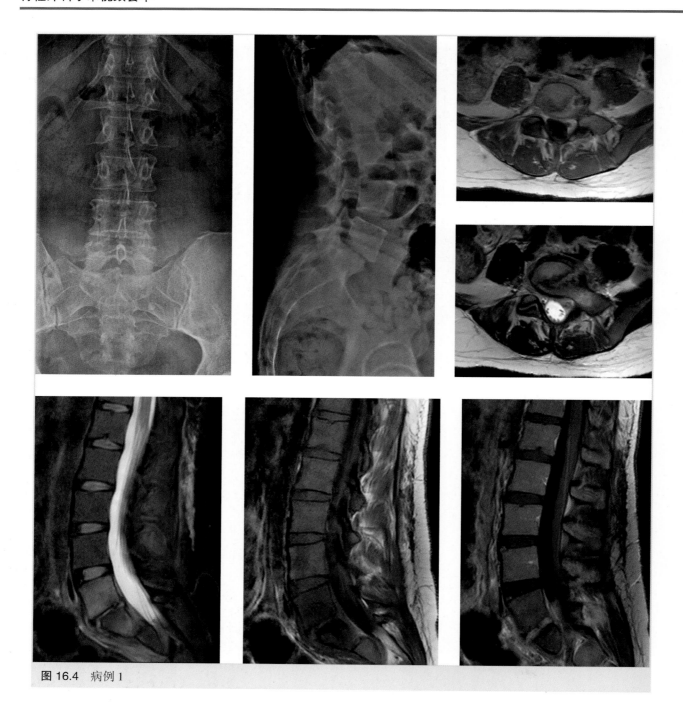

图 16.4　病例 1

16.4.2　病例 2

　　一名 34 岁女性前往 ED 就诊，主诉进行性背痛 1 周，伴有高热和寒战 2 天。患者描述新发 1 天右足下垂。其个人史明确有滥用静脉注射（IV）毒品。她的神经系统检查结果为右踝关节背伸、跚趾背伸、跖屈肌力 2 级，左下肢肌力为 5 级。实验室检查包括白细胞（WBC）计数 $16.2 \times 10^9/L$、C- 反应蛋白（CRP）113mg/L、红细胞沉降率（ESR）92mm/h。她的影像学检查结果见

图 16.5。

16.4.3　病例 3

　　一名 64 岁女性因腰痛 3 个月及夜间低热而入院。患者无虚弱、感觉异常或排尿 / 排便受累症状。该患者是最近从印度来的移民。她的神经学检查正常。实验室检查包括白细胞（WBC）计数 $9.2 \times 10^9/L$、C- 反应蛋白（CRP）53mg/L 和红细胞沉降率（ESR）62mm/h。她的影像学检查结果如图 16.6 所示。

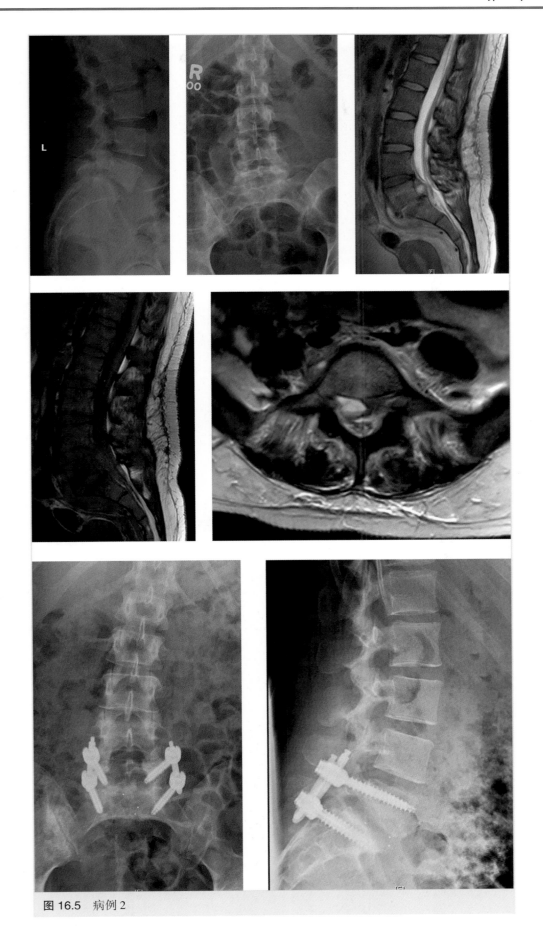

图 16.5 病例 2

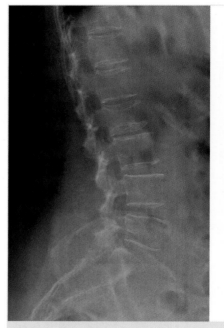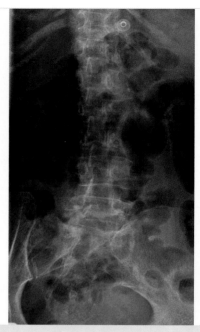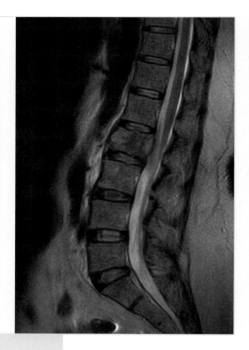

图 16.6　病例 3

16.5　模拟执业考题

1. 对于病例 1，下一个最合适的治疗步骤是什么？
   a. 安抚和休息
   b. 物理治疗和非甾体类抗炎药（NSAIDs）
   c. 立即手术减压
   d. 使用和不使用造影剂的腰椎 MRI
   e. 椎间盘造影术

2. 此处显示了腰椎的 MRI 图像，最可能的确切诊断是什么？
   a. 腰椎间盘突出症
   b. 椎间盘退变性疾病
   c. 原发性硬膜外脓肿
   d. 椎间盘炎 / 骨髓炎
   e. 继发性硬膜外脓肿

3. 下一步最合适的治疗步骤是什么？
   a. 手术减压
   b. 手术融合
   c. 物理治疗和 NSAIDs
   d. 根据敏感性进行 CT 引导下组织活检和抗生素治疗
   e. 没有足够的详细信息可用于对治疗进行评论

4. 对于病例 2，下一步最合适的治疗步骤是什么？
   a. 仅广谱 IV 抗生素
   b. 根据敏感性进行 CT 引导下组织活检和抗生素治疗
   c. 紧急手术治疗

   d. 血液培养和适当的抗生素治疗
   e. 固定治疗和卧床休息

5. 对于病例 2，最佳的手术策略是什么？
   a. 透视下经皮引流
   b. 手术减压并进行冲洗和引流
   c. 经正中入路或远外侧入路进行 L5~S1 椎间盘切除术
   d. 手术减压并进行冲洗、引流和融合
   e. 经皮椎弓根螺钉内固定术

6. 此处显示了术后图像。所选治疗方法的基本原理是什么？
   a. 腰椎感染总是需要内固定融合
   b. 病理性骨折
   c. 脊柱不稳伴脓肿
   d. 腰骶连接处感染
   e. 医生个人选择

7. 手术减压和融合后，将组织样本送去培养。最常见的潜在病原体是什么？
   a. 金黄色葡萄球菌
   b. 绿色链球菌
   c. 白色念珠菌
   d. 肺炎克雷伯菌
   e. 混合培养物

8. 注意到培养样本生长耐甲氧西林金黄色葡萄球菌（MRSA）。下一个最合适的治疗步骤是什么？
   a. 静脉注射万古霉素 6 周
   b. 手术固定就足够了，不需要使用抗生素

c. 静脉注射头孢唑啉 6 周

d. 口服万古霉素 6 周

e. 静脉注射克林霉素 6 周

9. 对于病例 3，最可能的诊断是什么？

　　a. 椎间盘退变性疾病

　　b. 化脓性骨髓炎

　　c. 结核性骨髓炎

　　d. 转移病灶

　　e. c 和 d 两种

10. 对于病例 3，下一步最合适的治疗步骤是什么？

　　a. 使用支具、卧床休息并注意防护脊柱

　　b. 经皮椎弓根螺钉内固定术

　　c. CT 引导下活检和抗生素治疗

　　d. 椎体次全切除术

　　e. 以上都不是

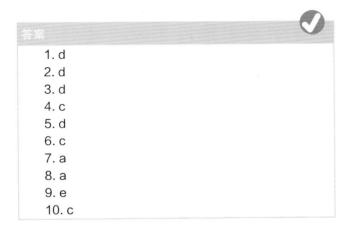

答案

1. d

2. d

3. d

4. c

5. d

6. c

7. a

8. a

9. e

10. c

参考文献

[1] Arko L, IV, Quach E, Nguyen V, Chang D, Sukul V, Kim BS. Medical and surgical management of spinal epidural abscess: a systematic review. Neurosurg Focus. 2014; 37(2):E4.

[2] Eltorai AEM, Naqvi SS, Seetharam A, Brea BA, Simon C. Recent developments in the treatment of spinal epidural abscesses. Orthop Rev (Pavia). 2017; 9(2):7010.

[3] Adogwa O, Karikari IO, Carr KR, et al. Spontaneous spinal epidural abscess in patients 50 years of age and older: a 15- year institutional perspective and review of the literature: clinical article. J Neurosurg Spine. 2014; 20(3):344–349.

[4] Darouiche RO. Spinal epidural abscess. N Engl J Med. 2006; 355(19):2012–2020.

[5] Reihsaus E, Waldbaur H, Seeling W. Spinal epidural abscess: a meta-analysis of 915 patients. Neurosurg Rev. 2000; 23 (4):175–204, discussion 205.

[6] Connor DE, Jr, Chittiboina P, Caldito G, Nanda A. Comparison of operative and nonoperative management of spinal epidural abscess: a retrospective review of clinical and laboratory predictors of neurological outcome. J Neurosurg Spine. 2013; 19(1):119–127.

[7] Zimmerer SM, Conen A, Müller AA, et al. Spinal epidural abscess: aetiology, predisponent factors and clinical outcomes in a 4-year prospective study. Eur Spine J. 2011; 20(12): 2228–2234.

[8] Huang PY, Chen SF, Chang WN, et al. Spinal epidural abscess in adults caused by Staphylococcus aureus: clinical characteristics and prognostic factors. Clin Neurol Neurosurg. 2012; 114(6):572–576.

[9] Lechiche C, Le Moing V, Marchandin H, Chanques G, Atoui N, Reynes J. Spondylodiscitis due to Bacteroides fragilis: two cases and review. Scand J Infect Dis. 2006; 38(3):229–231.

[10] Feldenzer JA, McKeever PE, Schaberg DR, Campbell JA, Hoff JT. Experimental spinal epidural abscess: a pathophysiological model in the rabbit. Neurosurgery. 1987; 20(6):859–867.

[11] Hlavin ML, Kaminski HJ, Ross JS, Ganz E. Spinal epidural abscess: a ten-year perspective. Neurosurgery. 1990; 27(2): 177–184.

[12] Patel AR, Alton TB, Bransford RJ, Lee MJ, Bellabarba CB, Chapman JR. Spinal epidural abscesses: risk factors, medical versus surgical management, a retrospective review of 128 cases. Spine J. 2014; 14(2):326–330.

[13] Kikuchi Y, Suzuki J, Onishi T, Morisawa Y. Pan-spinal epidural abscess in a diabetic patient. Intern Med. 2017; 56(15):2081.

[14] Ju KL, Kim SD, Melikian R, Bono CM, Harris MB. Predicting patients with concurrent noncontiguous spinal epidural abscess lesions. Spine J. 2015; 15(1):95–101.

[15] Heusner AP. Nontuberculous spinal epidural infections. N Engl J Med. 1948; 239(23):845–854.

[16] Curry WT, Jr, Hoh BL, Amin-Hanjani S, Eskandar EN. Spinal epidural abscess: clinical presentation, management, and outcome. Surg Neurol. 2005; 63(4):364–371, discussion 371.

[17] Hsieh PC, Wienecke RJ, O'Shaughnessy BA, Koski TR, Ondra SL. Surgical strategies for vertebral osteomyelitis and epidural abscess. Neurosurg Focus. 2004; 17(6):E4.

[18] Jevtic V. Vertebral infection. Eur Radiol. 2004; 14(3) Suppl 3:E43–E52.

[19] Shifrin A, Lu Q, Lev MH, Meehan TM, Hu R. Paraspinal edema is the most sensitive feature of lumbar spinal epidural abscess on unenhanced MRI. AJR Am J Roentgenol. 2017; 209(1):176–181.

[20] Sendi P, Bregenzer T, Zimmerli W. Spinal epidural abscess in clinical practice. QJM. 2008; 101(1):1–12.

[21] Davis DP, Wold RM, Patel RJ, et al. The clinical presentation and impact of diagnostic delays on emergency department patients with spinal epidural abscess. J Emerg Med. 2004; 26(3):285–291.

[22] Hadjipavlou AG, Mader JT, Necessary JT, Muffoletto AJ. Hematogenous pyogenic spinal infections and their surgical management. Spine. 2000; 25(13):1668–1679.

[23] Kim SD, Melikian R, Ju KL, et al. Independent predictors of failure of nonoperative management of spinal epidural abscesses. Spine J. 2014; 14(8):1673–1679.

[24] Zimmerli W. Clinical practice: vertebral osteomyelitis. N Engl J Med. 2010; 362(11):1022–1029.

[25] Grammatico L, Baron S, Rusch E, et al. Epidemiology of vertebral osteomyelitis (VO) in France: analysis of hospital-discharge data 2002–2003. Epidemiol Infect. 2008; 136(5): 653–660.

[26] Berbari EF, Kanj SS, Kowalski TJ, et al. Infectious Diseases Society of America. Infectious Diseases Society of America (IDSA) clinical

practice guidelines for the diagnosis and treatment of native vertebral osteomyelitis in adults. Clin Infect Dis. 2015; 61(6):e26–e46.

[27] McHenry MC, Easley KA, Locker GA. Vertebral osteomyelitis: long-term outcome for 253 patients from 7 Cleveland-area hospitals. Clin Infect Dis. 2002; 34(10):1342–1350.

[28] Duarte RM, Vaccaro AR. Spinal infection: state of the art and management algorithm. Eur Spine J. 2013; 22(12): 2787–2799.

[29] Acosta FL, Jr, Chin CT, Quiñones-Hinojosa A, Ames CP, Weinstein PR, Chou D. Diagnosis and management of adult pyogenic osteomyelitis of the cervical spine. Neurosurg Focus. 2004; 17(6):E2.

[30] Mylona E, Samarkos M, Kakalou E, Fanourgiakis P, Skoutelis A. Pyogenic vertebral osteomyelitis: a systematic review of clinical characteristics. Semin Arthritis Rheum. 2009; 39(1): 10–17–. Elsevier.

[31] Gupta A, Kowalski TJ, Osmon DR, et al. Long-term outcome of pyogenic vertebral osteomyelitis: a cohort study of 260 patients. Open Forum Infect Dis. 2014; 1(3):ofu107:. Oxford University Press.

[32] Dunbar JAT, Sandoe JAT, Rao AS, Crimmins DW, Baig W, Rankine JJ. The MRI appearances of early vertebral osteomyelitis and discitis. Clin Radiol. 2010; 65(12):974–981.

[33] Bernard L, Dinh A, Ghout I, et al. Duration of Treatment for Spondylodiscitis (DTS) study group. Antibiotic treatment for 6 weeks versus 12 weeks in patients with pyogenic vertebral osteomyelitis: an open-label, non-inferiority, randomised, controlled trial. Lancet. 2015; 385(9971): 875–882.

[34] Sundararaj GD, Babu N, Amritanand R, et al. Treatment of haematogenous pyogenic vertebral osteomyelitis by single-stage anterior debridement, grafting of the defect and posterior instrumentation. J Bone Joint Surg Br. 2007; 89(9):1201–1205.

[35] Gorensek M, Kosak R, Travnik L, Vengust R. Posterior instrumentation, anterior column reconstruction with single posterior approach for treatment of pyogenic osteomyelitis of thoracic and lumbar spine. Eur Spine J. 2013; 22(3):633–641.

[36] Mohamed AS, Yoo J, Hart R, et al. Posterior fixation without debridement for vertebral body osteomyelitis and discitis. Neurosurg Focus. 2014; 37(2):E6.

[37] Mückley T, Schütz T, Schmidt MH, Potulski M, Bühren V, Beisse R. The role of thoracoscopic spinal surgery in the management of pyogenic vertebral osteomyelitis. Spine. 2004; 29(11):E227–E233.

[38] Si M, Yang ZP, Li ZF, Yang Q, Li JM. Anterior versus posterior fixation for the treatment of lumbar pyogenic vertebral osteomyelitis. Orthopedics. 2013; 36(6):831–836.

[39] Tannoury T, Haddadi K, Kempegowda H, Kadam A, Tannoury C. Role of minimally invasive spine surgery in adults with degenerative lumbar scoliosis: a narrative review. Iran J Neurosurg. 2017; 3(2):39–50.

[40] An HS, Seldomridge JA. Spinal infections: diagnostic tests and imaging studies. Clin Orthop Relat Res. 2006; 444(444):27–33.

[41] Lee KY. Comparison of pyogenic spondylitis and tuberculous spondylitis. Asian Spine J. 2014; 8(2):216–223.

[42] Trecarichi EM, Di Meco E, Mazzotta V, Fantoni M. Tuberculous spondylodiscitis: epidemiology, clinical features, treatment, and outcome. Eur Rev Med Pharmacol Sci. 2012; 16 Suppl 2:58–72.

[43] Jutte P, Wuite S, The B, van Altena R, Veldhuizen A. Prediction of deformity in spinal tuberculosis. Clin Orthop Relat Res. 2007; 455(455):196–201.

[44] Kamara E, Mehta S, Brust JC, Jain AK. Effect of delayed diagnosis on severity of Pott's disease. Int Orthop. 2012; 36(2): 245–254.

[45] Thwaites G, Fisher M, Hemingway C, Scott G, Solomon T, Innes J, British Infection Society. British Infection Society guidelines for the diagnosis and treatment of tuberculosis of the central nervous system in adults and children. J Infect. 2009; 59(3):167–187.

[46] Jain AK. Tuberculosis of spine: research evidence to treatment guidelines. Indian J Orthop. 2016; 50(1):3–9.

[47] Chacko AG, Moorthy RK, Chandy MJ. The transpedicular approach in the management of thoracic spine tuberculosis: a short-term follow up study. Spine. 2004; 29(17):E363–E367.

[48] Lee SH, Sung JK, Park YM. Single-stage transpedicular decompression and posterior instrumentation in treatment of thoracic and thoracolumbar spinal tuberculosis: a retrospective case series. J Spinal Disord Tech. 2006; 19 (8):595–602.

第 17 章　炎症性脊柱疾病

Garrett K. Harada, Jannat M. Khan, David F. Far

摘要

　　非感染性炎症性脊柱疾病是脊柱外科医生经常遇到的一类疾病。随着药物治疗水平的提高，对此类疾病的手术治疗逐渐减少，但了解这类疾病并合理管理这些疾病对于防止患者在疾病晚期出现严重畸形和 / 或神经功能缺损非常重要。血清阴性的脊柱关节病，包括强直性脊柱炎（AS），有可能发展为严重的脊柱后凸畸形，需要进行平视评估，并可能需要行脊柱截骨术来恢复矢状面平衡。肠源性关节炎、反应性脊柱炎、银屑病关节炎（PA）和其他不常见的综合征是公认的脊柱变异炎。类风湿性关节炎（RA）是一种可能影响脊柱的常见疾病，常见于上颈椎和下颈椎，很少累及腰椎。肥厚性脊柱关节病包括弥漫性特发性骨肥大症（DISH）和 Paget's 病。关节病脊柱综合征包括以脊柱韧带骨化为主要表现的疾病，如后纵韧带骨化（OPLL）和黄韧带骨化（OYL）。尽管这些疾病具有明显的病理生理学特征，但许多患者都表现出相似的体征和症状，这对及时诊断、合理治疗以及协同护理构成挑战。

　　关键词：脊柱关节炎，脊柱关节病，强直性脊柱炎，类风湿性关节炎，DISH，Paget's 病，OPLL，HLA-B27

17.1　引言

　　炎症性疾病病因包括感染性和非感染性。可以影响脊柱的任何部位。最近药物治疗水平的提高和初级医疗机构的积极管理已经显著改变了炎症性关节病的病程。然而，许多脊椎关节病患者的症状持续进展和迁延。

　　第 16 章讨论了已知的由感染引起的脊柱炎。而退变和创伤性病变，如椎间盘退变和应力相关的关节突肥大，也称为脊椎病，在原发性炎症疾病的讨论中没有广泛涉及，但应包括在脊柱疼痛的鉴别诊断中。在本章中，我们将讨论尚未证明直接由感染引起的炎症性脊椎病的表现、评价和治疗。包括强直性脊柱炎（AS）、银屑病关节炎（PA）、肠源性关节炎（EA）和反应性关节炎（ReA）等疾病。以及与这些疾病的类似疾病，如弥漫性特发性骨肥大症和类风湿关节炎（RA），以及一些重要的、需要纳入鉴别诊断的罕见疾病，也将在本章提到。

17.2　强直性脊柱炎

　　也称为 Marie-Strumpell 或 Von Bechterew 病，是一种慢性自身免疫性炎症性脊椎病，主要影响附着在脊柱上的肌腱和椎间盘。在炎症性脊椎病中，AS 是美国最常见的疾病，估计患病率为 0.52%。虽然许多患者症状较轻，对治疗有效，但 AS 可引起关节强直，造成永久性畸形、残疾和功能减退。

　　韧带及纤维环与椎体骨组织附着处的局部炎性病变导致皮质骨侵蚀、纤维环边缘及韧带组织骨化，形成垂直方向的骨赘，称为韧带骨化，并由脆性板层状骨替代。这使患者容易发生微骨折导致脊柱后凸畸形，丧失水平凝视能力，难以从事日常劳动。这些变化也导致了患者灵活性的降低增加摔倒以及造成过伸型骨折的风险，从而导致在疾病后期较高的致残率和死亡率。

17.2.1　病史和体格检查

　　在年轻白种人男性中，强直性脊柱炎一般于 30~40 岁发病。AS 具有很强的遗传易感性，与等位基因 HLA-B27 有关。骶髂关节（SI）受累通常会引起臀部疼痛。多数患者在症状严重到需要就医之前都有较长时间的轻度背痛病史。与常见的腰扭伤 / 腰肌劳损或椎间盘源性腰痛相比，这种疼痛具有非典型特征。骶髂区疼痛是常见的体征，如果仔细询问，许多患者会有中胸至上胸背部疼痛。与其他类型的炎症性关节病一样，症状在晨起时明显，通过活动或使用非甾体类抗炎药物（NSAIDs）可以得到改善。

　　由于炎症累及肋椎关节，肺功能可能因胸廓扩张受限而受损。呼吸短促可能是肋椎关节受累胸廓扩张受限或导致肺纤维化进展的一个指标。

　　AS 患者往往合并有很多伴随症状如：前葡萄膜炎、心脏杂音，和 / 或肺啰音。部分重度 AS 患者合并髋关节、膝关节和 / 或肩关节强直，所以常规进行全身骨科体查。对于有肋椎关节病变患者用卷尺进行胸廓活动度测量是体查的一个重要部分。

　　AS 患者出现突发背部或颈部疼痛应引起高度警惕是否出现脊柱骨折，并需要进行仔细的临床和影像学检查评估。AS 患者一旦出现急性疼痛，即使症状轻微且没有外伤，也必须先按脊柱骨折对待，直到完善大量先进影像检查和仔细临床观察排除。

　　检查者可以通过测量枕骨到墙壁的距离来评估颈椎的活动范围，指导患者脚跟靠墙站立，最大限度地伸展颈部。这时墙壁到枕骨之间的距离可以量化颈椎的活动度。

可以用 Schober 试验测量 AS 患者腰椎的活动范围。传统的 Schober 试验中，在腰骶交界处画一条水平线（维纳斯的酒窝处），第二条水平线画在这条线以上10cm。然后指导患者向前弯腰，膝盖完全伸直。正常时，两条水平线之间的距离应大于 15cm。一些检查者使用改良的 Schober 法，两条水平线分别置于腰骶交界处上方 10cm 和下方 5cm。弯腰前屈状态下使得这两条线之间的距离可被量化，即为腰椎屈曲的活动值。

在测量腰椎侧屈运动时，患者直立并向一侧侧屈，两只手沿腿向下滑，同时保持膝关节伸直。活动正常的患者，起始和结束时第 3 指尖到地板的距离差应大于 10cm。

胸壁扩张度检查也适用于评估疑患有 AS 的患者。测量时在胸骨剑突水平进行测量，指导患者最大限度地吸气。胸廓扩张幅度小于 2.5cm 视为异常，提示限制性肺疾病和 / 或肋椎关节活动丧失。

脊柱后凸畸形在 AS 晚期往往很明显，因为患者平视障碍且脊柱柔韧性明显受限。在严重的情况下，可能会发展成下颌紧贴胸壁畸形。这样的患者需要进行吞咽困难的评估。同时需注意排除髋部屈曲挛缩导致的矢状面失衡。可以通过观察患者仰卧位和坐位来鉴别脊柱后凸和髋部屈曲对矢状位序列的相对贡献。

SI 关节病变诱发试验包括 FABER 试验（同侧髋关节屈曲、外展和外旋时诱发疼痛）或 Gaenslen's 试验（一侧髋关节最大限度地屈曲，另一侧最大限度地伸展以诱发疼痛）。

17.2.2 鉴别诊断

AS 的诊断基于修正的纽约分级标准确定，需要影像学上骶髂关节炎症表现并结合具体的临床检查表现（表 17.1）。HLA-B27 在 AS 筛查中是高度敏感的，

表 17.1 强直性脊柱炎纽约修订分类标准

诊断标准
影像学检查
双侧骶髂关节炎 ≥ Ⅱ 级
单侧骶髂关节炎 Ⅲ 或 Ⅳ 级
临床表现
炎症性背痛 ≥ 3 个月
腰椎矢状面和冠状面活动范围受限
胸廓扩张度相对于同年龄和性别正常值活动受限

注：符合 2 个影像学检查标准中的 1 个和 3 个临床标准中的 1 个，就可以确诊强直性脊柱炎（AS）。如果符合 2 个影像学标准中的 1 个或符合 3 个临床标准，则可能是强直性脊柱炎

在 90% 的白人 AS 患者中呈阳性，而在没有强直性脊柱炎的白人中只有 10% 呈阳性。这种流行学表现在其他种族没有这样明显，但如果检测结果是阳性，需要高度警惕患有 AS，并进行积极的检查和处理。

骶髂关节病变是 AS 的诊断的必要条件，尽管它在疾病的早期的影像学表现并不明显。机警的 X 线片诊断医生偶尔可以识别出一些细微的变化，如骨吸收引起的方格样骨赘或垂直方向上韧带钙化形成的韧带骨化的细微变化，视为疾病趋向严重的的先兆或证据，当发现骶髂关节出现病理改变时需要引起进一步关注。骶髂关节的其他早期影像学改变包括近皮质骨变稀疏、表面被侵蚀（主要在关节髂骨侧）和渐进性软骨下骨硬化。

17.2.3 影像学诊断

AS（与大多数其他炎症性脊椎关节病一样）的基本影像检查包括站立脊柱全长正位（AP）和侧位片以及 SI 关节的 Ferguson 骨盆倾斜片。这些图片对椎间盘间隙、韧带骨化、SI 炎症和矢状面平衡提供了清晰的评价。

AS 的 X 线表现提示有脊柱炎和 SI 关节炎，包括边缘韧带骨化的形成（炎症发生在纤维环边缘）和椎间盘高度的丧失。在疾病后期，持续的炎症可导致椎间盘完全骨化和椎体（竹节样脊柱）的变化。骶髂关节炎通常表现为双侧 SI 关节处放射阴影增加，根据纽约分级标准分级（0~4 级）：0 级 = 正常；1 级 = 可疑病变；2 级 = 轻度异常（局部小范围糜烂或硬化，无关节间隙狭窄）；3 级 = 明确异常（中度至重度的骶髂炎伴侵蚀、硬化和明显关节间隙异常）；4 级 = 严重异常（全强直）。

在站立 X 线片上测量颌眉角（CBVA），以评估患者的下颌 - 胸壁畸形。这是通过测量纵轴与患者下颌和眉毛相切的一条线之间的夹角，这个角度是衡量平视能力丧失的客观指标，在进行脊柱后凸的手术矫正设计时是非常重要的。

计算机断层扫描（CT）在检查椎体骨折时特别有诊断意义。在发现骨折的情况下，磁共振成像（MRI）常与 CT 联合使用，可以很好地排除其他损伤并评估脊髓情况。与普通人群相比，AS 患者椎体骨折后发生硬膜外血肿的风险要高 7.6 倍。MRI 在早期诊断 AS 方面也有重要作用，它是检测 SI 关节早期炎症的最敏感的方式。

17.2.4 治疗

因为患者在疾病后期可能出现严重骨质疏松。因此，许多 AS 患者都存在低能量创伤导致椎体骨折的风险。通常，这些损伤发生在颈椎中段和颈胸交界区，如果是不稳定骨折，则需要手术治疗。稳定性骨折如

果患者具备良好的依从性且在仔细监测的情况下可以通过外固定治疗而不需要手术。

AS 椎体骨折可通过后路多节段脊柱融合术治疗。前路或前后路手术会增加合并心肺并发症，延长住院时间，导致融合失败率增加的风险。对于颈椎中段骨折，需固定融合伤椎及其上下节段。为了增加稳定性，固定融合可以从 C2 延伸到胸腰交界区。这将有助于通过多点固定分担强直脊柱的长杠杆作用及合并骨质疏松造成的应力聚中导致的内固定失败。

通常，对 AS 后凸畸形的手术治疗是在后凸顶椎截骨。目前有多种截骨技术，包括 Smith-Petersen 截骨术（SPO）、经椎弓根截骨术（PSO）、脊柱切除术（VCR）和颈椎后伸截骨术（CEO）或颈椎 PSO。截骨方式的选择很大程度上取决于以下因素：所需的矢状面矫正量（以度数表示）；符合解剖学结构；与冠状面曲度一致；手术风险可控。SPO 治疗 AS 脊柱后凸，需要在椎间盘处人为造成骨折。由于前方开口形成的楔形间隙缺乏骨支撑导致截骨部位不稳定性和潜在对血管造成损失的风险，目前已经很少采用。

PSO 是一种闭合楔形截骨技术，截骨范围包括计划切除水平的椎弓根和椎体后部分。该技术可以在每一个截骨节段上获得 30°~40° 的矢状面矫正，是 AS 脊柱后凸治疗的首选技术。通常，由于强直性脊柱的长杠杆臂现象，这些截骨术选择在下腰椎区进行，以最大限度地矫正矢状面畸形。此外，当患者合并有冠状面畸形时，可以采用不对称 PSO 截骨进行矫正。

VCR 是通过切除整个椎体、后方结构及其上、下关节突关节和椎间盘来实现矫形。这样可以达到 50° 或更大的矫形效果。与 PSO 一样，VCR 对技术要求高、手术时间长、失血量大、术中术后并发症发生风险高。

CEO 可直接用于治疗强直性脊柱炎中颈椎屈曲畸形（下颌紧贴胸壁畸形）。该手术的指征包括患者无法平视及其他日常生活受限（例如进食、个人卫生）。CEO 是一种在颈胸交界区实施开放楔形截骨术。切除 C7 侧块及 C7 和 T1 部分椎弓根，以防止脊髓受挤压，颈椎 PSO 完全切除 C7 椎弓根，然后进行闭合楔形截骨术。Song 等研究表明，当 CBVA 被矫正到 10°~20° 时，患者对 CEO 的结果最满意。

对于严重的脊柱畸形患者，如强直性脊柱炎脊柱畸形，应考虑并发髋关节病变。Buckland 等最近的研究表明，有腰椎融合病史的患者在全髋关节置换术后发生髋关节脱位的概率明显更高。他们推测，脊柱融合，特别是涉及骶骨的脊柱融合，限制了骨盆的活动能力，妨碍骨盆后倾以适应髋关节假体。尽管髋关节假体植入对后期脊柱畸形矫正存在挑战，但使用增加髋臼前倾的假体有助于解决这一问题。

对于 AS 或其他多灶性导致畸形、运动丧失和代偿能力受损的疾病，必须在术前规划上给予更多的重视。正常平视能力对某些患者来说可能比其他问题更重要。必须仔细评估患者生活习惯和日常生活的要求，以及对疼痛和强直的耐受性，以确保手术的结果不仅是技术上的成功，更是对患者生活的改善。

17.3　肠源性、银屑病和反应性关节炎

肠源性、银屑病和反应性关节炎构成了血清阴性脊椎病的其余类型，在临床表现、诊断和治疗方面有许多相似的特征。虽然这些疾病的发病机制仍不清楚，但普遍认为遗传学起着重要作用，因为在 50%~75% 的病例中发现了 HLA-B27。

肠源性关节炎（EA）是一种慢性疾病，与炎症性肠病（IBD）有关，如克罗恩病和溃疡性结肠炎。其他胃肠道疾病，如 Whipple's（由 Whipplei 滋养体引起的胃肠道感染）和腹腔疾病（麸质不耐症）也与 EA 有关，尽管它们与脊椎关节炎的联系很少。与此相反，银屑病性关节炎（PA）与活跃的银屑病病变相关，通常导致不对称的关节病变。它最常见于 I 型银屑病患者，发病率占世界人口世界的 0.3%~1%。反应性关节炎（ReA），以前被称为 Reiter 综合征，是胃肠道或泌尿生殖系统感染后出现的一种罕见疾病。

17.3.1　病史和体格检查

这几种疾病好发于年轻人，表现为单 / 寡关节炎性疼痛，主要累及腰背部、骶髂关节和 / 或下肢。银屑病性关节炎（PA）在男性和女性中发病率相同，肠源性关节炎（EA）和反应性关节炎（ReA）在男性中发病率略高。所有患者主诉炎症性关节疼痛，且长期不活动时症状加重，使用抗炎药物和 / 或控制基础疾病后好转。临床医生应通过仔细询问病史和查体，找出三者之间的细微差别，以便区分 3 种疾病。

肠源性关节炎（EA）患者通常有家族史和 / 或先前诊断为炎症性肠病（IBD）。EA 的症状可能先于 IBD 的诊断；因此应对近期胃肠道症状进行重点询问。脊柱体格检查的结果与强直性脊柱炎（AS）相似。影像学改变取决于疾病的严重程度，在早期表现可能不明显。实验室检查炎症指标升高和 HLA-B27 阳性参考价值与 AS 类似，缺乏特异性和敏感性。影像学检查，尤其是 MRI 对骶髂关节炎敏感，表现与强直性脊柱炎（AS）类似，但不太可能进展到"竹节样"脊柱。

银屑病性关节炎（PA）患者直系亲属通常也患有银屑病，并诉附肢骨关节炎症性疼痛，而且多数患者合并有脊柱和骶髂关节疼痛体征。银屑病性关节炎（PA）有 5 种主要关节受累模式：①不对称单寡关节

炎/远端指间关节的单关节炎（DIP）近端指间关节炎（PIP），掌指关节炎（MCP）；②远端指间关节（DIP）– 主要关节炎；③对称类风湿因子（RF）阴性 – 多发性关节炎；④毁损性关节炎；⑤银屑病脊柱关节炎。肌腱也可能发生炎症，通常影响足底筋膜、胫骨后肌和跟腱。非骨科症状如指甲凹陷、指甲炎、甲剥离、葡萄膜炎等，是银屑病患者的典型表现。

反应性关节炎（ReA）患者常在胃肠道或泌尿生殖道典型致病微生物（如弯曲杆菌、志贺氏菌、沙门氏菌或衣原体），感染后数天至数周出现症状。因此，患者在出现症状时可能会出现与持续感染相关的表现，如发烧、排尿困难和腹泻。鉴于其系统性表现，ReA患者通常在眼睛、皮肤或黏膜、心血管和泌尿生殖系统的检查中有重要的发现。典型的表现包括结膜炎、葡萄膜炎、手掌或脚掌的皮肤病变和尿道炎。患者还可以有其他关节外表现，如肌腱炎、指甲炎，或指甲改变，如甲剥离、指甲凹陷或甲下角质化。

17.3.2 鉴别诊断

脊椎关节病与肠源性关节炎的鉴别通常是克罗恩病或溃疡性结肠炎的存在与否。不少于36%的IBD患者在其整个病程中会经历某种形式的脊柱病变，并可能因使用糖皮质激素治疗而加重。大多数肠源性关节炎的误诊发生在患者对IBD没有正式诊断，且开始表现为非特异性的腰背痛或腹痛。

在银屑病性关节炎（PA）中，关节受累的模式，如手的累及，有助于辨别。通过了解疾病的病理生理学，韧带骨化的位置和形态是可预测的。在强直性脊柱炎（AS）中，沿着椎体边缘的骨吸收和强直发生于骨化的韧带组织边缘。相比之下，银屑病型脊椎病的韧带骨化通常从骨边缘延伸2~3mm或更多，可以是水平方向，也可以是垂直方向；因此，它们是非边缘的韧带骨化。

对于反应性关节炎，诊断医师应考虑发热性关节炎，如Still's病、风湿热、淋球菌性关节炎、二期梅毒、脓毒性关节炎和免疫治疗相关的关节病。另外，还要考虑不对称寡关节炎，如痛风、银屑病性关节炎和类风湿性关节炎。尽管反应性关节炎是自限性疾病，但仍有高达15%~30%的患者可能长期进展成关节畸形或并发骶髂关节炎、炎症性颈椎病或继发性强直性脊柱炎。

17.3.3 影像学诊断

各种脊椎关节病在影像学上是相当相似的。脊柱和骶髂关节站立正位和侧位片最常用的诊断依据。MRI可用于诊断早期炎症改变。对于怀疑有颈椎病变的患者，可增加颈椎屈曲/后伸位和张口位X线检查。

17.3.4 治疗

在疾病的早期阶段，治疗主要是药物治疗。对于反应性关节炎，使用非甾体类抗炎药或激素（在严重病例中）进行支持治疗通常是足够的。大多数反应性关节炎病例是自限性的，不予治疗也会痊愈，一旦确定了感染源，也可以考虑使用抗生素。肠源性关节炎（EA）和银屑病性关节炎（PA）的治疗主要是使用生物制剂和靶向药物治疗潜在疾病。

考虑到炎症性肠病（IBD）的发病率，EA对脊柱外科医生提出了一个独特的挑战。在疾病发作期，患者经常会使用高剂量的糖皮质激素，可能对脊柱造成除了肠源性脊柱炎之外的其他影响。对于存在结肠造瘘的患者，拟行脊柱手术应更加谨慎，因为术后治疗及佩戴支具困难常常影响术后恢复。在考虑手术前，医生应与患者一起仔细分析这些并发症。

对于疾病晚期，患者有明确手术指征的情况下，包括顽固性疼痛需关节融合术治疗和矫正或预防畸形。治疗这些症状的方法与治疗其他脊柱关节病一样，包括减压、前后路内固定、截骨和融合术。

17.4　类风湿性关节炎

类风湿性关节炎（RA）是一种自身免疫性炎症，可引起多关节炎性侵蚀性关节损害。RA可严重损害颈椎关节，并可导致颈椎不稳定，如寰枢椎半脱位、下颈椎半脱位和颅底内陷（颅骨沉降）。

寰枢椎半脱位是由于齿状突和C1前弓之间形成了关节翳，导致横韧带断裂而导致不稳定。同样，下颈椎半脱位是由于下颈椎的赘骨形成，破坏钩椎关节和关节突关节。颅底凹陷症的定义是由于发生在枕骨、C1和/或C2处的侵蚀性骨丢失导致齿状突向颅骨移位。同时，这些变化增加了患者发生脊髓病和功能障碍的风险，因此需要急诊手术干预。自从引入甲氨蝶呤和生物制剂（如TNF-a抑制剂、利妥昔单抗等）后，药物治疗类风湿性关节炎的效果有所改善，减少了手术治疗的需要。

17.4.1　病史和体格检查

RA常见于青壮年至中年女性，表现为疲劳、关节僵硬、肿胀和疼痛。通常，关节发病为对称性，累及上肢和下肢的关节，如掌指关节炎（MCP）、近端指间关节炎（PIP）和跖趾关节炎（MTP）。疼痛和僵硬通常在晨起后不久最严重，并随着活动或非甾体类抗炎药的使用而改善。将早期类风湿关节炎与其他形式的炎症性关节炎区别，需要仔细的临床观察和相关的血清学〔RF，抗瓜氨酸肽（anti-CCP）〕和急性期反应物（ESR、CRP）依据。累及颈椎的 RA 患者根据不稳定的程度会主诉颈部疼痛、颈部活动能力丧失以及其他脊髓病症状，如行走困难、无力、尿失禁、四肢活动笨拙和痉挛。据统计有 33%~50% 的 RA 患者颈椎有显著的影像学表现，但无症状。因此，必须谨慎评估继发症状，因为在疾病急性发作或快速进展期往往需要立即手术治疗。

RA 患者的关节有压痛和肿胀，并伴有不同程度的畸形和功能障碍。手部的典型表现包括握力下降、手掌红斑、手指尺偏、结节和鹅颈畸形。严重风湿性关节炎常侵犯膝、髋、肘、腕和肩关节。其他表现包括皮下（类风湿）结节、脾肿大（Felty's 综合征）或肺部 X 线片异常，符合尘肺改变（Caplan's 综合征）。

患者可表现为颅颈交界区压痛，并伴有噼啪响声和 / 或头部屈曲时感觉向下坠的感觉。当重复上述动作时，触诊受影响的部位时可能出现一种"咔嗒"的声音。

17.4.2　鉴别诊断

尽管在专业名称上相似，但风湿性多肌痛和类风湿性关节炎等疾病表现却截然不同。RA 的一个特点是，颈椎容易被累及，但腰椎通常幸免。

2010 年，重新修订的风湿性关节炎诊断标准包括对疑似患有风湿性关节炎的患者进行适当的实验室检查（表 17.2）。包括血清学检查如 RF 和抗瓜氨酸肽（抗 CCP），以及炎症标志物如 ESR 和 CRP。

表 17.2　美国风湿病学会类风湿关节炎诊断标准

诊断范围	描述	#	参数 [a]
关节受累	中到大关节受影响	1	0
		2~10	1
	小关节受影响	1~3	2
		4~10	3
		> 10	5
血清学检查	RF 或抗 -CCP 滴度阴性		0
	RF 或抗 -CCP 低滴度 [b]		2
	RF 或抗 -CCP 高滴度 [c]		3
滑膜炎持续时间	> 6 周		1
炎症反应急性期	ESR 和 CRP 正常		0
	ESR 和 CRP 异常		1

注：患者在每个诊断领域能得到的最高分之和
a：诊断类风湿关节炎（RA）需要得到 6 分（总分 10 分）。
b：低滴度被定义为正常值上限的 1~3 倍。
c：高滴度定义为大于正常值上限的 3 倍。
缩写：抗 -CCP. 抗瓜氨酸肽；RF. 类风湿因子

17.4.3　影像学诊断

常规 X 线影像对评估寰枢椎不稳定、下颈椎半脱位或颅底凹陷很重要。正侧位、张口位和屈伸位评估寰齿间隙（ADI）、椎管直径和颅骨沉降指数。根据临床情况，CT 或 MRI 也可能是必要的。

寰枢椎失稳

寰齿间隙（ADI）的测量分为两部分：前寰齿间隙（AADI）和后寰齿间隙（PADI）。在颈椎侧位图上，AADI 是从 C1 前弓后缘到齿突前缘的距离。在正常健康成人中，AADI 通常小于 3mm，屈伸活动时也是不变的。AADI 大于 3mm 诊断为寰枢不稳，并可随屈伸而增加。PADI 是从齿突后缘至 C1 后弓前缘的距离。PADI 的正常值通常大于 14mm。一些研究报道，PADI 是评价神经损伤的一个更有用的指标，尤其是伴有颅骨沉降时。

下颈椎半脱位

通过测量受累颈椎椎体间移位来诊断下颈椎半脱位。偏离正常位置 4mm 表明脊髓受压风险增加。在较小的椎体（儿童）中，偏移距离大于椎体宽度的 20% 也表明类似风险增加。颈高指数也可以用来评估下颈椎半脱位。将受累及椎体的高度除以其宽度。颈椎高度指数小于 2 对判断神经损伤具有高度敏感性和特异性。

颅底凹陷症

颅底凹陷的影像学指标包括 3 个评分标准：Clark station 评分标准、Ranawat 评分标准和 Redlund-Johnell 评分标准。Clark Station 将齿状突分为 3 个相等的区（Ⅰ、Ⅱ、Ⅲ），如果 C1 前弓位于 Ⅱ 区或 Ⅲ 区，则认为结果为阳性。Ranawat 标准是指从 C2 椎弓根画垂线与 C1 绘制的水平线相交，男性 <15mm，女性 <13mm 为阳性。Redlund-Johnell 标准通过从 C2 椎体后面中点到 McGregor's 线（从硬腭后部到枕骨斜坡表面的线）画一条线来评估，男性 <34mm；女性 <29mm 被认为是阳性。这 3 种标准的结合可以非常有效的筛查颅骨沉降（94% 敏感性），不过缺乏足够的特异性。可以利用 CT 或 MRI 来进一步检查评估。

17.4.4　治疗

类风湿性关节炎的治疗主要是通过药物控制疾病的进展。早期发现和积极启动抗风湿药物（DMARDs）和生物制剂在减缓疾病进程方面既划算又有效。用于治疗类风湿关节炎典型 DMARDs，包括甲氨蝶呤、来氟米特、柳氮磺胺吡啶和羟氯喹。生物制剂通常是肿瘤坏死因子抑制剂，如阿达木单抗和依那西普。尽管许多有难治性疼痛、神经功能障碍和 / 或影像学不稳的患者仍然需要手术干预，但药物治疗减少了手术治疗的发生。

在寰枢椎 ADI 的 X 线测量异常的情况下，有各种不同的数值被作为手术指征参数。对于 AADI，建议距离为 6~10mm，而对于 PADI，则建议距离为 13~14mm。在任何一种情况下，半脱位都被认为是不稳定的，进展到脊髓受压的风险更高，因此需要 C1~C2 融合术（如果存在颅底凹陷，则可进行枕骨至 C2 融合术）。

常用的 C1~C2 融合术有 Magerl's 技术和 Goel-Harms 技术。在 Magerl's 技术中，C1 和 C2 后入路，使用经关节螺钉固定减少不稳定性。Magerl's 技术发明于 1986 年，由于融合率高（95% ~100%）而且术后不用使用 Halo 头支架固定，Magerl's 技术迅速成为 C1~C2 融合术的首选方案。Goel-Harms 技术将螺钉置入 C1 侧块和 C2 峡部或椎弓根，然后用连接棒固定。Elliot 等在 2014 年进行的 Meta 分析显示，两种技术在融合率、术后 30 天死亡率或神经损伤率方面没有显著差异。一些研究报告 Magerl's 技术螺钉位置不良和椎动脉损伤的发生率略高。根据外科医生的经验和熟悉程度，两种方法都是可以采用的。必须考虑患者的特异的解剖结构和病理特点，以减少术中椎动脉损伤的风险。术前应完善 CT 或 CT 血管造影，以了解患者椎动脉走行，因为椎动脉高跨或峡部过度狭窄可能妨碍经关节固定。通常，后路融合足以减少关节翳的形成，防止脊髓进一步受压。在极少数情况下，融合术后，关节翳可能无法消除，需要行齿状突切除术以缓解腹侧脊髓的残余压迫。

当颅底凹陷引起严重的神经损害时，颅骨沉降＞5mm，或在 MRI 上颈髓角＜135°，具备行枕骨至 C2 融合指征，在脑干严重损伤的情况下辅以齿状突切除术。枕颈融合可通过从枕骨至 C2 或以下使用钢板实现，并可切除 C1 后弓减压。寰枢椎不稳也可行后弓切除。

下颈椎融合的指征包括脱位大于 4mm 或大于椎体宽度的 20%，合并顽固性疼痛和 / 或神经损伤。目前选择的技术主要是侧块螺钉固定。技术方法分为 Magerl、Anderson 和 An 所描述的 3 种不同的技术，三者间的区别主要在进钉点和螺钉置入方向上有所不同。在一项比较这 3 种方法的尸体研究中，An 技术被认为是最不可能因螺钉轨迹引起神经损伤的技术。An 技术螺钉的方向为 C3~C6 向外侧 30°，向头侧 15°，进钉点为侧块中心内侧 1mm。在 C7~T2，侧块的前后径要小得多，需要更精确的轨迹。

17.5 弥漫性特发性骨质增生

弥漫性特发性骨质增生（DISH）是一种常见的全身性疾病，常累及脊柱，由于其常引起肌腱和韧带骨化，导致强直而常常被误诊为强直性脊柱炎。有报道称，50 岁以上人群中约有 10% 的人患有 DISH，发病机制尚不清楚。目前的理论认为，这可能是由于成骨细胞在骨寡聚结合过程中生长和功能异常引起的。

17.5.1 病史和体格检查

诊断为 DISH 的患者通常是无症状的，这种诊断常常是因其他原因行影像学检查时偶然发现而做出的。症状可能要到中老年才会出现。在严重的病例中，颈椎病患者还可能出现吞咽困难、声音嘶哑、睡眠呼吸暂停和 / 或喘鸣。随着骨化的进展，患者的脊柱变僵硬，低能量创伤导致骨折的风险增加。DISH 还可能导致椎管狭窄和神经源性跛行的风险增加。

DISH 还会导致周围关节骨质增生，包括但不限于手、膝、肩和肘关节。包括跟腱或股四头肌肌腱在内的更远端的肌腱也可能受到累及。

与其他脊柱关节病不同的是，它常发生在肥胖、高血压、糖尿病、痛风、高脂血症患者身上。因此，这些患者发生中风和冠心病的风险也更大。

17.5.2 鉴别诊断

DISH 最常发生在颈椎、胸腰段，诊断依据 Resnick-Niwayama 标准：4 个连续的椎骨前外侧骨化；同时椎间盘高度保持不丢失；缺乏强直性脊柱炎（AS）的更多特征（关节突关节僵硬和骶髂关节退行性改变）（图 17.1）。

颈椎病和 AS 可能是 DISH 鉴别诊断中最常见的两种疾病。颈椎病的特点是椎间盘退行性变和应力性脊柱肥大，不同于 DISH，颈椎病没有广泛的韧带受累。DISH 典型的表现是胸椎右侧前纵韧带骨化。DISH 很少累及 SI 关节，而且比 AS 更容易引起神经并发症。影像学检查也可以揭示 AS 和 DISH 之间的差异，包括骨赘外观、椎间盘高度的保留和韧带骨化的程度。

临床医生在鉴别诊断 DISH 时还应考虑其他韧带骨化疾病：后纵韧带骨化（OPLL）、黄韧带骨化（OYL）、项韧带骨化（ONL）。虽然以上每种疾病都是独立的，但它们都具有肥厚增生的病理特征。如果其中一种疾病存在，则是评估整个脊柱，也是行术前全脊柱影像学检查的一个指征。

OPLL 与 DISH 相似，然而它更常累及颈椎后纵韧带。OPLL 在亚洲人中很常见，导致中央管狭窄和脊髓病的发生率很高。根据侧位片上的特征分成 4 种类型：连续型、节段型、混合型和局部型。连续型 OPLL 纵跨连续的椎体和椎间盘，而节段性 OPLL 仅局限于单个椎

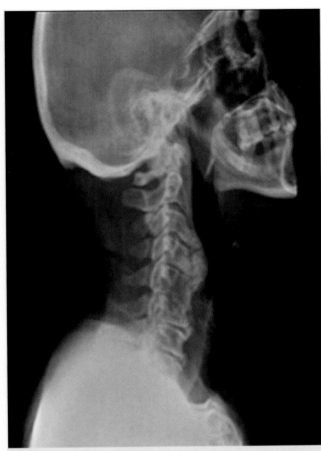

图 17.1 颈椎侧位后伸片（CR）显示弥漫性特发性骨肥大增生（DISH）时前纵韧带明显骨化

体后方的韧带骨化。混合型 OPLL 具有连续型和节段型的表型特征。局限性 OPLL 仅累及椎间盘后方韧带。减压手术适用于有脊髓症状的患者，可以通过椎板切除术或椎板成形术和 / 或前路椎间盘切除术 / 椎体次全切除术来实现。

OYL 是指发生于黄韧带上的异常骨化，也可引起脊髓病变，通常发生在下胸段。在伴有腰椎病变的患者中，由于两者的症状在临床表现上相似，OYL 有时易被漏诊，在这种情况下行腰椎减压手术，有时会导致灾难性的后果，因为定位可能会对圆锥造成很大的压力。OYL 的治疗通常在受累节段后路减压和固定融合来完成。

ONL 从它的表象和位置来看，它不太可能是导致临床症状的来源，但是，因为它经常出现在关节炎患者的检查中，ONL 的病因是有争议的。它在诊断为 DISH、OPLL 或 OYL 的患者中更常见。有时被误诊为颈椎棘突撕脱骨折（"泥铲样"骨折）。

17.5.3 影像学诊断

受累区域的正侧位片有助于评估 DISH。特征性表现包括沿 T7~T11 的前纵韧带右侧骨赘形成。这种不对称骨赘形成的原因目前尚不清楚，有人认为与主动脉在胸廓中的位置有关。

临床医生可以利用超声或 CT 可以很容易地分辨炎症病变或骨化。此外，对于有颈部疼痛或外伤史的患者，医生应要求进行 CT 和 MRI 检查，以排除骨折和 / 或硬膜外血肿。

17.5.4 治疗

大多数 DISH 患者可以通过物理治疗、支具和运动调整来保守治疗。非甾体类抗炎药和双磷酸盐治疗也可以用于治疗该疾病，因为它们可以限制了异位骨化和骨赘的形成。稳定型骨折可以通过颈椎牵引和支具固定进行治疗，但必须注意避免因固有韧带病变引起的过度牵引。不稳定骨折、狭窄、畸形和 / 或继发性脊髓病是减压融合术的指征。

17.6 Paget's 病

Paget's 病（PD）通常被认为是一种骨代谢疾病，其特征是成骨细胞和破骨细胞活性增加。脊柱是 PD 第二常见的受累部位（第一是骨盆），可引起背部疼痛、椎管狭窄和神经损伤。PD 的发病机制分为 3 个阶段：初始破骨期、最终成骨细胞期、破骨 / 成骨混合期。有些人报告说还有第 4 个阶段，在这个阶段，骨骼的新陈代谢处于不活跃状态，成骨过程暂时停止。与 DISH 或其他韧带骨化疾病一样，PD 可以被认为是一种由于骨形成异常而引起的肥厚增生性疾病。

17.6.1 病史和体格检查

PD 是一种常见病，主要累及颅骨、脊柱、骨盆和四肢骨骼。患者主诉往往与其疾病的进程相关。骨痛是由骨溶解引起的，在夜间或负重时加重。骨骼肥大也可能很明显，肉眼可以看到明显的畸形。由于骨代谢活动的变化，医生在触诊受累部位时也可能感到体温升高，这通常是由受累部位血管增多所引起的。初次发病后，PD 很少扩散，它仅累及于初次诊断时受累的骨骼。

PD 还具有很强的遗传性和很高的外显率。真系亲属通常会患有相同的疾病，尽管累及的形式可能不同。此外，一些研究报道 PD 可能是一种人畜共患病，如犬、猫、鸟或牛的副黏病毒感染可诱发它们的主人的发病。

目前，骨膜 – 骨内膜交界界面的骨重塑分 4 种模式，可以解释影像学上的解剖变化：①骨膜与正常骨内膜贴附；②骨膜贴附与骨内膜吸收；③骨膜与骨内膜贴附；④灶状骨膜贴附。简而言之，骨膜贴壁始终存在，尽管骨内膜重构在很大程度上导致了 PD 中特异的解剖学特性。

颅脑受累表现为颅神经受累而继发的头痛和可能出现的视力或听力改变。患者还可能出现前额隆起，导致头围增大，或累及面部骨骼，导致狮子样外貌。PD 也影响上颌骨和下颌骨，提示检查者检查齿系的变化。骨形成过度可能导致牙槽嵴的对称扩大，牙齿间距、僵硬和 / 或黏结，可能需要拔除。

在四肢受累时，疾病进展可能导致股骨或胫骨弯曲、四肢缩短和行走时疼痛或步态异常。这些发现通常只在晚期或治疗不当的 PD 中出现。

PD 患者的椎骨增生肥大可引起背痛、椎管狭窄、神经根病或脊髓病等症状。当 PD 患者出现神经症状时，病因包括：重塑导致的压迫性 Pagetic 畸形、血管损伤、创伤或压迫恶性进展。神经症状在颈椎和 / 或胸椎更常见，临床上表现与腰椎管狭窄不同。

17.6.2 鉴别诊断

由于影像学上的弥漫性畸形和硬化症，临床医生应考虑其他骨骼代谢性疾病和 / 或恶性肿瘤。孤立的硬化病变可能包括内生软骨瘤、骨梗死和内生骨疣。弥漫性受累可能提示甲状旁腺功能亢进或恶性肿瘤（转移瘤、白血病、淋巴瘤）。适当的实验室和影像学检查有助于 PD 的早期发现。实验室检测的异常包括血红蛋白升高和尿中羟脯氨酸、碱性磷酸酶和 / 或钙含量升高。

17.6.3 影像学诊断

检查者在诊断 PD 时应考虑更多的影像学检查方法。骨扫描可能发现未被怀疑的 PD，需要进一步检查明确。X 线片通常表现出特征性表现，CT 和 MRI 可以进一步评估疾病及其后遗症的程度。

X 线片应包括症状区域的多重视图。根据疾病的不同阶段，骨密度往往会波动，在平片上的表现也不同。在溶髓期，常表现弥漫性灶性透光区和皮质变薄。相反，重塑期表现为皮质增厚。混合期是重塑期和溶解期的结合，并伴有硬化病变。PD 中骨小梁的溶解和增厚在常规 X 线片上表现为蜂窝状影像，容易与更常见的椎体血管瘤相混淆。PD 可以通过血管瘤中没有的皮质增厚和整体骨肥大来鉴别。

对于脊柱，椎体周径增大的改变可以通过 X 线片观察到。由于椎体终板不能形成骨膜骨内膜连接，因此很少出现高度增加。PD 的最早证据出现在混合期，表现为与终板平行的骨小梁增生，前后缘同时发生骨膜骨内膜改变。这使椎骨呈"相框"外观。

CT 可以更敏感地检查椎体和后方结构的变化。在受累椎体的轴向切面上可以很容易地检测到皮质变薄和骨髓含量减少，从而对脊柱重塑过程中发生的相应

的特异性改变进行表征。重建有助于更好地描述肥厚性改变，特别是在疾病的早期。

MRI 在研究椎体的骨小梁变化方面有特殊的用途。通常，继发骨髓改变的 T1 和 T2 加权图像上信号强度都是不均匀的。少数情况下，在严重的硬化症中，椎体可能有明显的信号丢失（与传统 X 线片上象牙状椎体外观相对应）。MRI 也可以对软组织进行精准检查，并能够检测硬膜外脂肪的骨化。MRI 也可以用于检测神经病变症状，因为轴位成像可以识别 Pagetic 病变导致脊髓受压。

17.6.4 治疗

PD 主要采用非手术治疗（非甾体类抗炎药）或双磷酸盐治疗来抑制破骨细胞活性。降钙素可作为顽固性 PD 的二线用药。这些药物对大多数患者的 PD 控制相对较好。甲状旁腺类药物，如特立帕肽，由于增加骨肉瘤形成的风险，是 PD 的禁忌证。

PD 的手术指征是继发于脊柱重塑和肥大继发的椎管狭窄和脊髓病，通常采取后路减压融合来治疗。在极少数情况下，Paget's 病也可能恶变为肉瘤，需要手术切除。由于 PD 患者骨代谢活动增加，术前推荐使用降钙素或双磷酸盐治疗以减少血管分布，并减少术中出血。

17.7 其他炎症脊椎病

17.7.1 寡关节炎

寡关节炎是指幼年特发性关节炎（JIA）的一种特殊症候群，包括眼部、流感样和偶尔的脊柱疼痛表现。该综合征不应与更熟悉的术语"寡关节炎"混淆，少关节炎的意思是累及 2~4 个关节。

17.7.2 痛风和假性痛风

痛风很少累及脊椎，但当它累及脊椎时，它可能引起炎症和量效性神经根病。对于急性脊柱或神经根疼痛的患者应该怀疑此病，当有明显尿酸升高，可确诊痛风。椎管内痛风结节在 T1 像上表现为低信号。如果术中标本或疼痛部位抽取物显示负双折射针状尿酸钠晶体，则可明确诊断。

假性痛风是结晶性炎症关节病的另一种形式，可引起关节周围组织炎性肿块引起关节突关节、脊髓或根性疼痛症状。显微镜下可检测出炎症组织中含有焦磷酸钙晶体存在，呈正双折射菱形。

17.7.3 滑膜炎、痤疮、脓疱病、骨肥厚和骨髓炎综合征

滑膜炎、痤疮、脓疱病、骨肥厚和骨髓炎（SAPHO）

综合征是一种罕见的炎症性疾病，与脊椎关节病有许多共同的特征。SAPHO 综合征的发病机制被认为是遗传和环境因素的共同作用，因为它也有较高的 HLA-B27 检出率和与痤疮丙酸杆菌、金黄色葡萄球菌、放线菌、梅毒螺旋体、韦永氏球菌属和艾肯氏菌低度感染有关。SAPHO 综合征主要影响年轻人，根据其命名"滑膜炎、痤疮、脓疱病、骨肥厚和骨髓炎综合征"。临床表现除了骨肥大、骨髓炎和滑膜炎外，还有一些皮肤病变。它也可能表现为肌腱炎和关节病，主要影响胸壁的胸肋和胸锁关节。SAPHO 综合征也影响脊柱，并可能引起胸椎和腰椎疼痛，这与 MRI 上特有的信号改变有关。慢性难治性多灶性骨髓炎（CRMO）是一种复发性骨髓炎，表现出与 SAPHO 相似，但很少能累及脊柱。

17.7.4　褐黄病（黑酸尿症）

褐黄病是一种罕见的常染色体隐性代谢病，其特征是无法代谢尿黑酸。这会导致在机体结缔组织堆积和损伤，并可能形成显著的影像学影响，特别是在椎间盘。褐黄病性脊椎关节病也可引起椎体骨质疏松症和脊柱韧带骨化。如果并有严重的椎间盘退变导致椎间盘突出或脊柱病，可能需要手术治疗。

17.7.5　其他炎症性疾病

许多非炎症性脊椎疾病本章没有讨论，但由于其相似的特征，脊柱炎症性疾病患者的鉴别诊断必须将它们包括在内。风湿性多肌痛（PMR）主要是一种肌肉疾病，表现为背部和肩部疼痛，伴有炎症指标升高，通常对系统性使用皮质类固醇激素敏感。大约 10% 的 PMR 患者也有颞动脉炎和脑血管意外的风险。腰椎棘突撞击症（Baastrup 病）是指肥大的棘突接触区域周围软组织的局部炎症反应。放射性骨髓炎最常见的原因是放射治疗造成的骨损伤和／或骨反应。休门氏病（Scheuermann's 病）是一种病因不明的软骨发育性疾病，导致脊柱后凸畸形。感染性和非感染性脑膜和脊髓疾病，如多发性硬化症、Guillain-Barre 综合征和各种形式的脑膜炎，都可能有脊髓疼痛和神经功能障碍，并与脊柱肌肉骨骼症状交叉。将它们纳入鉴别诊断是很重要的。

虽然本章的引言中已经提到过，但值得重复强调的是，脊柱感染在第 17 章中已经提及，并且需要注意的是，骨髓炎和椎间盘炎往往不能早期诊断，因为没有发烧和其他典型的感染性疾病的体征。

17.8　结论

脊柱非感染性炎症是相对比较常见的疾病，不同程度地影响脊柱和周围骨骼系统。它们影响年轻人，与等位基因 HLA-B27 有很强的遗传相关性。生物制剂和抗风湿药物治疗极大地改善了这些疾病的预后，并减少了手术干预的需要。然而，在某些情况下，有些患者对保守治疗效果不佳，出现了顽固性的疼痛、畸形、创伤和／或功能障碍需要手术治疗。手术技术包括截骨术（SPO、PSO、VCR、CEO）和单节段或多节段减压融合术。总的来说，脊柱外科医生需要对炎症性脊柱关节病有深刻地了解，以更好地诊断和治疗这类脊柱疾病患者。

要点

- 对于患有非机械性腰痛的 20~30 岁白人男性，应特别询问其胸痛、晨僵和家族史。体查应包括按压骶髂关节（SI）诱发疼痛和胸部扩张度测量。HLA-B27 抗原检测和抗炎治疗反应，虽然不是特异性的，但能有助于正确识别疼痛诱因。
- 强直性脊柱炎（AS）是一种常见的疾病。它可能引起臀部和轴性疼痛，并引起直腿抬高阳性。它可能与椎间盘突出、椎体滑脱以及其他需手术治疗的疾病共存。注意：当疼痛的原因不清楚时，仅对椎间盘病变手术治疗，AS 可能会导致不好的结果，而且不会消失。
- 胸椎有 12 个椎间盘关节，24 个关节突关节，48 个肋椎关节，总共有 84 个关节。你有没有想过为什么多关节疾病患者会出现胸痛？
- 当主诉为颈部活动时疼痛，且查体显示旋转时疼痛大于屈伸时，应确保常规 X 线检查包括良好的张口位影像（OM）。OM 经常被忽略，这可能导致寰枢病理诊断的错误。线索是旋转时疼痛加重。
- 外科医生的一系列减压和／或矫正畸形的手术方法，就像患者所承受的痛苦和功能丧失的复杂性一样令人难以置信。除紧急情况外，不应急着选择手术治疗。
- C1~C2 后路融合手术前，应考虑患者的解剖和病理变异，以降低椎动脉损伤的风险。
- 随着药物治疗的不断发展，脊椎关节病需要手术治疗的情况已经明显减少。虽然避免手术通常是好的，但治疗的目的是使患者维持更好状态。有时，手术治疗就是好的保守治疗。
- 不能仅从骨科脊柱方向诊断这类疾病，并不意味着患者的症状不是来源于多发性硬化症、风湿性多肌痛或帕金森氏病等其他疾病。
- 综合考虑患者颈椎影像学参数和运动的影响，并结合相关的病史和病征，以评估 RA 患者全身麻醉的风险。

17.9　病例分析

17.9.1　病例 1

男性患者，37 岁，表现为持续性、轻、中度进行性胸背痛 3 个月，随着运动而加重。患者否认有任何其他症状，不过他提到在他 20 岁出头的时候有过两次手部皮肤脱落的病史。查体该患者健康，胸部触诊有明显压痛，胸腰椎在前屈和后伸时疼痛。神经系统检查和实验室检查正常。CT 和 MRI 示（图 17.2）。两次活组织检查和正电子发射断层扫描（PET）扫描结果都为阴性，最终诊断怀疑为 SAPHO 综合征的脊椎炎。

17.9.2　病例 2

男性患者，36 岁，在车祸后前来就诊。患者诉长期有双侧葡萄膜炎病史、周期性的膝关节和肩关节肿胀和疼痛。体查发现患者颈部屈曲、伸展和旋转明显受限，只能平视。肩、髋关节活动范围基本正常，但活动时会导致中等程度疼痛。腰椎活动范围受限，但侧屈时指尖可以触及小腿。腰椎影像学检查如图 17.3 所示。CT 和 MRI 未发现骨折。患者被诊断为 AS，给予塞来昔布止痛，并接受抗风湿病治疗。

17.9.3　病例 3

女性患者，78 岁，主诉头部左侧后方疼痛一年多。疼痛向上辐射到左侧的头皮，并且伴有颈部僵硬和活动时疼痛。否认疼痛向手臂放射、笨拙、麻木，或乏力。她接受过抗炎药、物理治疗和多次激素封闭治疗，但没有任何缓解。查体发现她的颈部活动因疼痛而严重受限。颞动脉可触及，无压痛，神经系统检查无异常。X 线片显示 C1~C2 关节间隙丢失并伴有终板硬化。颈椎 CT 明确提示左侧 C1~C2 关节炎、旋转不稳定（齿突向右偏），以及齿突的侵蚀性病变（图 17.4）。顽固性疼痛导致了 C1~C4 后方融合，这使她疼痛得到较满意的缓解。

17.9.4　病例 4

男性患者，48 岁，肥胖，坠落伤后右胸壁和右腰背部疼痛 4 个月。受伤时，发现右第 10 肋骨骨折，诉受伤以来疼痛无改善。查体患者肋骨周围无明显压痛、叩击痛，呼吸或双手举过头顶不受限。胸部 X 线片显示其胸椎右侧有大片骨赘，考虑诊断 DISH（图

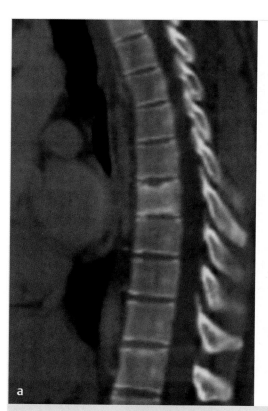
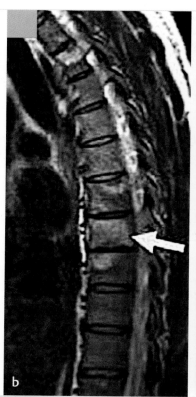
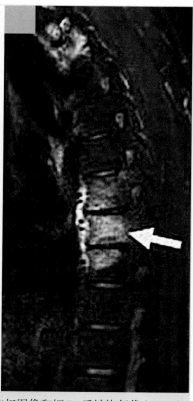

图 17.2　（a，b）胸椎 CT 和磁共振成像（MRI）显示 T8 椎体轻度硬化，终板不规则。T2 加权图像和短 T1 反转恢复像（STIR）显示高度骨髓水肿。注意相邻椎体反向"C"形信号改变（箭头所示），这是典型的滑膜炎、痤疮、脓疱病、骨肥厚和骨髓炎（SAPHO 综合征）影像学改变

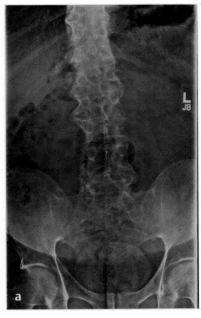

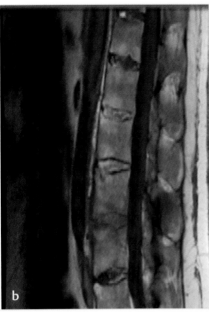

图17.3 腰椎正位CR显示晚期关节炎变化：椎间盘、关节突关节和骶髂关节（SI）影像消失（a）腰椎侧位磁共振成像（MRI）的显示椎体呈方形与边缘韧带骨化形成跨越椎间盘间隙（b）。椎间盘软组织和关节内膜被对称结节样强直脊柱取代，也称"竹节样"改变，是典型的晚期强直性脊柱炎（AS）表现

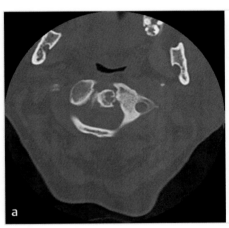

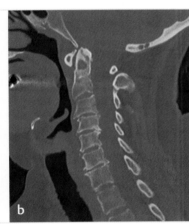

图17.4 （a，b）C1~C2轴位和矢状位CT显示齿状突的溶骨性病变。齿突在轴位CT上偏心位表明失稳。对该患者的评估没有明确诊断

17.5）。胸椎CT显示黄韧带骨化，延伸到两侧T5和T6椎板下方（图17.6）。MRI显示硬膜囊消失。脊髓内信号无异常。每6个月复诊，如果出现脊髓症状，随时复诊。他了解自己的病情，依从性良好，希望避免手术。根据对该患者研究表明，脊椎序列和椎旁异位骨化之间存在某些尚未明确的联系。

17.9.5　病例5

男性患者，30岁，主诉近10年的阵发性剧烈背痛，2周前急性发作。疼痛现已缓解，目前疼痛症状放射到左臀部和下肢。腰椎疼痛位于两侧，跨过中线，但无右下肢放射症状。查体患者因疼痛而不愿坐下，没有明确运动或感觉功能障碍的定位迹象。腰椎椎旁肌肉紧张，活动范围明显减少。胸阔扩张度测量为2.54~3.81cm。腰椎和骨盆的X线片显示SI关节可疑硬化和关节突关节存在骨吸收。MRI显示SI关节有轻微的炎症表现（图17.7）。患者炎症标志物（ESR、

CRP）升高，HLA-B27阳性。诊断为一种未分化的脊椎关节病，高度考虑是AS，并转到风湿病科进行治疗。

17.9.6　病例6

男性患者，51岁，骨科门诊就诊。他来就诊时戴着软颈圈。主诉自己滑倒摔跤后颈部疼痛，但自认为受伤不严重。没有神经功能障碍的症状，既往也没有严重的颈部外伤史。受伤当天在诊所行影像学检查，检查医生怀疑骨折（图17.8）。患者想停止使用软颈围。医生根据情况同意患者不戴颈围正常活动，随访几天并无不适。

17.9.7　病例7

男性患者，37岁，5个月前搬运重型机械时受伤。当时，他听到背部"噼啪"声，随后感剧烈疼痛。此后，尽管服用了抗炎药物和接受了物理治疗，患者仍无法重返工作岗位。持续、剧烈疼痛，活动时加重，

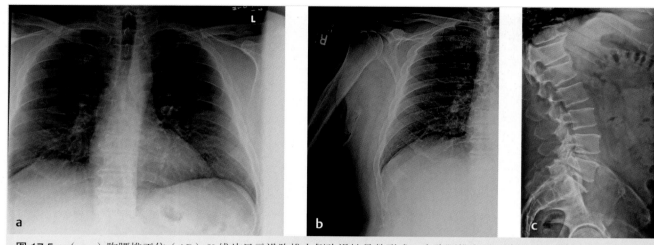

图 17.5 （a~c）胸腰椎正位（AP）X 线片显示沿胸椎右侧弥漫性骨赘形成，在胸腰椎交界区弥漫性韧带骨化骨赘形成，提示弥漫性特发性骨肥大增生（DISH）

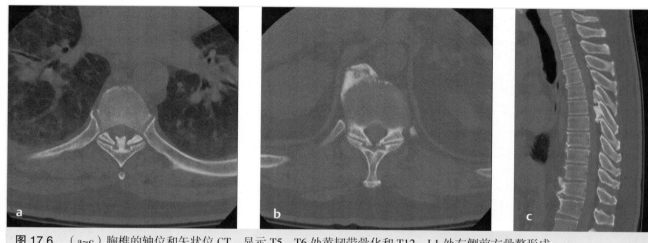

图 17.6 （a~c）胸椎的轴位和矢状位 CT，显示 T5、T6 处黄韧带骨化和 T12、L1 处右侧前方骨赘形成

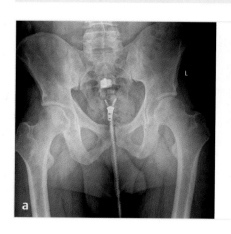

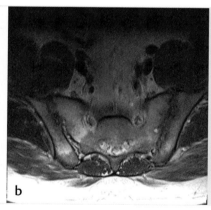

图 17.7 （a，b）CR 和 T2 加权像磁共振成像（MRI）显示骶髂关节（SI）存在可疑的硬化改变和信号强度增强

主要是中胸段，放射到前胸壁。查体发现在胸腰椎交界区疼痛导致脊柱活动范围减小。受伤时的 X 线片显示 T10~T11 前部分椎间盘轻度突出。HLA-B27 阴性，建议患者随访。但患者症状在随后 1 年内持续存在，对他进行重新评估。CT 显示左胸第 8 肋椎关节关节炎，可能是创伤所致的（图 17.9）。通过局部糖皮质激素注射封闭患者症状改善，避免了肋椎关节切除等外科手术治疗。

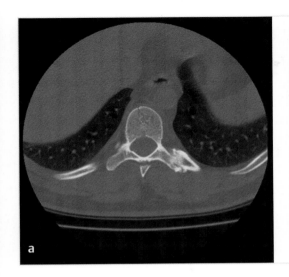
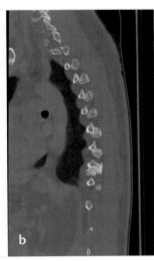

图17.9 （a，b）T8轴位和矢状位CT显示左侧肋骨创伤后关节炎。

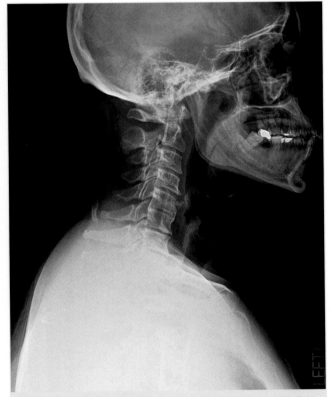

图17.8 颈椎侧位CR显示C5~C6颈椎病变和颈韧带骨化，而不是颈椎棘突撕脱性骨折（"泥铲形"骨折）

17.10 模拟执业考题

1. 65岁女性患者，在低速机动车事故后出现急性颈部疼痛。患者无其他损伤，运动和神经检查大致正常。颈椎CT扫描显示C6椎体稳定过伸型骨折，并与邻近节段形成弥漫性桥样骨赘。患者被置于颈椎矫形器上并入院监护。下一步处理最合适的是下列哪一种？

    a. 无症状6h出院并随访

    b. Gardner-Wells牵引治疗

    c. 前路C6~C7椎间盘切除融合术

    d. 后路C6~C7减压及固定融合术

    e. 进一步行MRI检查

2. 55岁女性风湿性关节炎患者到诊所随访。在她最近一次就诊时，发现寰齿前间隙（AADI）为4.4mm（屈伸时分别为7 mm和3.6mm）。现患者无症状，体查正常。颈椎复查X线片显示AADI为11mm（屈伸时分别为13mm和8mm）。Clark Station Ⅲ级。医生计划行手术治疗并完善术前影像学检查。在CT上，发现双侧颈椎峡部狭窄和椎动脉高跨。以下哪一种手术技术最适合这位患者？

    a. Magerl's技术行C1~C2固定

    b. Goel-Harms技术行C1~C2固定

    c. An技术行C1~C2固定

    d. 枕部至C2枕颈融合

    e. 枕部至C3枕颈融合

3. 53岁男性患者，有心力衰竭、糖尿病和肥胖病史，主诉腰背痛、僵硬6个月，晨起时最严重。腰椎X线片显示L1~L5椎体韧带骨化。下一步最合适的治疗是什么？

    a. 保守治疗

    b. 参考风湿病处理，评估是否AS

    c. 完善影像学看是否存在隐匿性骨折

    d. 腰椎减压融合术

    e. HLA-B27试验

4. 44岁男性患者，有AS病史，因在楼梯上跌倒后突发急性颈痛入院。经检查，患者双上肢无力。颈椎影像学检查显示C4不稳定过伸型骨折并硬膜腹侧血肿压迫。治疗上下一步最合适的方案是什么？

    a. C3~C5后路固定融合术

    b. C3~C7后路固定融合术

c. 枕颈融合至 C5

d. 前路颈椎间盘切除 / 椎体次全切除术，C3~C5 融合术

e. 保守治疗．

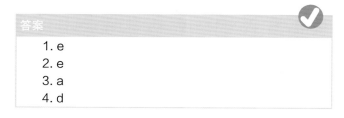

答案

1. e
2. e
3. a
4. d

参考文献

[1] Reveille JD. Epidemiology of spondyloarthritis in North America. Am J Med Sci. 2011; 341(4):284–286.

[2] El Maghraoui A. Osteoporosis and ankylosing spondylitis. Joint Bone Spine. 2004; 71(4):291–295.

[3] Momeni M, Taylor N, Tehrani M. Cardiopulmonary manifestations of ankylosing spondylitis. Int J Rheumatol. 2011; 2011:728471.

[4] Rezvani A, Ergin O, Karacan I, Oncu M. Validity and reliability of the metric measurements in the assessment of lumbar spine motion in patients with ankylosing spondylitis. Spine. 2012; 37(19):E1189–E1196.

[5] Raychaudhuri SP, Deodhar A. The classification and diagnostic criteria of ankylosing spondylitis. J Autoimmun. 2014; 48–49:128–133.

[6] Fisher LR, Cawley MI, Holgate ST. Relation between chest expansion, pulmonary function, and exercise tolerance in patients with ankylosing spondylitis. Ann Rheum Dis. 1990; 49(11):921–925.

[7] van der Linden S, Valkenburg HA, Cats A. Evaluation of diagnostic criteria for ankylosing spondylitis: a proposal for modification of the New York criteria. Arthritis Rheum. 1984; 27(4):361–368.

[8] Kubiak EN, Moskovich R, Errico TJ, Di Cesare PE. Orthopaedic management of ankylosing spondylitis. J Am Acad Orthop Surg. 2005; 13(4):267–278.

[9] Grigoryan M, Roemer FW, Mohr A, Genant HK. Imaging in spondyloarthropathies. Curr Rheumatol Rep. 2004; 6(2): 102–109.

[10] Suk K-S, Kim K-T, Lee S-H, Kim JM. Significance of chin-brow vertical angle in correction of kyphotic deformity of ankylosing spondylitis patients. Spine. 2003; 28(17):2001–2005.

[11] Thumbikat P, Hariharan RP, Ravichandran G, McClelland MR, Mathew KM. Spinal cord injury in patients with ankylosing spondylitis: a 10-year review. Spine. 2007; 32(26): 2989–2995.

[12] Kurucan E, Bernstein DN, Mesfin A. Surgical management of spinal fractures in ankylosing spondylitis. J Spine Surg. 2018; 4(3):501–508

[13] Gill JB, Levin A, Burd T, Longley M. Corrective osteotomies in spine surgery. J Bone Joint Surg Am. 2008; 90(11): 2509–2520.

[14] Song K, Su X, Zhang Y, et al. Optimal chin-brow vertical angle for sagittal visual fields in ankylosing spondylitis kyphosis. Eur Spine J. 2016; 25(8):2596–2604.

[15] Buckland AJ, Puvanesarajah V, Vigdorchik J, et al. Dislocation of a primary total hip arthroplasty is more common in patients with a lumbar spinal fusion. Bone Joint J. 2017; 99-B(5):585–591.

[16] Holden W, Orchard T, Wordsworth P. Enteropathic arthritis. Rheum Dis Clin North Am. 2003; 29(3):513–530, viii.

[17] Sankowski AJ, Lebkowska UM, Cwikła J, Walecka I, Walecki J. Psoriatic arthritis. Pol J Radiol. 2013; 78(1):7–17.

[18] Peluso R, Di Minno MND, Iervolino S, et al. Enteropathic spondyloarthritis: from diagnosis to treatment. Clin Dev Immunol. 2013; 2013:631408.

[19] Cheeti A, Ramphul K. Arthritis, Reactive (Reiter Syndrome). In: StatPearls. Treasure Island, FL: StatPearls Publishing; 2018.

[20] Resnick D. Inflammatory disorders of the vertebral column: seronegative spondyloarthropathies, adult-onset rheumatoid arthritis, and juvenile chronic arthritis. Clin Imaging. 1989; 13(4):253–268.

[21] Reiter MF, Boden SD. Inflammatory disorders of the cervical spine. Spine. 1998; 23(24):2755–2766.

[22] Gillick JL, Wainwright J, Das K. Rheumatoid arthritis and the cervical spine: a review on the role of surgery. Int J Rheumatol. 2015; 2015:252456.

[23] Aletaha D, Neogi T, Silman AJ, et al. Rheumatoid arthritis classification criteria: an American College of Rheumatology/European League Against Rheumatism collaborative initiative. Arthritis Rheum. 2010; 62(9):2569–2581.

[24] Heidari B. Rheumatoid arthritis: early diagnosis and treatment outcomes. Caspian J Intern Med. 2011; 2(1): 161–170.

[25] Riew KD, Hilibrand AS, Palumbo MA, Sethi N, Bohlman HH. Diagnosing basilar invagination in the rheumatoid patient: the reliability of radiographic criteria. J Bone Joint Surg Am. 2001; 83(2):194–200.

[26] Sizova L. Approaches to the treatment of early rheumatoid arthritis with disease-modifying antirheumatic drugs. Br J Clin Pharmacol. 2008; 66(2):173–178.

[27] Papadopoulos SM, Dickman CA, Sonntag VK. Atlantoaxial stabilization in rheumatoid arthritis. J Neurosurg. 1991; 74 (1):1–7.

[28] Boden SD, Dodge LD, Bohlman HH, Rechtine GR. Rheumatoid arthritis of the cervical spine: a long-term analysis with predictors of paralysis and recovery. J Bone Joint Surg Am. 1993; 75(9):1282–1297.

[29] Oda T, Yonenobu K, Fujimura Y, et al. Diagnostic validity of space available for the spinal cord at C1 level for cervical myelopathy in patients with rheumatoid arthritis. Spine. 2009; 34(13):1395–1398.

[30] Kawaida H, Sakou T, Morizono Y, Yoshikuni N. Magnetic resonance imaging of upper cervical disorders in rheumatoid arthritis. Spine. 1989; 14(11):1144–1148.

[31] Mallory GW, Halasz SR, Clarke MJ. Advances in the treatment of cervical rheumatoid: less surgery and less morbidity. World J Orthop. 2014; 5(3):292–303.

[32] Magerl F, Seemann P-S. Stable Posterior Fusion of the Atlas and Axis by Transarticular Screw Fixation. In: Kehr P, Weidner A, eds. Cervical Spine I: Strasbourg 1985. Vienna: Springer Vienna; 1987:322–327.

[33] Fielding JW, Hawkins RJ, Ratzan SA. Spine fusion for atlanto-axial instability. J Bone Joint Surg Am. 1976; 58(3): 400–407.

[34] Sen MK, Steffen T, Beckman L, Tsantrizos A, Reindl R, Aebi M. Atlantoaxial fusion using anterior transarticular screw fixation of C1-C2: technical innovation and biomechanical study. Eur Spine J. 2005;

14(5):512–518.

[35] Elliott RE, Tanweer O, Boah A, et al. Outcome comparison of atlantoaxial fusion with transarticular screws and screwrod constructs: meta-analysis and review of literature. J Spinal Disord Tech. 2014; 27(1):11–28.

[36] Mohamed E, Ihab Z, Moaz A, Ayman N, Haitham AE. Lateral mass fixation in subaxial cervical spine: anatomic review. Global Spine J. 2012; 2(1):39–46.

[37] Xu R, Haman SP, Ebraheim NA, Yeasting RA. The anatomic relation of lateral mass screws to the spinal nerves: a comparison of the Magerl, Anderson, and An techniques. Spine. 1999; 24(19):2057–2061.

[38] An HS, Gordin R, Renner K. Anatomic considerations for plate-screw fixation of the cervical spine. Spine. 1991; 16 (10) Suppl:S548–S551.

[39] Nascimento FA, Gatto LAM, Lages RO, Neto HM, Demartini Z, Koppe GL. Diffuse idiopathic skeletal hyperostosis: a review. Surg Neurol Int. 2014; 5 Suppl 3:S122–S125.

[40] Mader R, Verlaan J-J, Eshed I, et al. Diffuse idiopathic skeletal hyperostosis (DISH): where we are now and where to go next. RMD Open. 2017; 3(1):e000472.

[41] Kiss C, Szilágyi M, Paksy A, Poór G. Risk factors for diffuse idiopathic skeletal hyperostosis: a case-control study. Rheumatology (Oxford). 2002; 41(1):27–30.

[42] Vaishya R, Vijay V, Nwagbara IC, Agarwal AK. Diffuse idiopathic skeletal hyperostosis (DISH)—a common but less known cause of back pain. J Clin Orthop Trauma. 2017; 8(2):191–196.

[43] Tsukamoto Y, Onitsuka H, Lee K. Radiologic aspects of diffuse idiopathic skeletal hyperostosis in the spine. AJR Am J Roentgenol. 1977; 129(5):913–918.

[44] Park DA, Kim SW, Lee SM, Kim CG, Jang SJ, Ju CI. Symptomatic myelopathy caused by ossification of the yellow ligament. Korean J Spine. 2012; 9(4):348–351.

[45] Toyoda H, Terai H, Yamada K, et al. Prevalence of diffuse idiopathic skeletal hyperostosis in patients with spinal disorders. Asian Spine J. 2017; 11(1):63–70.

[46] Hadjipavlou AG, Gaitanis LN, Katonis PG, Lander P. Paget's disease of the spine and its management. Eur Spine J. 2001; 10(5):370–384.

[47] Sabharwal R, Gupta S, Sepolia S, et al. An insight in to Paget's disease of bone. Niger J Surg. 2014; 20(1):9–15.

[48] Dell'Atti C, Cassar-Pullicino VN, Lalam RK, Tins BJ, Tyrrell PN. The spine in Paget's disease. Skeletal Radiol. 2007; 36(7): 609–626.

[49] Rozin AP, Nahir AM. Is SAPHO syndrome a target for antibiotic therapy? Clin Rheumatol. 2007; 26(5):817–820.

[50] Arnson Y, Rubinow A, Amital H. Secondary syphilis presenting as SAPHO syndrome features. Clin Exp Rheumatol. 2008; 26(6):1119–1121.

[51] Basques BA, Kontzialis M, Fardon DF. Vertebral osteitis as the manifestation of SAPHO syndrome: a case report and review of the literature. Rush Orthop J. 2018:26–9.

第 18 章　早发性脊柱侧凸的治疗

Daniel J. Miller, Patrick J. Cahill

摘要

早发性脊柱侧凸（EOS）描述的是幼儿脊柱结构性侧凸畸形。虽然 EOS 是由脊柱冠状面参数定义的，但其代表了一种复杂的三维畸形，伴有矢状面和 / 或轴面结构异常。根据定义，EOS 发生在幼儿胸廓成熟的关键时期。因此，如果不治疗，进行性 EOS 有可能对心肺发育及功能产生有害影响。EOS 有许多病因，其中特发性、神经肌肉性、综合征性和先天性是最常见的。EOS 患儿是一类异质性人群，在脊柱畸形的严重程度、年龄、功能、认知和并发症方面具有显著的差异性。由于这种差异性，以患者个体为中心的治疗方案至关重要。EOS 的治疗方法包括观察、系列石膏固定、支具和手术。观察适合轻度和 / 或非进展性畸形。系列石膏固定在治疗婴儿特发性脊柱侧凸（IIS）方面取得了成功，尤其是在早期就进行治疗的情况下。支具可以防止 EOS 患者的畸形进展，尽管有关支具治疗 EOS 结果的文献较少。手术适用于严重和 / 或进行性畸形，而这些类型畸形不适合非手术治疗。EOS 的手术方法主要包括应用撑开性系统、生长导向性系统和限制性系统等。尽管这些方法技术各不相同，但它们都有一个共同的目标，即矫正脊柱畸形，同时最大限度地保证脊柱和胸部的生长和发育。对于具有明显生长潜力的患者，由于存在发生医源性胸廓功能不全综合征的潜在风险，应避免行脊柱融合术。尽管最近在 EOS 的治疗方面取得了一些进展，但存在并发症发生率较高的问题，同时长期的研究提示仍有许多需要改进的方面。

关键词：侧凸，后凸，Mehta 石膏固定，磁力控制生长棒（MCGR）

18.1　引言

早发性脊柱侧凸（EOS）是指 10 岁以下患儿的脊柱后前位 X 线片上测量大于 10° 的脊柱结构侧弯。虽然 EOS 的确切发病率尚不清楚，但它占特发性脊柱侧凸患者的 4%~10%。

EOS 是一种与多种病因相关的异质性疾病，主要包括神经肌肉、特发性、结构性、综合征和先天性。先天性脊柱侧凸的治疗与椎体和 / 或节障形成障碍密切相关，不在本章讨论范围。

由于 EOS 发生在心肺成熟的关键时期，未经治疗的进行性脊柱和胸廓畸形有可能导致严重的并发症和远期死亡率的增加。

18.2　病史与体格检查

对 EOS 儿童的评估包括完整的病史、体格检查和系统的多器官检查。通常，患者在转诊时已经有了基础诊断。当假定患者为特发性脊柱侧凸时需要仔细检查，评估是否存在任何隐匿性神经肌肉综合征和 / 或先天性疾病。回顾患者的出生和发育史，了解是否存在围产期脑损伤等情况。应询问照料者对患者的定量肺功能了解情况。辅助通气量表（AVR）可用于量化患者定期所需的外部呼吸支持程度。早发性脊柱侧凸问卷（EOSQ-24）是一个有效的疾病特异性工具，用于评估 EOS 患者的健康相关生活质量以及疾病对其照料者的负担。体格检查应包括儿童的脊柱平衡、坐姿和站立姿势（如果可能）。Adam's 前屈试验用于评估脊柱轴性畸形的程度。皮肤检查应注意毛斑、骶骨凹陷和 / 或咖啡斑，这些可能提示存在椎管闭合不全。此外，完整的神经系统检查是必要的，包括评估踝阵挛和腹部反射对称情况。

在手术前，多学科的优化方案和对患者营养状况的关注是减少围手术期并发症的关键（如手术部位感染）。

18.3　影像学诊断

脊柱全长的 X 线片（正位和侧位）是评价 EOS 畸形的第一步。可使用直立或坐立的 X 线片来观察重力对脊柱的影响。脊柱畸形严重程度用 Cobb 角进行量化。脊柱平衡的测量包括骨盆倾斜，冠状平衡和矢状面平衡测量。已有许多量化胸廓容积的测量方法，包括肺的空间（SAL）和胸高测量方法。在 IIS 患者中，最初由 Mehta 描述的肋骨 – 椎体角度差（RVAD）已被证明可以预测畸形的进展。在她对 138 例 IIS 患者的系列研究中，约 80% 进展性病例中，RVAD > 20°，而约 80% 的自发缓解病例与 RVAD < 20° 相关。在 IIS 患者中，畸形顶点处的椎体旋转造成的肋骨头在椎体上重叠（2 期肋骨）与无重叠（1 期肋骨）的患者相比，畸形进展率明显增加。

仰卧、侧弯、支点弯曲和 / 或牵引下的应力 X 线片可用于帮助确定侧凸柔韧性、水平选择和矫正方法。磁共振成像（MRI）推荐在手术前评估神经异常，这在不同类型的 EOS 中均有较高的发生率。计算机断层扫描（CT）与三维重建和 / 或建模可以更好地了解 EOS 患者骨解剖和内固定情况。所有的 X 线检查和进一步的影像学检查都应仔细评估以确定患者是否有先天性脊柱畸形，如隐性脊柱裂等，这可能会使手术治疗复杂化。

18.4　治疗

鉴于 EOS 的异质性，在这个独特和多样化的患者群体中，不存在简单的治疗脊柱畸形的方法。最近的研究表明，即使经验丰富的外科医生治疗方式也存在较大差异。尽管如此，普遍的治疗原则是大致相似的。EOS 的治疗应旨在控制脊柱畸形，最大限度地促进脊柱、胸椎和心肺的生长发育，同时尽量减少并发症和降低对患者生活质量的负面影响。

EOS 的治疗方法包括观察、石膏、支具和手术。轻度畸形可作观察。支具可用于中度畸形患者（如 20°~45°）；然而，支具通常无法矫正现有的脊柱畸形，支具是否能积极影响 EOS 曲线进展的自然史尚不清楚。此外，一些患者无法忍受支具继发的肺部和 / 或皮肤相关问题。

系列的石膏固定在治疗 IIS 病例中已被证明是成功的，尤其是早期就开始干预。尽管系列石膏固定不能完全矫正神经肌肉性、综合征性和 / 或先天性 EOS 患者脊柱畸形，但它可能在延迟手术干预的需要方面起到积极的作用。

手术治疗 EOS 的适应证包括严重（>50°）和 / 或进行性脊柱畸形，非手术治疗失败或可能失败。手术治疗的禁忌证包括有活动性感染、软组织损害、骨储备不足以及因合并其他疾病而不适合手术和 / 或麻醉的患者。

EOS 的手术方法包括应用撑开性系统、生长导向性系统和限制性系统等。脊柱融合术是治疗骨骼成熟期或接近成熟期患者严重脊柱畸形的经典手术方案，但避免在 EOS 患者中应用，因为融合可导致 EOS 患者发生医源性胸廓功能不全综合征。我们通常避免在 10 岁以下或胸围高度小于 22cm 的患者中进行脊柱融合，根据患者的发育和功能需求，这些选择点有所不同。

基于限制性的技术（如椎体骑缝钉技术）依赖于以凸侧加压进而抑制凸侧生长，以期控制畸形，通常用于青少年特发性脊柱侧凸患者。生长导向性系统（如 Shilla 系统）包括在顶椎区予以有限融合和节段性脊柱内固定，允许脊柱继续生长和畸形矫正，而不需要额外手术延长。不幸的是，这种技术并发症发生率高，国内外尚未广泛接受，基于限制性的技术，如椎体骑缝钉技术或椎弓根螺钉栓系技术，仅适用于特发性畸

形，考虑到过度矫正的可能性，应限制对 9 岁以下的患儿的使用。

基于撑开的系统在后方施加张力来矫正和控制脊柱畸形。这些力通过与中间伸缩杆和 / 或连接杆连接的锚件直接或间接地施加在脊柱上。随着时间的推移，中间的棒可定期延长，允许脊柱和胸部的生长，同时控制脊柱畸形进展。

传统的基于撑开的系统需要每 4~12 个月进行 1 次开放性延长手术。新研发的磁控生长棒（MCGR）允许通过手持磁性外部遥控器进行经皮延长。由于对延长手术的需求减少（以及每种手术的相关风险），我们通常更倾向于使用 MCGR 进行 EOS 手术治疗，除非有患者身长、矢状面序列、曲线僵硬、潜在条件需要脊柱 / 胸部或腹部的 MRI 检查（如神经纤维瘤病），或同时存在的植入磁性装置（包括磁门控脑室腹腔分流术）。

与单棒结构相比，双棒结构具有更少的并发症和更好的畸形矫正效果，应推荐使用。近端固定，无论是基于脊柱还是基于肋骨，都应放置在脊柱畸形的近端部分，通常安装在近端胸椎。我们目前的做法是使用多个近端固定（例如 ≥ 4）来分配荷载，从而降低近端固定失效的风险。远端固定则放置在脊柱畸形的远端。在非卧床患者中，这通常位于在中腰椎。骨盆内固定（以钩或螺钉的形式）通常用于有明显骨盆倾斜的非活动患者。术后一般不需要石膏或支具。MCGR 经皮延长术在创口愈合后可在门诊进行。外科医生对延长的数量和频率的偏好各不相同。对于 5~10 岁的患者，我们的目标是每 3 个月将每根杆延长 5mm。与更频繁的延长相比，每 3~6 个月延长 1 次与减少再次手术率相关。在接近骨骼成熟时，去除 MCGR，并对患者进行脊柱融合治疗。

18.5　结果

在评估 MCGR 或其他治疗方式的疗效时，EOS 的异质性使其评价较困难。多项研究表明，MCGR 在维持或改善 EOS 患者的畸形矫正方面是有效的。与传统生长棒相比，MCGR 与照顾者更高的满意度相关，并且避免了多次开放延长手术。即使如此，MCGR 治疗的患者依然会出现一些并发症。近一半的患者由于各种原因需要至少进行一次计划外手术，其中包括控制棒撑开失败、近端固定失败、棒断裂和 / 或感染。MCGR 实际增加长度通常似乎小于预设增加长度（特别是在软组织包膜较大的儿童），并且容易随着时间延长而减少和 / 或不能延长。此外，在中长期随访中，有许多关于植入物周围有明显的金属化的报道；然而，这种金属化的对患者的长期影响并不明确。

- 对所有特发性 EOS 患者进行脊柱 MRI 筛查，以评估是否存在神经损伤。
- 仔细检查术前影像是否存在解剖变异。
- 多学科术前优化方案对于降低围手术期并发症的风险至关重要。
- 为家庭提供关于长期保留内植物相关并发症的建议。
- 避免对骨骼不成熟的 EOS 患者进行长节段脊柱融合，以预防医源性胸廓功能不全综合征。
- 使用透视法定位近端和远端固定的切口，以尽量减少暴露和软组织剥离。
- 在基于撑开的系统中使用多个近端固定（例如 ≥ 4 个），以降低近端固定失效的风险。
- 对于骨盆倾斜严重的非活动患者，使用骨盆固定。
- 临时棒可暂时实现畸形矫正，并允许精确测量 MCGR。
- 在软组织有限的患者中应用低切迹内固定。

18.6　病例分析

　　一名 7 岁男性，有长期特发性脊柱畸形病史。他否认任何疼痛或神经症状。脊柱和神经的 MRI 检查显示没有明显的神经异常。他尝试使用过胸腰椎骶骨支具（TLSO）治疗，但发现其畸形仍持续进展。

　　脊柱全长的 X 线片显示右主胸椎弯为 51°，没有任何相关的先天性异常（图 18.1~ 图 18.3）。

　　随后，他接收了 T3~L1 双侧 MCGR，在 T3~T5 之间植入双侧肋骨钩，并在 T12~L1 远端进行双侧椎弓根螺钉固定。

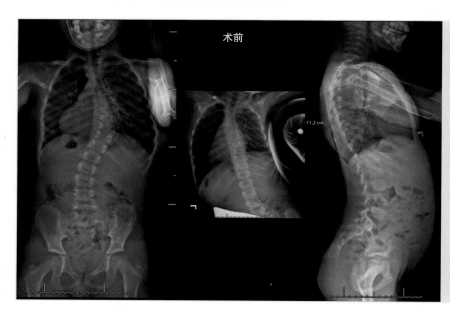

图 18.1　术前后前位（PA）、支点弯曲和侧位 X 线片显示明显的胸椎畸形，无先天异常

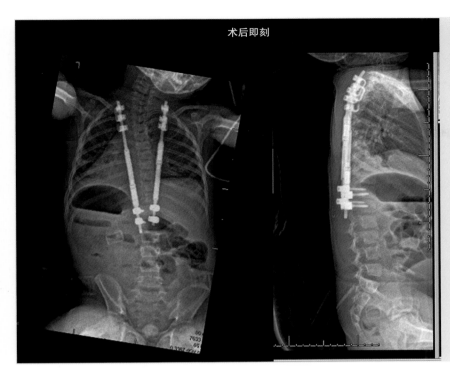

图 18.2　术后即刻后前位和侧位 X 线片显示了双棒磁性控制生长棒改善了了脊柱序列

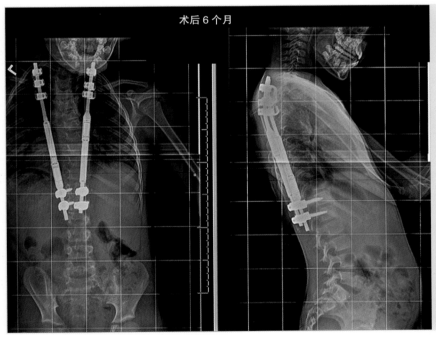

图 18.3　术后 6 个月后前位和侧位 X 线片显示脊柱序列得到良好维持，无内固定并发症

18.7　模拟执业考题

1. 一名 5 岁的男童来做 IIS 的随访评估。畸形在他 2 岁时首次被发现。他平时不定时佩戴 TLSO 支具。以往脊柱核 MRI 检查显示没有神经异常。最近的 X 线片显示出一个双主曲线，已经发展到超过 60°。除了冠状位失代偿和 Adam's 前屈试验阳性外，其余体格检查正常。以下哪种治疗方式是禁忌的？

　　a. MCGR 在肋骨到脊柱结构中的应用

　　b. 脊柱到脊柱结构中的 MCGR

　　c. 传统的从肋骨到脊椎的生长棒

　　d. 从肋骨到脊椎的传统生长棒

　　e. T2~L3 后路脊柱融合

2. 一名 6 岁的女童被推荐进行青少年特发性脊柱侧凸评估。畸形最早是在 4 岁时被发现的，尽管接受了物理治疗和支具固定，但在 2 年的时间里已经发展到 55°。患者否认有任何背痛或神经症状。没有脊柱畸形的家族史。查体身体状况良好，呼吸舒

171

适。脊柱检查显示胸廓有突起。皮肤检查无异常。神经系统检查显示腹部反射不对称，其他方面无异常。X线片显示右胸脊柱侧凸55°，无先天性椎体畸形。在考虑手术治疗之前，需要进行下列哪项检查？

a. 肾脏超声

b. 脊柱和神经的 MRI 检查

c. 骨扫描

d. 超声心动图

e. C- 反应蛋白

3. 一名 15 个月大的男婴在儿科医生检查时发现背部突起后，前来接受评估。根据儿科医生的说法，他是足月正常自然阴道分娩，生长发育正常。没有脊柱畸形的家族史。查体身体状况良好，呼吸舒适。脊柱检查显示左胸阔突出，Adam's 前屈试验突出更明显。皮肤和神经系统检查无异常。X线片显示胸椎侧凸，无先天性脊柱或胸壁异常。以下哪项最能提示未来的畸形进展？

a. 左胸侧凸

b. 17° 侧凸角度

c. 26° RVAD

d. 年龄 15 个月

e. 1 期脊椎肋骨关系

答案
1.e
2.b
3.c

参考文献

[1] Riseborough EJ, Wynne-Davies R. A genetic survey of idiopathic scoliosis in Boston, Massachusetts. J Bone Joint Surg Am. 1973; 55(5):974–982.

[2] Hedequist D, Emans J. Congenital scoliosis. J Am Acad Orthop Surg. 2004; 12(4):266–275.

[3] Hedequist DJ. Surgical treatment of congenital scoliosis. Orthop Clin North Am. 2007; 38(4):497–509, vi.

[4] Vitale MG, Matsumoto H, Roye DP, Jr, et al. Health-related quality of life in children with thoracic insufficiency syndrome.J Pediatr Orthop. 2008; 28(2):239–243.

[5] Pehrsson K, Larsson S, Oden A, Nachemson A. Long-term follow-up of patients with untreated scoliosis: a study of mortality, causes of death, and symptoms. Spine. 1992; 17(9):1091–1096.

[6] Matsumoto H, Williams B, Park HY, et al. The Final 24-Item Early Onset Scoliosis Questionnaires (EOSQ-24): validity,reliability and responsiveness. J Pediatr Orthop. 2018; 38(3):144–151.

[7] Campbell RM, Jr, Smith MD, Mayes TC, et al. The characteristics of thoracic insufficiency syndrome associated with fused ribs and congenital scoliosis. J Bone Joint Surg Am.2003; 85(3):399–408.

[8] Karol LA, Johnston C, Mladenov K, Schochet P, Walters P, Browne RH. Pulmonary function following early thoracic fusion in non-neuromuscular scoliosis. J Bone Joint Surg Am. 2008; 90(6):1272–1281.

[9] Mehta MH. The rib-vertebra angle in the early diagnosis between resolving and progressive infantile scoliosis. J Bone Joint Surg Br. 1972; 54(2):230–243.

[10] Williams BA, Asghar J, Matsumoto H, Flynn JM, Roye DP, Jr, Vitale MG. More experienced surgeons less likely to fuse: a focus group review of 315 hypothetical EOS cases. J Pediatr Orthop. 2013; 33(1):68–74.

[11] Corona J, Miller DJ, Downs J, et al. Evaluating the extent of clinical uncertainty among treatment options for patients with early-onset scoliosis. J Bone Joint Surg Am. 2013; 95(10):e67.

[12] Gomez JA, Lee JK, Kim PD, Roye DP, Vitale MG. "Growth friendly" spine surgery: management options for the young child with scoliosis. J Am Acad Orthop Surg. 2011; 19(12): 722–727.

[13] Baulesh DM, Huh J, Judkins T, Garg S, Miller NH, Erickson MA. The role of serial casting in early-onset scoliosis (EOS). J Pediatr Orthop. 2012; 32(7):658–663.

[14] Fletcher ND, McClung A, Rathjen KE, Denning JR, Browne R, Johnston CE, III. Serial casting as a delay tactic in the treatment of moderate-to-severe early-onset scoliosis. J Pediatr Orthop. 2012; 32(7):664–671.

[15] Skaggs DL, Akbarnia BA, Flynn JM, Myung KS, Sponseller PD, Vitale MG, Chest Wall and Spine Deformity Study Group, Growing Spine Study Group, Pediatric Orthopaedic Society of North America, Scoliosis Research Society Growing Spine Study Committee. A classification of growth friendly spine implants. J Pediatr Orthop. 2014; 34(3):260–274.

[16] Karol LA. Early definitive spinal fusion in young children：what we have learned. Clin Orthop Relat Res. 2011; 469(5):1323–1329.

[17] McCarthy RE, Luhmann S, Lenke L, McCullough FL. The Shilla growth guidance technique for early-onset spinal deformities at 2-year follow-up: a preliminary report. J Pediatr Orthop. 2014; 34(1):1–7.

[18] McCarthy RE, McCullough FL. Shilla growth guidance for early-onset scoliosis: results after a minimum of five years of follow-up. J Bone Joint Surg Am. 2015; 97(19):1578–1584.

[19] Sucato DJ. Guiding growth is promising but can it compare with growth promotion? Commentary on an article by Richard E. McCarthy, MD, and Frances L. McCullough, MNSc: "Shilla Growth Guidance for Early-Onset Scoliosis. Result After a Minimum of Five Years of Follow-up". J Bone Joint Surg Am. 2015; 97(19):e66.

[20] Akbarnia BA, Marks DS, Boachie-Adjei O, Thompson AG, Asher MA. Dual growing rod technique for the treatment of progressive early-onset scoliosis: a multicenter study. Spine. 2005; 30(17) Suppl:S46–S57.

[21] Thompson GH, Akbarnia BA, Kostial P, et al. Comparison of single and dual growing rod techniques followed through definitive surgery: a preliminary study. Spine. 2005; 30(18): 2039–2044.

[22] Kwan KYH, Alanay A, Yazici M, et al. Unplanned reoperations in magnetically controlled growing rod surgery for early onset scoliosis with a minimum of two-year follow-up. Spine. 2017; 42(24):E1410–

E1414.

[23] Lebon J, Batailler C, Wargny M, et al. Magnetically controlled growing rod in early onset scoliosis: a 30-case multicenter study. Eur Spine J. 2017; 26(6):1567–1576.

[24] ThompsonW, Thakar C, Rolton DJ, Wilson-MacDonald J, Nnadi C. The use of magnetically-controlled growing rods to treat children with early-onset scoliosis: early radiological results in 19 children. Bone Joint J. 2016; 98-B(9):1240–1247.

[25] Yılmaz B, Ekşi MS, Işik S, Özcan-Ekşi EE, Toktaş ZO, Konya D. Magnetically controlled growing rod in early-onset scoliosis: a minimum of 2-year follow-up. Pediatr Neurosurg. 2016; 51(6):292–296.

[26] Choi E, Yaszay B, Mundis G, et al. Implant complications after magnetically controlled growing rods for early onset scoliosis: a multicenter retrospective review. J Pediatr Orthop. 2017; 37(8):e588–e592.

[27] Hosseini P, Pawelek J, Mundis GM, et al. Magnetically controlled growing rods for early-onset scoliosis: a multicenter study of 23 cases with minimum 2 years follow-up. Spine. 2016; 41(18):1456–1462.

[28] Cheung KM, Cheung JP, Samartzis D, et al. Magnetically controlled growing rods for severe spinal curvature in young children: a prospective case series. Lancet. 2012; 379(9830): 1967–1974.

[29] Doany ME, Olgun ZD, Kinikli GI, et al. Health-related quality of life in early-onset scoliosis patients treated surgically: EOSQ scores in traditional growing rod versus magnetically controlled growing rods. Spine. 2018; 43(2):148–153.

[30] Ahmad A, Subramanian T, Panteliadis P, Wilson-Macdonald J, Rothenfluh DA, Nnadi C. Quantifying the "law of diminishing returns" in magnetically controlled growing rods. Bone Joint J. 2017; 99-B(12):1658–1664.

[31] Gilday SE, Schwartz MS, Bylski-Austrow DI, et al. Observed length increases of magnetically controlled growing rods are lower than programmed. J Pediatr Orthop. 2018; 38(3): e133–e137.

[32] Cheung JPY, Yiu KKL, Samartzis D, Kwan K, Tan BB, Cheung KMC. Rod lengthening with the magnetically controlled growing rod: factors influencing rod slippage and reduced gains during distractions. Spine. 2017.

[33] Rushton PRP, Siddique I, Crawford R, Birch N, Gibson MJ, Hutton MJ. Magnetically controlled growing rods in the treatment of early-onset scoliosis: a note of caution. Bone Joint J. 2017; 99-B(6):708–713.

[34] Teoh KH, von Ruhland C, Evans SL, et al. Metallosis following implantation of magnetically controlled growing rods in the treatment of scoliosis: a case series. Bone Joint J. 2016; 98-B (12):1662–1667.

第 19 章　胸椎间盘疾病

Colin B. Harris, Jacob R. Ball

摘要

胸椎间盘疾病是一种罕见且常被忽视的疾病，该病临床表现可能多种多样，包括轴性背痛、神经根症状或累及脊髓的脊髓病。由于临床表现存在很大差异，在评估患者是否有潜在的胸椎间盘病理变化时，必须高度警惕。对所有这些患者都应强制性进行详细的病史采集和体格检查，包括神经学检查和脊髓病体征评估。虽然大多数患者可以通过非手术措施成功治疗，包括物理治疗、抗炎镇痛药物，以及不太常见的介入性疼痛管理，但一小部分患者需要手术治疗。考虑到与手术相关的并发症，手术干预通常适用于脊髓病或脊髓压迫患者。为了增加中线暴露，常用的入路有前胸切开或使用管状牵开器微创经胸减压，也有后路入路，包括经椎弓根减压、肋部横切、外侧外放。当脊柱稳定性受损或存在脊柱畸形时，可能需要进行融合。后纵韧带骨化和较高程度胸椎后凸的患者治疗难度较大，而且以往手术干预的效果较差。随着新的方法和微创技术的不断发展，患者的预后将得到不断改善，手术干预也会更加可靠。

关键词： 胸椎，胸椎间盘突出，脊髓病，经胸，椎间盘切除术，经椎弓根，肋骨横突切除术

19.1　引言

胸椎间盘疾病是一种罕见的临床疾病，在所有有症状的椎间盘突出中所占比例不到 5%，在所有椎间盘突出的外科手术中所占比例不到 2%。绝大多数患者可以非手术治疗，只有少数患者有脊髓病症状、神经功能缺损或顽固性神经根痛，尽管进行了适当的保守治疗，但仍需手术干预。因为在颈椎间盘和腰椎间盘突出症中常见的典型的皮肤神经根型表现常消失，所以诊断该病较困难，需要医生注意鉴别。虽然在过去手术通常与不良的预后和潜在的神经功能下降有关，但现代手术技术成功治疗胸椎间盘突出的能力已经大大提高了，并降低了并发症的发生率。

19.2　发病机制

尽管少数患者报告在症状出现前有创伤史，但绝大多数的胸椎间盘突出被认为是退行性的。已经有人提出与青少年 Scheuermann 病有关，但缺乏明确的证据。除了椎间盘的病理，胸椎管狭窄及其相关症状也可由胸黄韧带骨化、后纵韧带骨化（OPLL）和继发于肥厚性关节突改变的脊椎病引起。这些病理状况很难治疗，可能需要不同于胸椎间盘突出的手术策略，将在本章后面讨论。由于狭窄的胸椎管和该区域脆弱的血供，胸椎脊髓承受压力的能力有限，患者可能会由于直接的机械压迫和血管损伤继发神经损伤。与腰椎间盘突出症相比，胸椎间盘突出症易影响椎管中央并有更高钙化趋势，这些进一步增加了治疗的复杂性。

19.3　临床表现

胸椎间盘突出患者可表现出多种症状，通常临床表现无特异性。在多数椎间盘侧突出中，患者除了腰部或椎骨旁的疼痛，还可能在晚期出现低于病理变化水平的感觉障碍，运动无力或肠、膀胱功能障碍。由病理变化节段放射到前胸壁的疼痛，还有腹痛、胸痛和肩胛周围疼痛。胸痛应由内科医生或心脏病专家迅速进行评估，如果心脏检查结果为阴性，胸椎间盘突出可以纳入鉴别诊断。患者可能会表现出更典型的脊髓病症状，包括步态和身体平衡的障碍，这些症状可通过有无上肢放射痛和手功能异常与颈椎病区别开来。

胸段黄韧带骨化也很容易被误诊，因为它进展缓慢且常伴有附加的腰椎病变。患者通常表现为步态障碍，伴随振动觉和本体感觉的进行性丧失（后脊髓综合征），随后随着脊髓受压加重，下肢上运动神经元出现体征。相反，OPLL 在疾病过程中出现上运动神经元体征要比黄韧带骨化时早。

在体格检查中，除了评估患者的步态和正侧位脊柱整体排列外，还应进行彻底地神经学检查。包括包括胸部和腹部的运动和感觉检查，以评估胸部感觉水平，除了反射测试还应该注意病理反射的表现，包括深腱反射减弱或消失、Babinski 征阳性和持续的阵挛。上肢的 Hoffman 征阳性和反射亢进的出现应该提醒临床医生注意颈部而不是胸部的病因；虽然在极少数情况下，两个区域都可能存在脊髓受压，但颈椎和腰椎串联狭窄的变异更为常见。应检查腹部是否有肿块、腹膜刺激征和异常肠鸣音，并应进行详细的血管检查，包括外周脉冲。

19.4　影像学诊断

胸椎直立正侧位片是最合适的首选成像方式，但很少依靠它进行诊断（图 19.1）。它对退变性椎间盘改变、椎间盘间隙钙化、脊柱侧凸或后凸，以及骨化

模式一致的弥漫性特发性骨质增生（DISH）或强直性脊柱炎（AS），具有治疗指示作用，也有助于确定胸痛综合征的鉴别诊断。在侧位 X 线片上发现椎管内的钙化椎间盘有助于椎间盘突出的诊断，但在此之后应进行进一步的影像学检查。磁共振成像（MRI）是诊断胸椎间盘疾病和胸椎间盘突出症的金标准。优点包括对患者无放射伤害，椎间盘病理变化及包括脊髓、硬膜囊、神经根在内的神经成分均可清晰识别（图19.2）。25%~40% 的病例可以在 MRI 上发现多节段的椎间盘突出，协助确定症状对应的责任间盘。对于疑似钙化性椎间盘突出，植入不锈钢材料或心脏起搏器和其他有 MRI 禁忌证的患者，计算机断层扫描（CT）骨髓成像可能会有所帮助。尽管 CT 具有更强辐射，但可以更好地显示椎间盘钙化有助于规划脊髓受压患者的手术。胸椎也有诱发性椎间盘造影术的报道，但并不常见，其评估这些疾病的作用也有限。

19.5 分型

胸椎间盘突出可分为中央型、中央外侧型（中心旁型）或外侧型（椎间孔型），多数为中央型或中央外侧型。虽然最初的几项研究使用了 CT 脊髓造影，其结果与 MRI 一致，但发现其影像学特征与所表现的临床症状并不相符。因此仅凭影像学表现不能指导治疗。侧方椎间盘突出更容易引起神经根受压和胸神经根症状，而 T11~T12 和 T12~L1 椎间盘突出可引起脊髓圆锥受压，进而引起肠道和膀胱的功能紊乱或下肢牵涉疼痛。值得注意的是，胸椎椎间盘突出症中钙化的椎间盘并不少见，它具有有特殊的手术意义，因为钙化的椎间盘可能需要更广泛地暴露才能取出。同样，尽管 OPLL 可以通过术前 CT 重建轻松识别，但研究表明 OPLL 与手术干预后较差的结果相关。OPLL 的严重程度可以通过 CT 测量的占位率来估计。占位率大于 30%和侧方 OPLL 是脊髓病患者最常见的体征。胸段黄韧带骨化可按 Sato 分级系统（A~E）进行分级，骨化恶化可导致狭窄增加，最终导致脊髓梗死。硬膜内椎间盘突出很少见，由于脑脊液空流征，术前 MRI 很难发现，这种现象与脑脊液的脉动性流动有关。上述类型经常联合神经功能缺损，如果怀疑程度很高，建议做术前 CT 脊髓造影，以更好地描绘病理解剖结构。

19.6 治疗

19.6.1 非手术治疗

大多数胸椎间盘突出是无症状的，可能是偶然发

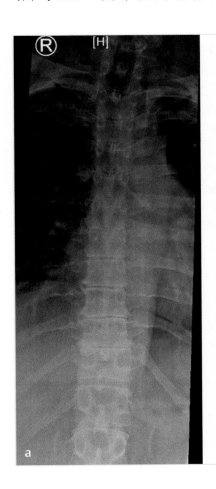
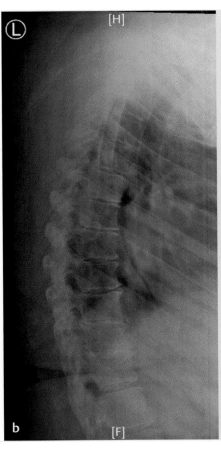

图 19.1 T11~T12 胸椎间盘突出患者的脊柱正位（AP）（a）和侧位（b）站立 X 线片。注意脊柱不对称和多节段退行性病变的非特异性表现

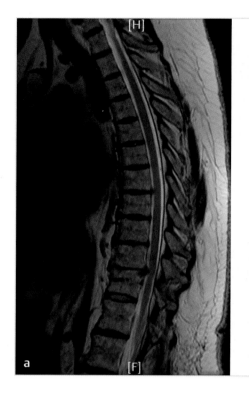

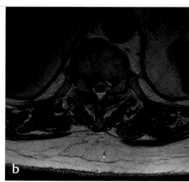

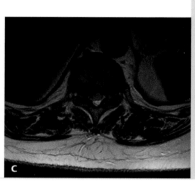

图 19.2 与 19.1 同一患者的中矢状面（a）和轴向（b，c）T2 加权 MRI 图像，显示右侧 T11~T12 椎间盘突出和关节突肥大，引起右侧胸神经根痛不伴随脊髓病

现的，也可能由急性或亚急性轴性背痛综合征提示。虽然大多数患者可能不需要治疗，但抗炎药、肌肉松弛剂和有指导的锻炼计划，可以改善姿势和脊柱伸展肌力量可以帮助缓解。支具在胸椎间盘疾病的治疗中作用不大，但对伴有脊柱侧凸或 Scheuermann 病的患者有帮助。对于持续性和致残性疼痛的患者，尽管有一个合理的保守治疗疗程，但转到介入性疼痛管理进行诊断性或治疗性肋间或触发点注射可能会有所帮助。胸椎椎间硬膜外注射是安全的，但因为在脊髓水平注射增加了风险，所以不像腰椎注射那样常用。值得注意的是，由于许多患者的病情处于晚期，且伴有神经系统症状，保守治疗对胸椎 OPLL 还是胸椎黄韧带骨化症均无明显效果。

19.6.2 手术适应证

一般来说，手术适应证包括经 MRI 或 CT 骨髓图像证实了的胸椎间盘突出、中度至重度的脊髓病、进行性下肢神经功能障碍、累及肠道或膀胱，或经广泛保守治疗仍持续的胸椎神经根致残性疼痛。对于 OPLL、黄韧带骨化或脊椎病继发的胸椎狭窄，其手术指征类似。共识认为除极少数情况外，如果没有上述任何一种适应证，轴性胸背痛应予以保守治疗。如胸椎侧凸、Scheuermann 病或既往腰椎融合术合并平背综合征等伴随疾病可能需要手术治疗，否则对于孤立的胸椎间盘问题不推荐手术治疗，但是胸椎间盘切除术在必要时也可以实施。胸椎间盘突出的大小并不是可靠的

手术指征，因为有一小部分小的椎间盘突出与神经功能缺失有关，而一些大的椎间盘突出可能没有症状。

19.6.3 手术注意事项

在所有处理胸椎间盘病变的手术病例中，术中定位是首先要考虑的问题。其原因包括在影像上缺乏容易识别的病理特征，尤其是在胸椎中部从第 1 或第 12 肋骨计数困难，还有脊柱后凸或体型过大导致影像难以解释。将风险最小化的策略包括术中使用 CT 导航，即术前 CT 引导下放置一个金属基准标记，以及术前整个脊柱的 X 线片和整个神经轴位的 MRI，这样便可以从骶骨计算到椎间盘病理水平来确定手术位置。

过去胸椎间盘疾病常行中线入路椎板切除术和椎间盘切除术，然而可能是由于操作影响胸脊髓所致术后神经功能下降率较高，这个研究结论很具有历史价值（图 19.3）。随着对胸椎间盘疾病和外科解剖的深入了解，前后入路都已被广泛接受，如果应用得当都可取得良好的效果。最好针对每个患者量身订制治疗方案，因为没有一种方法是临床所有情况的万能药。例如，后路入路可能更适合老年患者或患有限制性肺部疾病的患者，这些患者不太可能耐受开胸手术。开放经胸入路的优点是可以直接进入椎间盘的中心部分，如果没有术后不稳定的可能就可以单侧切除椎间盘，则不需要融合。然而，这些手术需要切除肋骨、肺回缩和术后置胸管，并且有显著的并发症风险（图 19.4）。使用微创侧方入路的管状牵开器提供了相似的

中线暴露，并且较少发生软组织损伤和并发症。然而，和其他微创技术包括内窥镜和胸腔镜椎间盘切除术类似，技术学习难度较大。电视胸腔镜手术（VATS）具有避免肋骨切除，减少术后疼痛和呼吸问题的优点。然而它在技术上具有挑战性，并且与开放经胸手术有相同的风险。后路入路近年来得到了广泛的青睐，可以认为它是经椎弓根、肋部横切术（图 19.5）和外侧外腔手术入路（图 19.6）的延续，逐步扩大中线显露，但以扩大软组织剥离和肋骨切除为代价。经椎弓根入

路是侵入性最小的入路，可以暴露椎间孔和一些中心旁椎间盘突出，但对于中央椎间盘或钙化椎间盘则需要进行脊髓操作，最好通过更外侧的腔外入路或经胸椎入路（表 19.1）。随着微创技术的不断完善，各种方法将可能在优化患者预后方面发挥更大的作用，进一步减少与手术方法相关的并发症。在减压中增加融合术的因素包括大的钙化硬膜外椎间盘、胸腰椎交界处的突出、脊柱畸形、多发的连续突出，以及重要骨切除导致的不稳定。

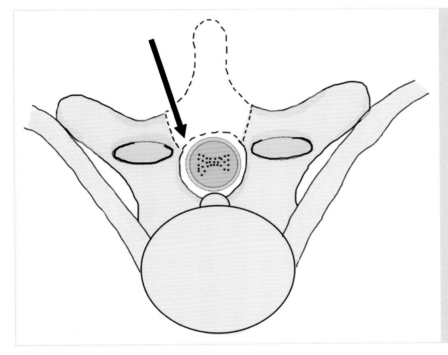

图 19.3　经中线入路胸椎板切除术后骨切除以及与脊髓和切面的关系。箭头表示进行椎间盘切除术所需的器械路径

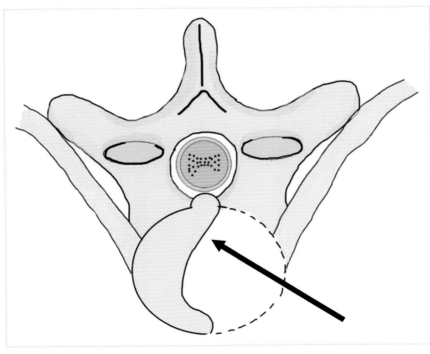

图 19.4　经胸（左侧）入路切除部分椎间盘突出，箭头指示进入椎间盘中央和中央外侧部分

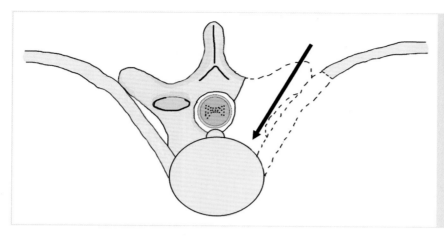

图 19.5　左侧肋部横切术后椎弓根、小关节面和肋骨切除，箭头指示可进入椎间盘外侧和中央旁部分

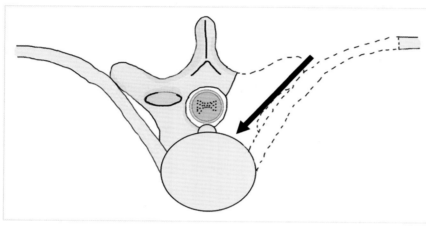

图 19.6　左侧外侧外腔入路椎弓根、小关节面和肋骨切除术，箭头指示与经肋部横切术相比，可更广泛地进入椎间盘中央部分

表 19.1　胸椎间盘突出症的各种手术入路总结

方法	适应证	优点	缺点
经胸廓的（开胸）	中央或钙化性椎间盘突出	开阔术野 解决钙化椎间盘和 OPLL	肋骨切除和肺收缩术后疼痛 呼吸问题
经胸外侧微创	同上	胸膜后 对肺创伤小 中央和外侧通路	术后气胸 技术学习难度大
经椎弓根	外侧和一些中央旁椎间盘突出	有限的并发症 如果单方面操作不破坏稳定	对中央椎间盘作用有限
肋部横切术	外侧和中心旁椎间盘突出	中线暴露大于经椎弓根	一般要求融合 中央椎间盘难以触及
外侧外腔入路	中央、中心旁和外侧椎间盘突出	中线暴露比肋部横切术大	需要融合 较大的骨骼和软组织切开

缩写：OPLL. 后纵韧带骨化

19.6.4　手术技术和术后护理

在进行前路（经胸）入路时，患者应置于侧卧位，以显露更多突出于外侧的椎间盘，而中央椎间盘突出一般可从任何一侧接近。上胸椎间盘通常最好从右侧靠近，以避开心脏和大血管，而下胸椎间盘通常从左侧靠近，以避开更易碎的下腔静脉和肝脏。一般进行

单肺通气，插管前必须与麻醉师沟通。肋骨切除术是根据病变椎间盘的影像学标记进行的，通常高于标记水平 1~2 根肋骨。直接沿着胸壁钝性分离胸膜，直到可以看到脊柱，并在进入椎间盘间隙时将肺收缩。可以进行有限或完全的椎间盘切除以及部分椎体切除来观察胸椎中线并减压，然后在必要时进行肋骨移植或使用 Cage。虽然胸膜外和微创管入路可能不需要放置

胸管，但如果放置了胸管就需要关闭它。

经椎弓根入路包括单侧或双侧切除，行低水平水平椎弓根切除（T9~T10 椎间盘切除术行 T10 椎弓根切除），该椎弓根采用高速磨钻切除出能进入椎间盘侧 1/3 的空间（图 19.7）。肋骨横切术常通过病变一侧的旁正中切口进行，然后除切除肋头和肋颈部外，还需切除横突、小关节和椎弓根。然后将胸膜钝性分离显露椎间盘，使椎间盘的外侧和中心旁区域清晰可见。外侧外腔入路需要更多的肋骨切除和更偏侧的入口，同时需要更多的软组织切开和骨切除，以更多地进入椎间盘的中央部分。椎间盘次全切除术和全椎间盘切除术通常需要融合，椎板切除术和椎弓根螺钉内固定可以同时进行（图 19.8）。反角刮刀和高速磨钻有助

于治疗中央型或钙化型椎间盘突出症。由于硬膜内椎间盘突出的诊断有困难，这些病例在术前影像上可能会漏诊。闭合前通常需要进行硬膜修复，并且需要移植作为初级修复，这通常是不可行的。在大多数情况下，患者在术后不需要使用支架就可以活动，因此需要进行手术引流，并进行细致的缝合以避免伤口损伤和迟发假脊膜膨出。

19.7 结果

由于胸椎椎间盘疾病的临床症状往往不明确，且许多病例中没有清晰的体表疼痛分布，以及对手术减压后脊髓病症状改善的预期有限，因此胸椎椎间盘疾病手术后症状缓解比颈椎和腰椎疾病更难预测。一般来说，对于有脊髓病或进展性神经功能障碍的患者，建议早期减压。与延迟减压相比，早期减压效果更好。此外，对于软性椎间盘突出和侧方病变的患者，可能由于硬膜切除或操作影响较少而有更好的预后。相反椎间盘钙化和 OPLL 手术减压后预后不理想，存在较高的术中脑脊液泄漏率和术后神经功能下降的问题。这些手术在技术上是有差异的，对于有中央椎间盘病变首选前路入路的病例就不会过多影响胸脊髓。对微创和经椎弓根入路进行了比较，发现两组术后神经系统改善率相似，每组有 50% 的患者术后至少改善了一个美国脊髓损伤协会（ASIA）标准的分级。在接受胸椎间盘突出手术的患者中，超过 80% 的患者的反射亢进、痉挛、感觉改变和疼痛都得到了改善，而运动功能障碍、肠道和膀胱功能障碍则与术后恢复的不可预测性有关。综上所述，尽管颈椎和腰椎病变的结果通常被认为比类似的手术更难预测，但只要在这些患者的治疗中遵循良好的适应证和合理的手术原则，就有可能显著改善症状。

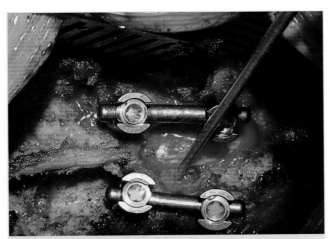

图 19.7 经左椎弓根入路至 T9~T10 椎间盘间隙的图像，左侧 T9~T10 全面切除术、上椎弓根切除和双侧 T9~T10 椎弓根螺钉内固定。手术器械指向椎间盘间隙。头侧在图像的左边，尾侧在右边。（经许可，图片由 Ira Goldstein, MD, 提供）

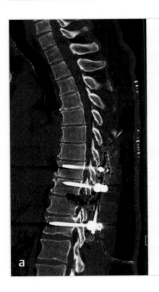
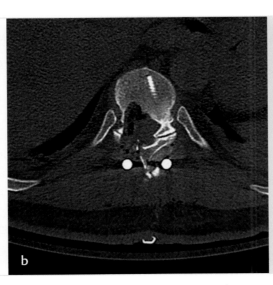

图 19.8 一名患者的术后矢状位（a）和轴向位（b）计算机断层扫描（CT）图像，该患者在 T8~T9 和 T7~T10 后路融合时接受了右侧经椎弓根减压，使用图像导航治疗右侧 T8~T9 椎间盘突出导致的脊髓压迫和脊髓病

- 胸椎间盘突出大多是无症状的，这掩盖了其真实的发病率。对 MRI 的研究表明，高达 50% 的受试者患有胸椎间盘突出症，但绝大多数患者超过椎体不到 2mm。
- 正确的诊断需要对该病有较高的临床怀疑，因为不典型的表现与内脏器官病变表现相似。如果不能找到胸或腹部器官病变的证据，则需要进行胸椎间盘疾病的检查。
- 胸椎间盘疾病患者最常见的症状是低于病变水平的感觉障碍，其次是运动无力，肠和膀胱功能障碍往往是晚期发现的。
- 胸椎疾病的神经功能缺陷被认为是机械性脊髓压迫和血管损伤的综合结果。
- 大多数胸椎间盘突出为中央或中央外侧，但其位置和大小通常无助于症状和无症状患者的分类。
- MRI 被认为是鉴别胸椎间盘突出的金标准，但它对正确鉴别硬膜内椎间盘突出的能力有限。如果对硬膜内病变的怀疑足够高，CT 脊髓片可以提示该病。
- 无论是无症状患者还是有神经根疼痛的患者，保守治疗非甾体抗炎药（NSAIDs）、肌肉松弛剂和物理治疗都是一线治疗选择，通常都是成功的。
- 中度至重度脊髓病，下肢运动或感觉功能障碍加重，或累及肠道和膀胱的患者应考虑手术治疗。
- 定位可能是困难的，特别是对于有中胸椎病变和缺乏解剖线索如骨赘或压缩性骨折的患者。解决方法包括术前在 CT 引导下在邻近椎弓根放置一个不透明的基准标记，以及在术中使用 CT 导航。
- 由于胸椎间盘术后下降率高，中线椎板切除术合并椎间盘切除术是禁忌的。经肋部横切和外侧外入路可避免脊髓操纵，能够取得较佳疗效。
- 与传统的经胸开放入路相比，胸腔镜和微创外侧胸膜后入路术后疼痛和肺损伤更少；但它们在不断演变，学习难度较大。
- 外侧外腔入路需要更大的肋骨切除、更多的软组织切开和更多的骨移除，但是可以更好地进入椎间盘中央。中央椎间盘突出可以通过前部入路。
- 硬膜修复通常需要移植，因为初次缝合修复比较困难，尤其是 OPLL 或黄韧带骨化的病例。如果不可行，可以考虑术后蛛网膜下腔引流和平卧。
- 在黄韧带胸椎骨化的病例中，减压是具有难度，因为直接将骨钳或刮除器放置在骨化肿块的腹侧是不安全的，因为神经损伤的风险很高。相反作者建议在小关节切除完成后，采用高速磨钻法分离肿块的外边，然后必要时在背部留下一层薄薄的骨缘，以避免硬脑膜损伤和脑脊液泄漏，类似于颈椎 OPLL 的腹侧入路。
- 与其对腹侧或中央病变进行不适当的减压，不如采用更高级别的切除和固定融合，尽可能避免任何对胸脊髓的操作。

19.8 病例分析

一名 50 岁男性，进行性行走困难 6 周、主诉下肢无力和步态不平衡。曾尝试过抗炎药和物理治疗，但均无效果，并以腿部无力加重就诊于急诊科。体格检查发现患者双下肢反射亢进，持续阵挛，4/5 级运动功能。MRI、矢状位和轴位 T2 加权图像显示 T9~T10 左侧椎间盘突出并伴有脊髓压迫及相关的脊髓信号改变（图 19.9a~c）。患者进行了 T9~T10 左侧切除术、经椎弓根减压和后路椎弓根螺钉内固定。椎间盘切除和固定术中照片（图 19.9d）和术后的前后位和侧位片（图 19.9e，f）。

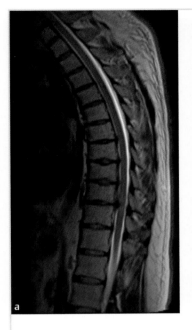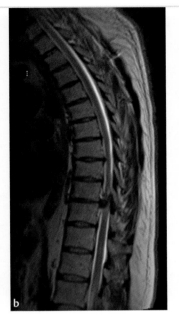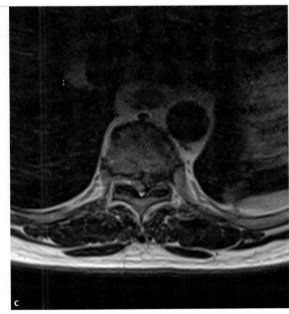

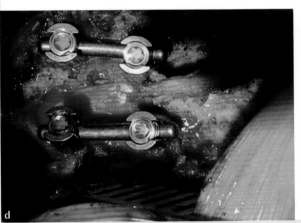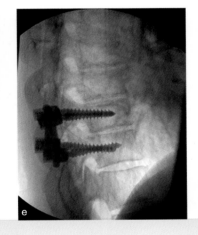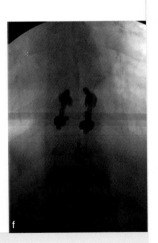

图 19.9　病例

19.9　模拟执业考题

1. 一名 54 岁男性，3 个月的胸痛加重史，继发下肢无力，最终膀胱失禁。检测潜在的硬膜内胸椎间盘突出最敏感的影像方式是什么？

    a. MRI 增强扫描

    b. X 线片

    c. CT 骨髓图

    d. CT 增强扫描

2. 在对一位 73 岁的女性进行肺癌评估中，MRI 显示一个大的 T4~T5 中央外侧椎间盘突出。经检查，无神经功能障碍，步态正常。什么是最合适的初始治疗？

    a. 非类固醇抗炎药、物理治疗和观察

    b. 椎板切除术和椎间盘摘除，因为疾病进展的可能性很大

    c. 经胸脊髓减压，因为血管受损的风险高

    d. VATS 减压，因为的椎间盘突出大小为 5mm

3. 在一次不复杂的 T8~T9 椎间盘突出的手术修复中，在神经孔内结扎了几条血管。手术完成后，患者出现截瘫。采取什么预防措施可以避免这种不良事件？

    a. 选择经胸减压术以减少脊髓影响。

    b. 在结扎前行血管造影或短暂阻塞以确定大前根动脉通畅。

    c. 在手术干预前评估患者缺血性损伤的风险。

    d. 没有任何预防措施可以预防这一不良事件。

4. 一位 46 岁男性，疑似椎间盘突出、Babinski 征阳性、Hoffman 征阳性、膀胱失禁以及运动和感觉异常。最可能是脊柱的哪一部分出现椎间盘突出？

    a. 颈椎

    b. 胸椎

c. 腰椎

d. 骶骨

5. 63 岁女性，近期出现尿和粪便失禁，并伴有进行性腰痛并放射至腹股沟和下肢，并且下肢反射亢进。最可能导致这些症状的椎间盘突出部位是哪个节段？

　　a. C2~C3

　　b. T4~T6

　　c. T11~T12

　　d. S4~S5

6. 下列患者中哪一个是手术修复胸椎间盘突出的最佳候选人？

　　a. 偶然发现 T1~T2 中央突出

　　b. T3~T4 侧位突出通过物理治疗已改善

　　c. T11~T12 中央突出伴步态不稳

　　d. T19~T10 侧位突出伴单侧放射痛

7. 男性，58 岁，有近一个月的颈周疼痛史，并放射至右臂，在急诊室表现为新发的右侧上睑下垂、瞳孔缩小和多汗。以下哪一项最能解释这种情况？

　　a. 右侧颈内动脉夹层压迫交感神经丛

　　b. T1~T2 椎间盘突出，影响右眼交感神经通路和脊髓神经根

　　c. 右侧 Pancoast 肿瘤压缩交感神经节但不压迫臂丛

　　d. 颅内肿块压迫海绵窦内交感神经纤维

8. 以下哪一位患者值得怀疑椎间盘突出症？

　　a. 65 岁女性，骨质疏松及椎体压缩性骨折

　　b. 18 岁男性，最近发生交通事故

　　c. 72 岁女性，长期椎管狭窄

　　d. 40 岁男性，椎体呈楔形合并脊柱后凸

9. 对于疑似钙化性胸椎间盘突出患者，下列哪种影像学检查最适合评估病理程度和指导治疗？

　　a. MRI

　　b. 普通正侧位 X 线片

　　c. 单光子发射计算机断层扫描（SPECT）行全身骨扫描

　　d. CT

10. 一位 67 岁的女性患有 T3~T4 胸椎间盘突出症，需要手术来缓解症状。以下哪一种情况是 VATS 绝对禁忌证？

　　a. 椎间盘突出的广泛钙化

　　b. 既往肺癌和全肺切除术

　　c. 椎间盘突出部位的血管侧支循环

　　d. 慢性阻塞性肺疾病史

答案 ✔

1. c
2. a
3. b
4. a
5. c
6. c
7. b
8. d
9. c
10. b

参考文献

[1] Stillerman CB, Chen TC, Couldwell WT, Zhang W, Weiss MH. Experience in the surgical management of 82 symptomatic herniated thoracic discs and review of the literature. J Neurosurg. 1998; 88(4):623–633.

[2] Ahn DK, Lee S, Moon SH, Boo KH, Chang BK, Lee JI. Ossification of the ligamentum flavum. Asian Spine J. 2014; 8(1): 89–96.

[3] Abiola R, Rubery P, Mesfin A. Ossification of the posterior longitudinal ligament: etiology, diagnosis and outcomes of nonoperative and operative management. Global Spine J. 2016; 6(2):195–204.

[4] Wood KB, Garvey TA, Gundry C, Heithoff KB. Magnetic resonance imaging of the thoracic spine: evaluation of asymptomatic individuals. J Bone Joint Surg Am. 1995; 77 (11):1631–1638.

[5] Awwad EE, Martin DS, Smith KR, Jr, Baker BK. Asymptomatic versus symptomatic herniated thoracic discs: their frequency and characteristics as detected by computed tomography after myelography. Neurosurgery. 1991; 28 (2):180–186.

[6] Currier BL, Eck JC, Eismont FJ, Green BA. Thoracic Disc Disease. In: Herkowitz H, Garfin S, Eismont FJ, Balderston R, eds. Rothman-Simeone: The Spine. 6th ed. Philadelphia, PA: Elsevier; 2011.

[7] Aizawa T, Sato T, Sasaki H, et al. Results of surgical treatment for thoracic myelopathy: minimum 2-year followup study in 132 patients. J Neurosurg Spine. 2007; 7(1): 13–20.

[8] Lesoin F, Rousseaux M, Autricque A, et al. Thoracic disc herniations: evolution in the approach and indications. Acta Neurochir (Wien). 1986; 80(1–2):30–34.

[9] Madaelil TP, Long JR, Wallace AN, et al. Preoperative fiducial marker placement in the thoracic spine: a technical report. Spine. 2017; 42(10):E624–E628.

[10] Holly LT, Foley KT. Intraoperative spinal navigation. Spine. 2003; 28(15) Suppl:S54–S61.

[11] Snyder LA, Smith ZA, Dahdaleh NS, Fessler RG. Minimally invasive treatment of thoracic disc herniations. Neurosurg Clin N Am. 2014; 25(2):271–277.

[12] Oppenlander ME, Clark JC, Kalyvas J, Dickman CA. Indications and techniques for spinal instrumentation in thoracic disc surgery. Clin Spine Surg. 2016; 29(2): E99–E106.

[13] Currier BL, Eck JC, Eismont FJ, Green BA. Thoracic Disc Disease.

In: Garfin SR, Eismont FJ, Bell GR, Fischgrund JS, Bono CM, eds. Rothman-Simeone and Herkowitz's The Spine. New York, NY: Elsevier; 2018:787–805.

[14]Cornips EM, Janssen ML, Beuls EA. Thoracic disc herniation and acute myelopathy: clinical presentation, neuroimaging findings, surgical considerations, and outcome. J Neurosurg Spine. 2011; 14(4):520–528.

[15]Arts MP, Bartels RH. Anterior or posterior approach of thoracic disc herniation? A comparative cohort of mini-transthoracic versus transpedicular discectomies. Spine J. 2014; 14(8):1654–1662.

索 引

注：粗体页码表示标题